先輩ナースの実践から学ぶ

現場で役立つ 看護コミュニケーション

浜松医科大学臨床看護学講座教授　鈴木みずえ
日本看護協会看護研修学校校長　吉村浩美
長浜赤十字病院精神科病棟看護師長　赤井信太郎

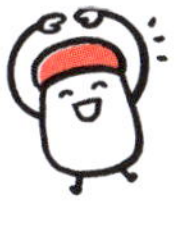

池田書店

はじめに

よりよい看護実践、多職種連携を実現するために

看護実践現場において、コミュニケーションは単なる情報伝達にとどまらず、患者・医療専門職との信頼関係を築くための重要なツールでもあり、アセスメントや看護実践方法でもあります。特に、さまざまな背景をもつ患者さんや急変する患者さんに対する適切なコミュニケーションは、看護実践の質に大きく影響します。また、看護師同士や医師などの多職種間で適切なコミュニケーション方法を実践することができれば、医療の質に大きく影響するものになります。

本書では、先輩ナースたちの実例を通じて、現場で実際に役立つ看護コミュニケーションの技術や考え方を学びます。先輩ナースの経験から得られる具体的な事例は、私たちが直面するさまざまな課題に対する解決策を示してくれることでしょう。

先輩ナースの知恵を借りながら、よりよい看護実践や多職種連携を実現するためのコミュニケーションスキルを磨いていきましょう。あなたがこの本を手に取ることで、明日の看護実践が一層充実したものになることを期待しています。

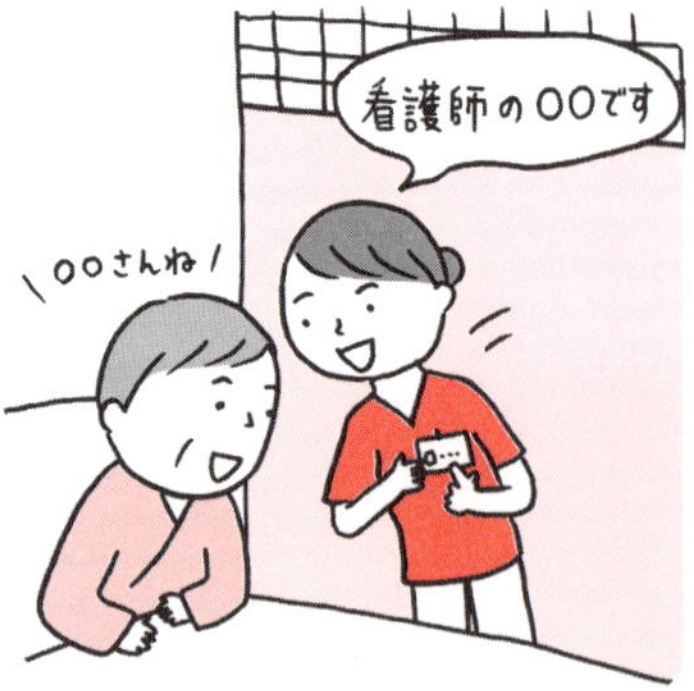

浜松医科大学 臨床看護学講座教授
鈴木みずえ

コミュニケーションは看護実践そのもの

人と人をつなぐ基本はコミュニケーションですし、看護においても重要な技術だと思います。言葉だけでなく、表情や態度から信頼関係を結ぶ、はじめの一歩と言えるでしょう。

患者さんの健康や病気に対する考えを聞くこと、生活環境を知ること、全て、療養環境を整えるために大切な情報となります。

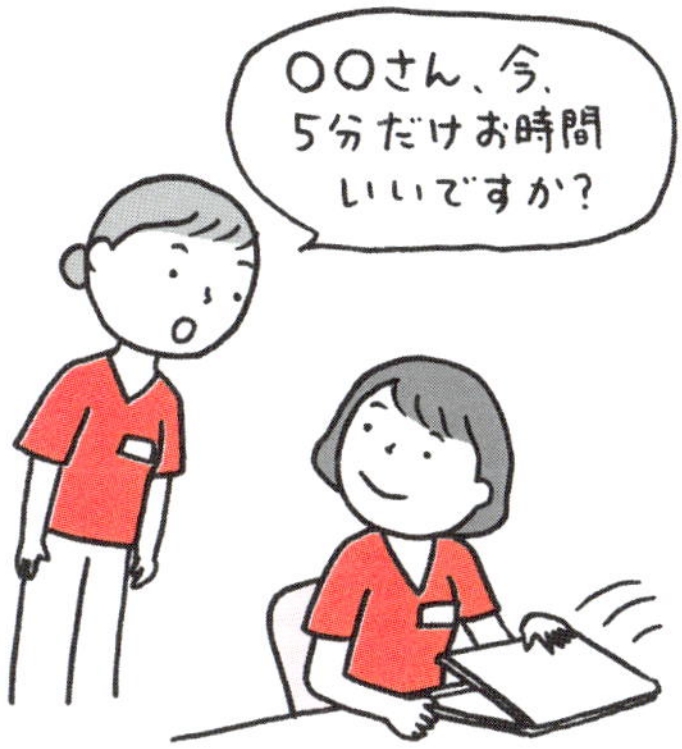

忙しい中でも時間の長短にかかわらず、関心を寄せ真摯に向かいたいものです。そのコミュニケーションから得るちょっとした情報が、回復過程の滞りに気づいたり、気持ちに寄り添うことで意欲を支えたりするのではないかと思います。そのような意味からも、コミュニケーションというのは、看護実践そのものを支えるものではないかと思っています。

先輩ナースがコミュニケーションに悩み、経験から培った学びを事例として語っています。患者さんとの関係性が一歩進むことを願っています。

日本看護協会 看護研修学校校長
吉村浩美

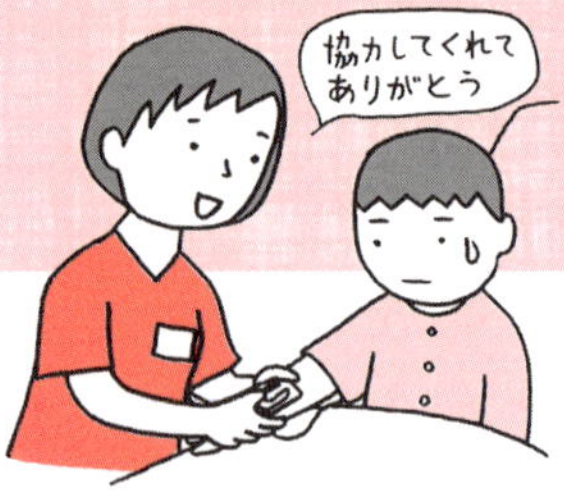

普段の看護実践の悩みに応える

看護師になって間もないころ、看護実践をする中で患者さんにケア介入を拒まれて困った経験はないでしょうか？　なぜ、自分ではうまくコミュニケーションが取れなかったのに、先輩看護師が話しかけると患者さんはケアに応じてくれるのか？　私はうまくいかないとき、そんなふうに思いながら先輩と患者さんの対話をそっと観察したことが何度もありました。

この本は、2年目から中堅看護師の方に普段から心がけている具体的なコミュニケーションの取り方をお聞きして制作した本です。「どのようにしたら？」「なぜ？」という普段の看護実践の悩み解決に役立つはずです。

特徴としては、ご高齢の方や認知症がある方とのコミュニケーションの取り方の内容が多く書いてあります。その理由は、看護師と患者さん、お互いの世代間ギャップが大きいため、伝わり方（ニュアンスや、意図、意味、そして感情など）に一番誤解が生じやすいからです。ですから、この本を制すれば、患者さんとのコミュニケーションでの悩みの多くが解決すると思います。

どうぞ、楽しみながら先輩看護師の経験談を読み、明日の看護実践にご利用ください。

長浜赤十字病院 精神科病棟看護師長
赤井信太郎

この本の見方

テーマに合わせて、看護師たちからの言葉を使いながら解説しています。

取材を元にした、先輩と後輩看護師の会話です。

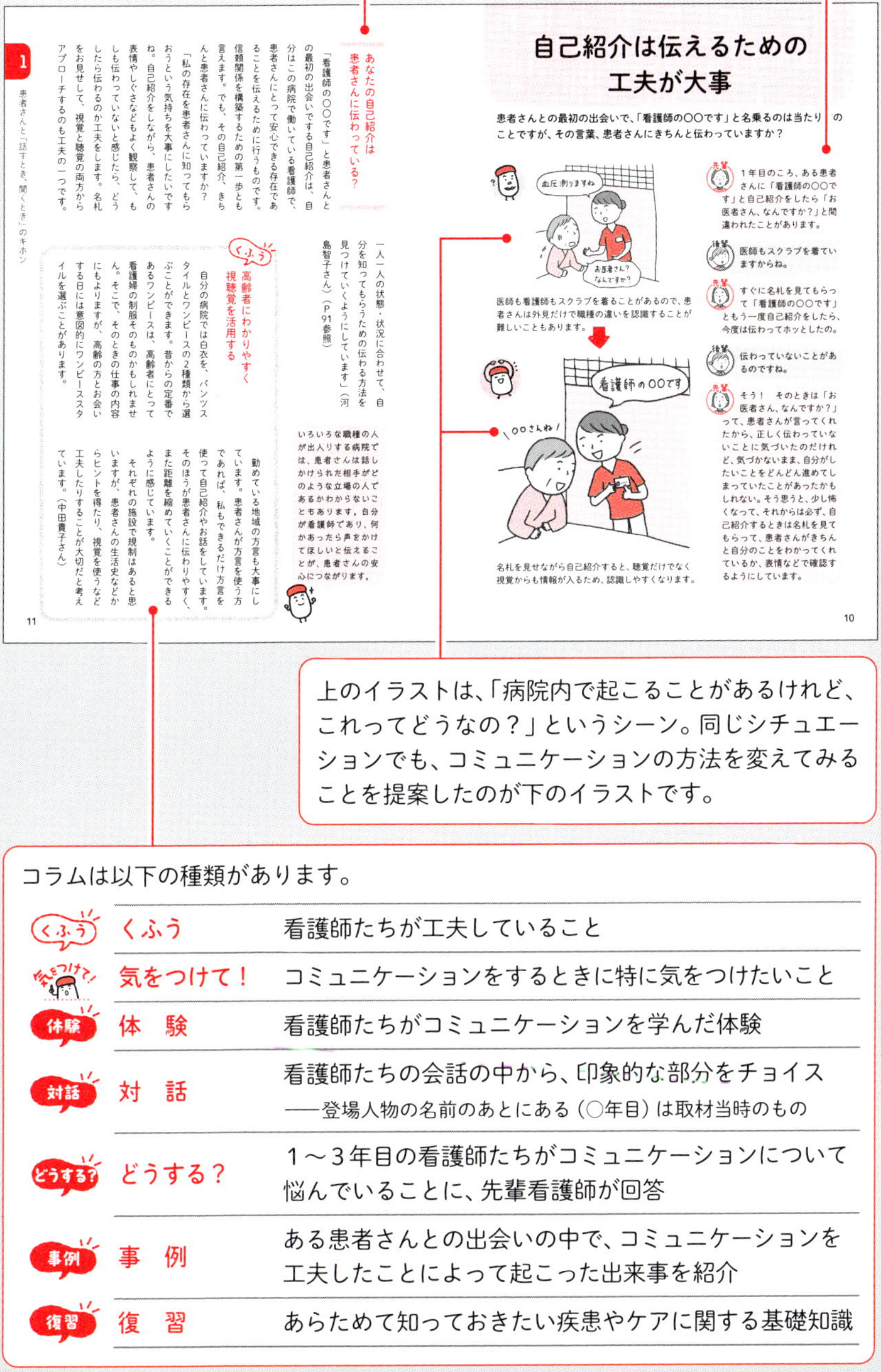

自己紹介は伝えるための工夫が大事

患者さんとの最初の出会いで、「看護師の〇〇です」と名乗るのは当たり　のことですが、その言葉、患者さんにきちんと伝わっていますか？

医師も看護師もスクラブを着ることがあるので、患者さんは外見だけで職種の違いを認識することが難しいこともあります。

名札を見せながら自己紹介すると、聴覚だけでなく視覚からも情報が入るため、認識しやすくなります。

先輩　1年目のころ、ある患者さんに「看護師の〇〇です」と自己紹介をしたら「お医者さん、なんですか？」と間違われたことがあります。

後輩　医師もスクラブを着ていますからね。

先輩　すぐに名札を見てもらって「看護師の〇〇です」ともう一度自己紹介をしたら、今度は伝わってホッとしたの。

後輩　伝わっていないことがあるのですね。

先輩　そう！　そのときは「お医者さん、なんですか？」って、患者さんが言ってくれたから、正しく伝わっていないことに気づいたのだけれど、気づかないまま、自分がしたいことをどんどん進めてしまっていたことがあったかもしれない。そう思うと、少し怖くなって、それからは必ず、自己紹介するときは名札を見てもらって、患者さんがきちんと自分のことをわかってくれているか、表情などで確認するようにしています。

10

1　患者さんと「話すとき、聞くとき」のキホン

あなたの自己紹介は患者さんに伝わっている？

「看護師の〇〇です」と患者さんとの最初の出会いでする自己紹介は、自分はこの病院で働いている看護師で、患者さんにとって安心できる存在であることを伝えるために行うものです。信頼関係を構築するための第一歩とも言えます。でも、その自己紹介、きちんと患者さんに伝わっていますか？

「私の存在を患者さんに知ってもらおうという気持ちを大事にしたいですね。自己紹介をしながら、患者さんの表情やしぐさなどもよく観察して、もしも伝わっていないと感じたら、どうしたら伝わるのか工夫をします。名札をお見せして、視覚と聴覚の両方からアプローチするのも工夫の一つです。一人一人の状態・状況に合わせて、自分を知ってもらうための伝わる方法を見つけていくようにしています」（河島智子さん）（P91参照）

いろいろな職種の人が出入りする病院では、患者さんは話しかけられた相手がどのような立場の人であるかわからないこともあります。自分が看護師であり、何かあったら声をかけてほしいと伝えることが、患者さんの安心につながります。

くふう　高齢者にわかりやすく視聴覚を活用する

自分の病院では白衣を、パンツスタイルとワンピースの2種類から選ぶことができます。昔からの定番であるワンピースは、高齢者にとって看護婦の制服そのものかもしれません。そこで、そのときの仕事の内容にもよりますが、高齢の方とお会いする日には意図的にワンピーススタイルを選ぶことがあります。

勤めている地域の方言も大事にしています。患者さんが方言を使う方であれば、私もできるだけ方言を使って自己紹介やお話をしています。そのほうが患者さんに伝わりやすく、また距離を縮めていくことができるように感じています。

それぞれの施設で規制はあると思いますが、患者さんの生活史などからヒントを得たり、視覚を使うなど工夫したりすることが大切だと考えています。（中田貴子さん）

11

上のイラストは、「病院内で起こることがあるけれど、これってどうなの？」というシーン。同じシチュエーションでも、コミュニケーションの方法を変えてみることを提案したのが下のイラストです。

コラムは以下の種類があります。

くふう	くふう	看護師たちが工夫していること
気をつけて！	気をつけて！	コミュニケーションをするときに特に気をつけたいこと
体験	体　験	看護師たちがコミュニケーションを学んだ体験
対話	対　話	看護師たちの会話の中から、印象的な部分をチョイス ――登場人物の名前のあとにある（〇年目）は取材当時のもの
どうする？	どうする？	1～3年目の看護師たちがコミュニケーションについて悩んでいることに、先輩看護師が回答
事例	事　例	ある患者さんとの出会いの中で、コミュニケーションを工夫したことによって起こった出来事を紹介
復習	復　習	あらためて知っておきたい疾患やケアに関する基礎知識

目次

5章 患者さんのご家族とのコミュニケーション

6章 先輩ナースや医師、他職種とのコミュニケーション

1 章

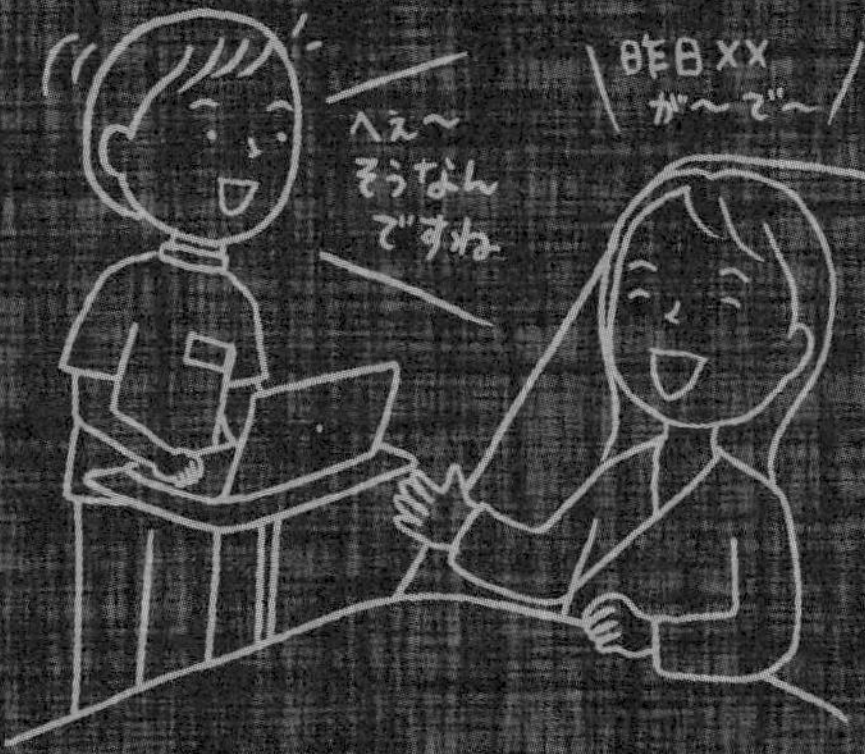

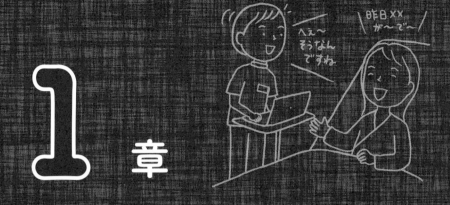

患者さんと「話すとき、聞くとき」のキホン

そもそも話をしている、聞いているつもりでも
その声と思いは患者さんに届いているのでしょうか。
看護でのコミュニケーションは治療的であるべきです。
その扉を開く鍵は、相手の心に届く話し方、聞き方にあります。
どうしたら患者さんの心に届くのか
先輩たちの経験を参考に考えていきましょう。

自己紹介は伝えるための工夫が大事

患者さんとの最初の出会いで、「看護師の○○です」と名乗るのは当たり前のことですが、その言葉、患者さんにきちんと伝わっていますか？

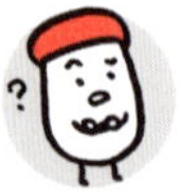

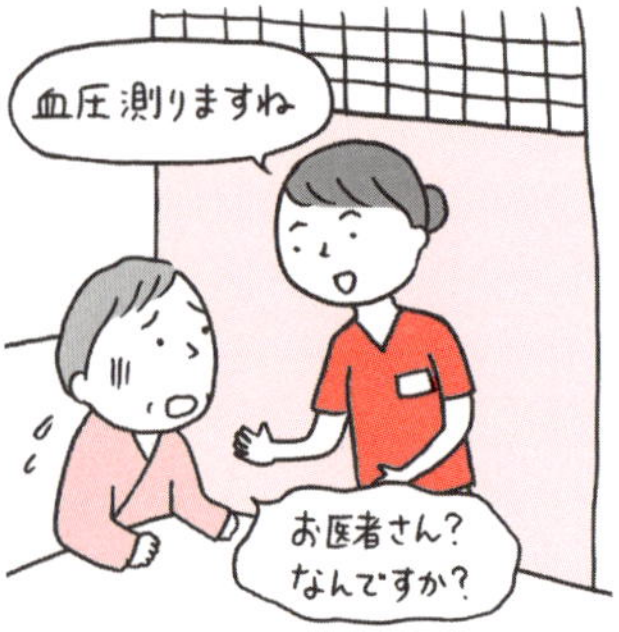
血圧測りますね
お医者さん？
なんですか？

医師も看護師もスクラブを着ることがあるので、患者さんは外見だけで職種の違いを認識することが難しいこともあります。

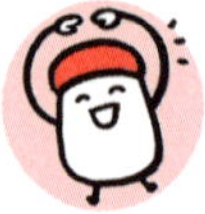

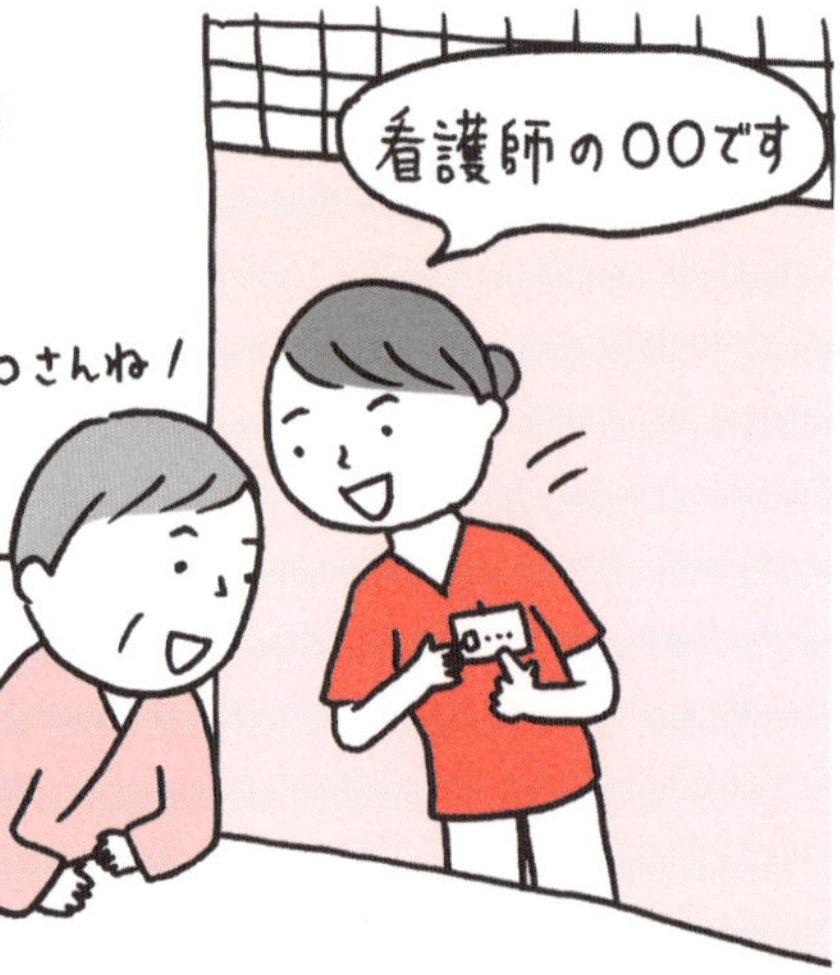
看護師の○○です
○○さんね

名札を見せながら自己紹介すると、聴覚だけでなく視覚からも情報が入るため、認識しやすくなります。

先輩　１年目のころ、ある患者さんに「看護師の○○です」と自己紹介をしたら「お医者さん、なんですか？」と間違われたことがあります。

後輩　医師もスクラブを着ていますからね。

先輩　すぐに名札を見てもらって「看護師の○○です」ともう一度自己紹介をしたら、今度は伝わってホッとしたの。

後輩　伝わっていないことがあるのですね。

先輩　そう！　そのときは「お医者さん、なんですか？」って、患者さんが言ってくれたから、正しく伝わっていないことに気づいたのだけれど、気づかないまま、自分がしたいことをどんどん進めてしまっていたことがあったかもしれない。そう思うと、少し怖くなって、それからは必ず、自己紹介するときは名札を見てもらって、患者さんがきちんと自分のことをわかってくれているか、表情などで確認するようにしています。

あなたの自己紹介は患者さんに伝わっている？

「看護師の〇〇です」と患者さんとの最初の出会いでする自己紹介は、自分はこの病院で働いている看護師で、患者さんにとって安心できる存在であることを伝えるために行うものです。信頼関係を構築するための第一歩とも言えます。でも、その自己紹介、きちんと患者さんに伝わっていますか？

「私の存在を患者さんに知ってもらおうという気持ちを大事にしたいですね。自己紹介をしながら、患者さんの表情やしぐさなどもよく観察して、もしも伝わっていないと感じたら、どうしたら伝わるのか工夫をします。名札をお見せして、視覚と聴覚の両方からアプローチするのも工夫の一つです。一人一人の状態・状況に合わせて、自分を知ってもらうための伝わる方法を見つけていくようにしています」（河島智子さん）（P91参照）

いろいろな職種の人が出入りする病院では、患者さんは話しかけられた相手がどのような立場の人であるかわからないこともあります。自分が看護師であり、何かあったら声をかけてほしいと伝えることが、患者さんの安心につながります。

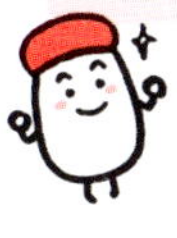

くふう

高齢者にわかりやすく視聴覚を活用する

自分の病院では白衣を、パンツスタイルとワンピースの2種類から選ぶことができます。昔からの定番であるワンピースは、高齢者にとって看護婦の制服そのものかもしれません。そこで、そのときの仕事の内容にもよりますが、高齢の方とお会いする日には意図的にワンピーススタイルを選ぶことがあります。

勤めている地域の方言も大事にしています。患者さんが方言を使う方であれば、私もできるだけ方言を使って自己紹介やお話をしています。そのほうが患者さんに伝わりやすく、また距離を縮めていくことができるように感じています。

それぞれの施設で規制はあると思いますが、患者さんの生活史などからヒントを得たり、視覚を使うなど工夫したりすることが大切だと考えています。（中田貴子さん）

今の時間に合った挨拶をする

礼儀としてだけでなく、患者さんの見当識が低下しないような働きかけの一つとしても、今の時間に合った挨拶は大事です。意識して挨拶しましょう。

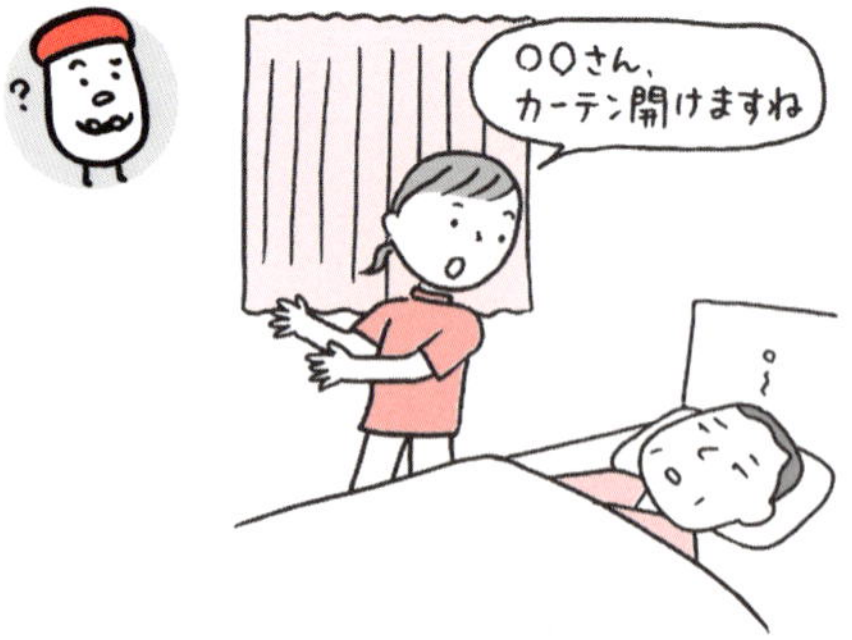

○○さん、
カーテン開けますね

なぜ窓のカーテンを開けるのか、また閉めるのか、その理由を伝えずに開け閉めをしていませんか？

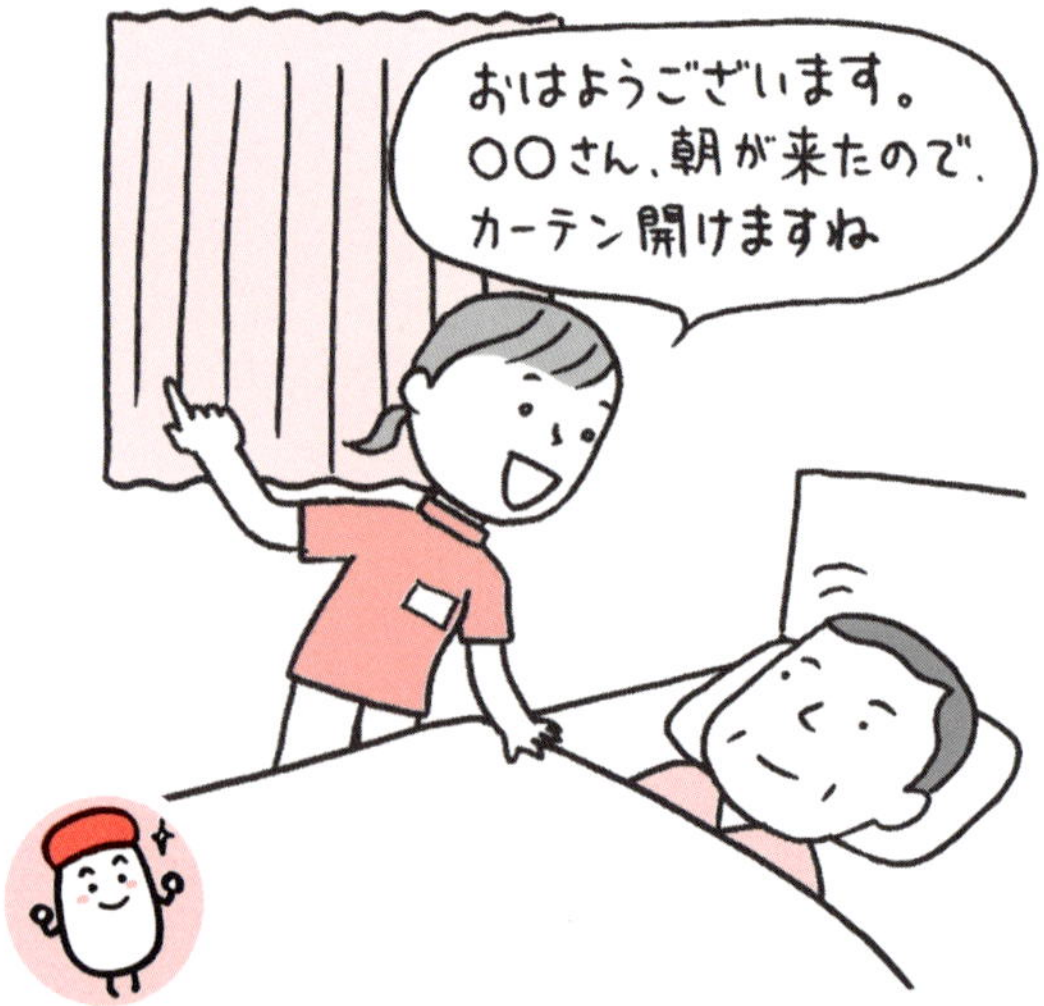

おはようございます。
○○さん、朝が来たので、
カーテン開けますね

「おはようございます」という挨拶と「朝が来たので」というカーテンを開ける理由を伝えることで、今が朝であることが意識されます。外の明るい景色も朝を意識する刺激となります。

先輩　「おはようございます」「こんばんは」といった挨拶は、何気なくしていても、患者さんにとっては「今、朝です」「今、夕方です」といった今の時間帯を知る情報の一つになっています。

後輩　そうなんですね。よりよく見当識に働きかけることができるということですか？

先輩　そうです。礼儀としてだけでなく、見当識を低下させないためにも時間帯に合った挨拶は大事！
私は、朝、カーテンを開けるときも「カーテンを開けますね」とシンプルに言うのではなく、「朝が来たのでカーテンを開けますね」と「朝が来たので」という言葉を足しています。

後輩　カーテンを開ける理由を伝えることもできるし、朝であることも意識してもらえるから、それはいいですね。

先輩　特に入院してすぐの、せん妄が起こりやすい時期や、認知症がある方には、意識して取り入れています。

くふう

挨拶のとき今日の天気も伝える

見当識障害がある方には「おはようございます」「こんにちは」と声をかけるだけでも時間の認識になるのではないかと思っています。夕方は「こんばんは」、寝るときは「おやすみなさい」、朝は「おはようございます。今日は天気がいいですよ」と言って、少しだけ窓を開けることもあります。（金田真実さん）

時間も伝えたいから「朝ご飯」「夜の点滴」

たとえば、食事のとき「ご飯ですよ」ではなく「朝ご飯ですよ」と言うことによって、今は朝で、食べているのは朝ご飯であることを患者さんに意識してもらうことができます。見当識の低下を防ぐ働きがあるのではないかと思っています。

夜なら、点滴をするとき「夜の点滴を今からしますね」と言ったり、カーテンを閉めるときは「寝る時間になるのでカーテン、閉めますね」と言ったりしています。（河島智子さん）

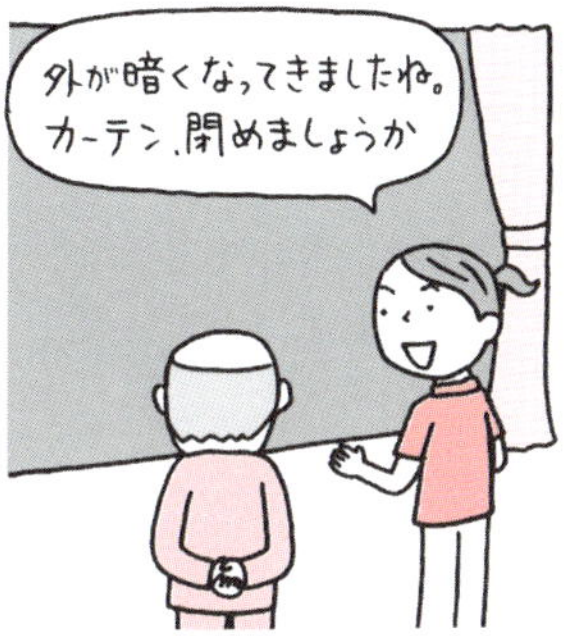
外が暗くなってきましたね。カーテン、閉めましょうか

窓から外を一緒に見ながら、今の時間のこと、季節のことなどを話題に少しお話しするのもいいでしょう。

慣れ親しんだ「日常の言葉」を使う

挨拶をするときは、日常生活の中にある言葉を意識して使うようにしています。たとえば「起床時間です」ではなく「朝です。起きる時間です」。「9時に消灯です」ではなく「9時に電気が消えます。寝る時間です」という具合です。

看護師たちがよく使う言葉の中には「起床」「消灯」のように日常生活ではほとんど使われないものもあります。非日常である病院での生活にできるだけ「日常」を取り入れることで患者さんにとって混乱が少なく、少しでも居心地のよい環境がつくれたらと思っています。（河島智子さん）（P55も参考にしてください）

話しかけるときは患者さんの名前を呼ぶ

患者さんと向き合い、お話しするとき、最初に患者さんの名前を呼ぶことは信頼関係をつくっていく段階で大きな役割を果たします。

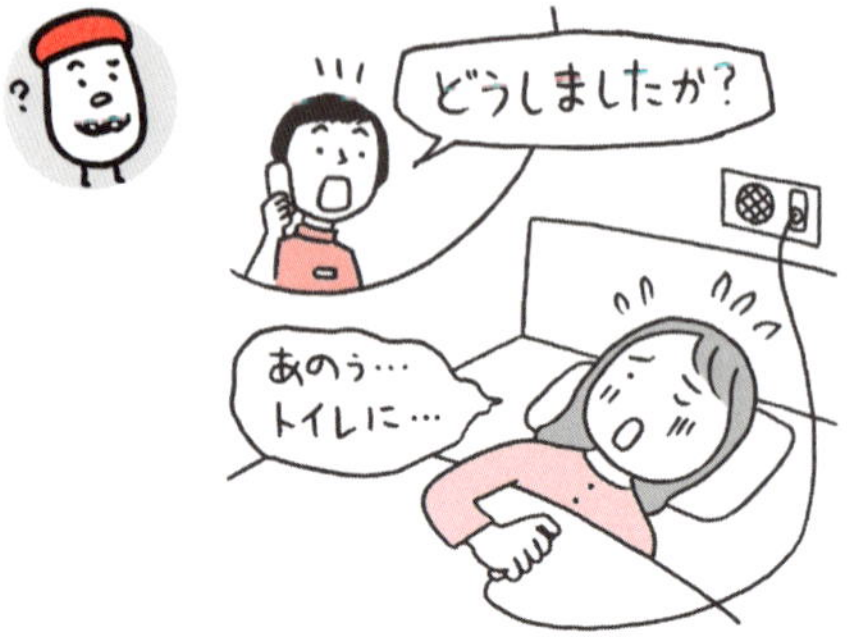
どうしましたか？
あのぅ…
トイレに…

相手の顔が見えないナースコールは患者さんにとって知らない人との会話となり、緊張しがちです。

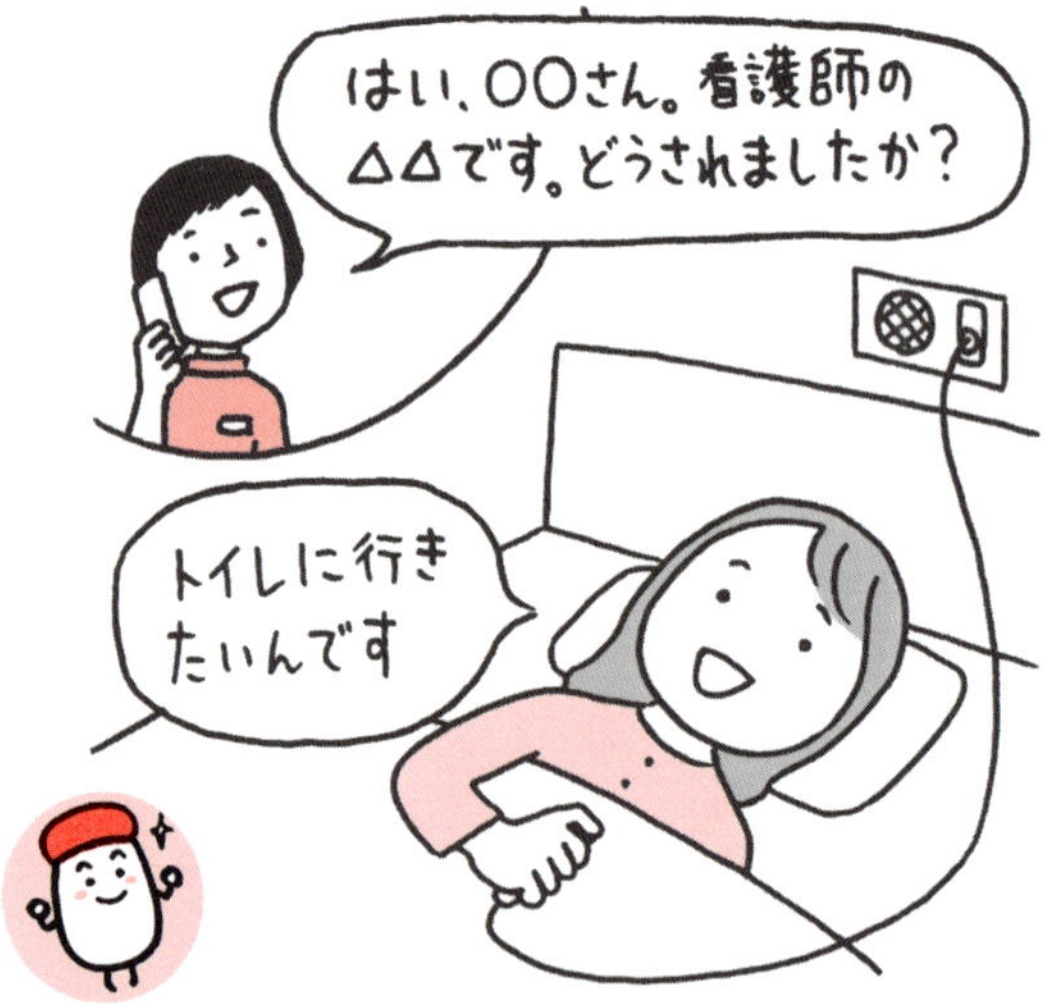
はい、○○さん。看護師の△△です。どうされましたか？
トイレに行きたいんです

ナースコールから「○○さん」と自分の名前を呼ぶ声が聞こえれば、たとえ知らない看護師との会話だとしても「私に話しかけてくれている」という実感が安心感につながるでしょう。

後輩

ナースコールを受けるとき、最初に患者さんのお名前を言う人もいれば、「はい」とだけ言う人もいます。

先輩

人によって違いますね。どちらのほうがいいと思いますか？

後輩

最初に患者さんのお名前を言うほうがいいと思っています。
もしも自分がナースコールを押して、出てくれた看護師さんが、最初に自分の名前を言ってくれたら「自分からの連絡だということを看護師さんはわかってくれている。それならここに来てくれるはず」と安心しますから。

先輩

私もそう思います。
ただ、PHSで受けたときは部屋番号とベッド番号しかわからないので、こちらから患者さんのお名前を呼ぶことはできません。部屋に着いたら壁にある名札でベッド番号と名前を確認して、声をかけるときに「○○さん、どうされましたか？」とお名前を言うようにしています。患者さんを間違わないためにも、これは習慣にしておきたいですね。

自分に気づいてもらうために名前を呼ぶ

患者さんに呼びかけるとき、名前を呼ぶことには特に三つの大きな意味があります。一つめは自分の存在に気づいてもらうこと。二つめは話しかけている相手があなたであるとわかってもらうこと。三つめは患者さんを間違えないことです。

たとえば、声は聞こえるけれど、その声をかけている相手が自分だと気づいていて「え、私?」と驚いたことはありませんか?　相手と目も合っていなくて、名前も呼ばれていなければ、その人が自分に話しかけていることに気づかないのは当然です。

「特に、高齢の方の中には、音が聞こえてくる方向がわかりにくくなっている方がいます。たとえば、道を渡ろうとしている高齢の方に車のクラクションを鳴らしている人がいたのですが、その高齢の方はキョロキョロとまわりを見ていて、どこから音がしているのかわからない様子でした。そのような方でも『○○さん』とお名前をお呼びすれば、その声の主である自分を捜してくれます。捜してくれている間に近づくと近距離で目が合い驚かせてしまうので、同じ場所で待つようにします。なかなか目が合わないときは手を振ったり、おいでおいでをするように手を動かしたりしながら少しずつ視野に入り、『ここにいますよ』とジェスチャーで伝えます。目が合ったらもう一度お名前をお呼びして、気づいてくれたと確信したら、近づいてお話しするようにしています」（馬場直哉さん）

くふう

「名前を呼んでもらうのがすごくうれしかった」

学生時代の実習時にナースコール対応をしていたある看護師さんが「はい、○○さん。どうされましたか?」と必ず最初に患者さんの名前を呼んでいたことにすごく感動しました。自分だったら絶対に「はい」だけよりも「○○さん」と呼ばれたほうがいいです。声だけですから「聞いていますよ」という姿勢を表せるのではないかと思いました。今、意識して行っているのですが、ある日「ナースコールに出てくれたとき、○○さんと名前を呼んでもらうのがすごくうれしかった」とある患者さんから言われて、続けていてよかったと思いました。（糀谷真理子さん）

話すときは患者さんと視線を合わせる

患者さんにあなたの声がきちんと届いていますか？　患者さんの視野に入り視線を合わせることで、声だけでなく、あなたの思いも伝わっていくでしょう。

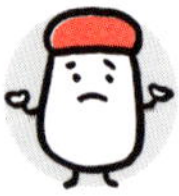

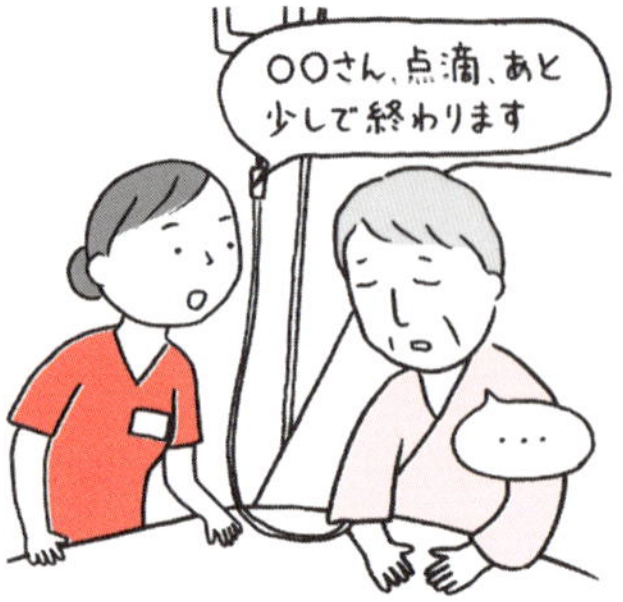

たとえば眼瞼下垂がある患者さんは上方の視野が狭く感じられるため、上のほうからの声に気づきにくいこともあります。

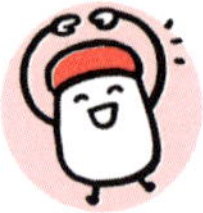

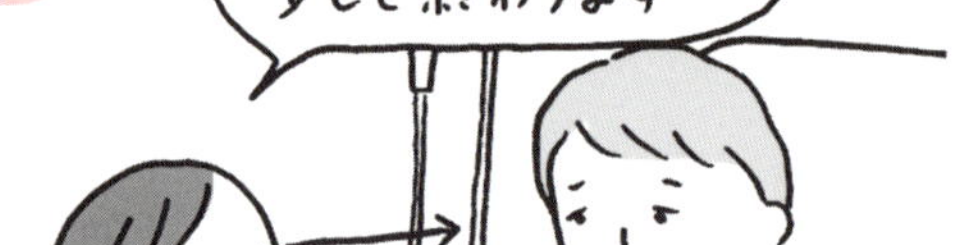

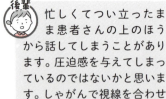

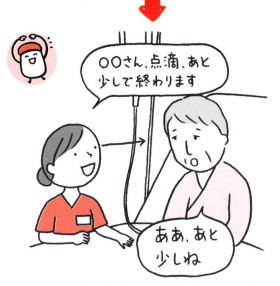

眼瞼下垂がある患者さんの場合は少し下のほうから視野に入りましょう。視線が合っていることをしっかりと確認してから声かけをします。近づきすぎると驚かせてしまうので適度な距離を保ちます。

後輩　忙しくてつい立ったまま患者さんの上のほうから話してしまうことがあります。圧迫感を与えてしまっているのではないかと思います。しゃがんで視線を合わせて、ゆっくりと話をしたほうが、患者さんは安心して話を聞いてくれるように感じています。

先輩　体験から感じているのですね。

後輩　はい。先輩たちの姿を見て、それをまねして。

先輩　それは頼もしいです。
私も、話しかけるときは、まずは患者さんの視野に入って視線を合わせて、自分のことを認識してもらうようにしています。話しかけられてもその声の主が誰なのかわからなければ、患者さんはとても不安になりますからね。
このとき気をつけなくてはいけないのが、人によって視野が違うということです。たとえば緑内障や眼瞼下垂がある人は、視野が狭くなっています。患者さんの目の動きや表情をよく見て、自分と視線が合っているか、認識してもらえているか、確認しましょう。

患者さんの視野に入り目を合わせる

患者さんの視野の外から話しかけても、患者さんは気づかないこともあります。話しかけるときは、最初に目を合わせることから始めましょう。目が合い、患者さんの意識がこちらに向いたら、伝わりやすい方法で話します。

「視野は人によって違うので、そこを合わせていくことが大事だと思っています。たとえば、ベッドに寝たきりで、顔を動かせない状況の患者さんの場合、視野はとても狭いので、ケアのために背中側に回ったとしても、会話をするときはスッと患者さんの視野に入って、目を合わせてお話しするようにしています。会話もスムーズになると感じています」（大塚陽菜さん）

体験

相談した先輩の対応を見て視線の大切さを学ぶ

1年目の最初のころ「なんで飲むのかわからない。薬は飲みたくない」という認知症がある患者さんがいました。私は薬を飲んでほしいという気持ちが強くて説明するのですが、どうしても納得していただけなくて困り果て、先輩に相談をしました。

先輩は患者さんのもとに一緒に行ってくれたのですが、その対応を見ると、患者さんと視線を合わせて、自分の言いたいことだけを言うのではなく、患者さんが言っていることや無言の時間も大事にして、声のトーンも抑えてすごくゆっくりお話しされていました。自分は焦りもあり早口でしたし、自分の対応と違うなと思いました。

この経験から、患者さんの思いをきちんと聞く時間をつくることや、話すときには目を合わせること、声のトーンは高すぎず、スピードは速すぎないことを大事にしています。

特にベッドで寝ている方や車椅子の方に話しかけるときは、どうしても上からになってしまうので、スッとしゃがんで視線の高さを合わせるか、少しだけ下になるようにしています。（大屋敷唯さん）

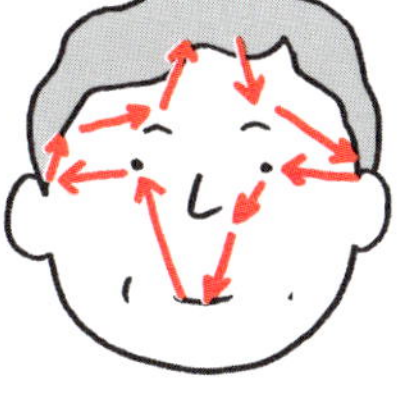

長い会話のときは、ずっと目を合わせていると圧迫感を与えるので、ときどき視線を目のまわりに移すようにするといいでしょう。

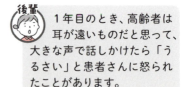

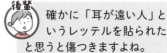

声の大きさ、高さに注意する

話しかける人の声の大きさや高さによって、聞く人の快適さは異なります。その患者さんにとっての心地よさを考えてみましょう。

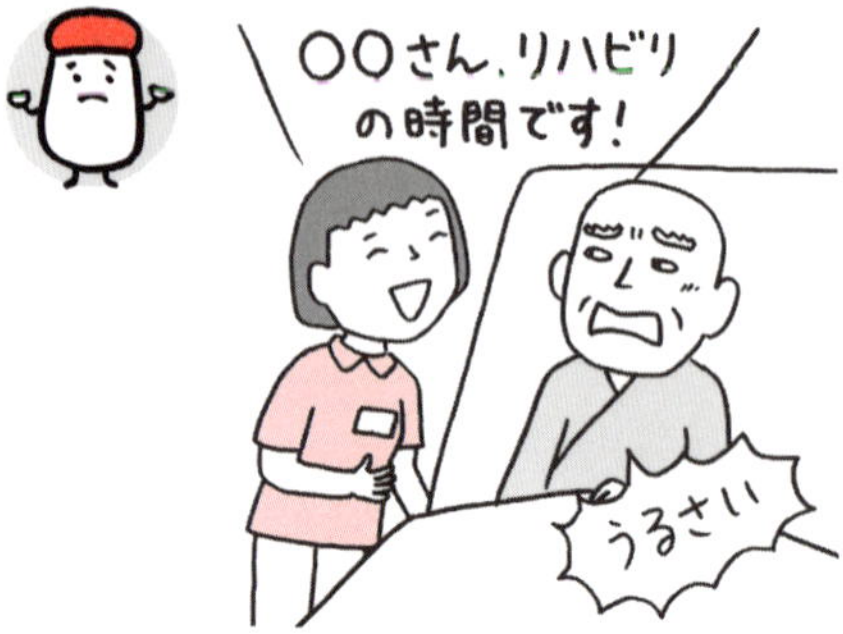

○○さん、リハビリの時間です！
うるさい

全ての高齢者が耳が遠いというわけではありません。また、大きな声には強い恐怖を感じるものです。

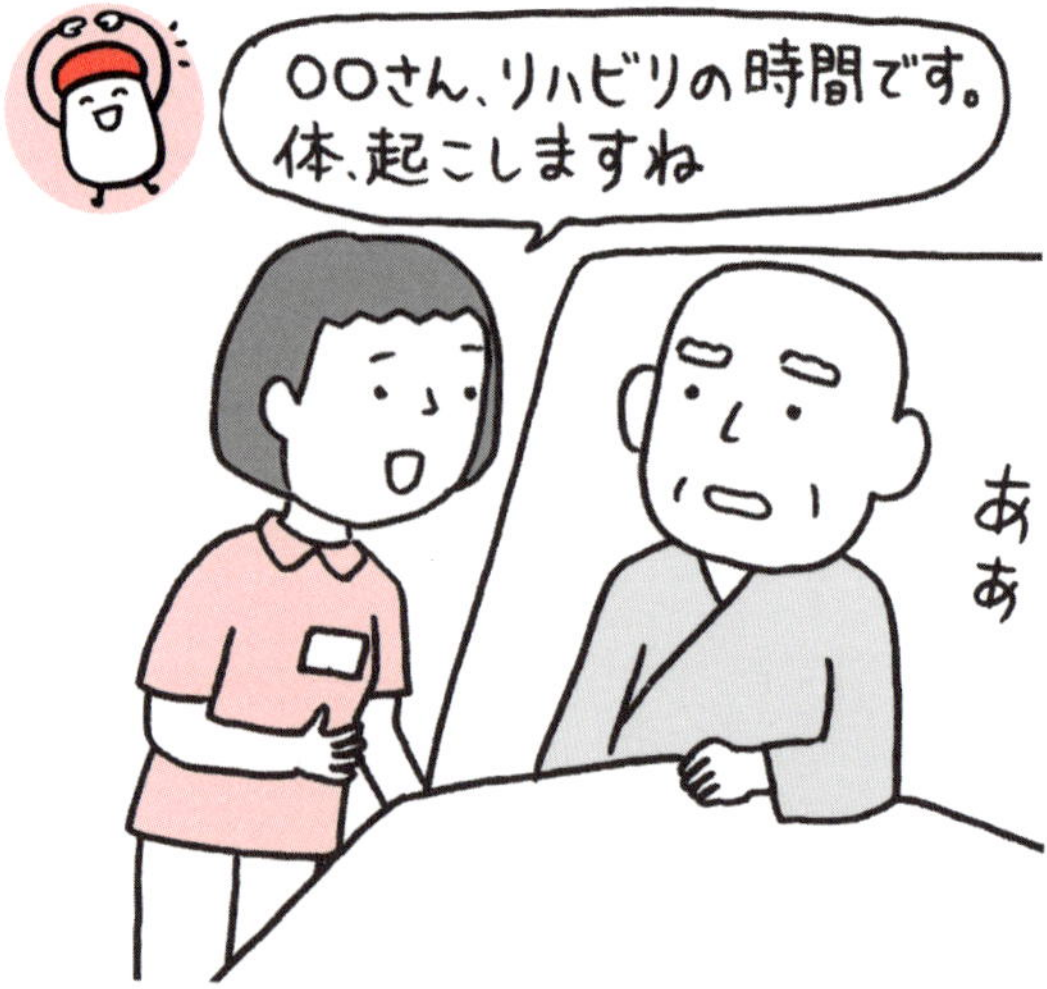

○○さん、リハビリの時間です。体、起こしますね
ああ

患者さんの耳の聞こえについての情報がない場合は、まずは普通の大きさで、少し低めの声でややゆっくりと話しかけましょう。聞こえているか、患者さんの表情をよく見て確認します。

後輩　1年目のとき、高齢者は耳が遠いものだと思って、大きな声で話しかけたら「うるさい」と患者さんに怒られたことがあります。

先輩　私も若いころありました。「年寄りだからといって耳が遠いって思うんじゃない」と患者さんに怒られました。

後輩　確かに「耳が遠い人」というレッテルを貼られたと思うと傷つきますよね。

先輩　自分の思い込みに気づいて、それからは普通の大きさの声で話しかけて、聞こえにくそうだったら少しだけ声を大きくするというような段階的な対応をしています。

後輩　私もそうしています。

先輩　大きさもですが、声の高さも大事ですよね。年を重ねると高い音が聞き取りにくくなってくるので、高齢の方には少し低めの声のほうが聞き取りやすいようです。
患者さんにとって快適な声を、表情の変化をよく見ながら探っていけるといいですね。

大きすぎる、高すぎる声、速すぎる話し方に注意

聞く人によっては、大きすぎる声は恐怖心を募らせ、高すぎる声は耳障りに思え、速すぎる話し方は焦りを感じさせます。患者さんに話を聞いてもらいたいからこそ、このような「すぎた」話し方は避けるようにしましょう。

特に、高い音については40歳前後から聞き取りにくくなっていくため、低めの声で話をすることは基本と捉えておくといいでしょう。

患者さんの聞き間違いで勘違いされないように注意

また、高齢者には特別な配慮が必要です。

「75歳以上の高齢者は加齢性難聴*になりやすく、特に子音が聞き取りにくくなってきます。そこで、高齢者には低めの声で、文節を区切り（P94参照）、0.7から0.8倍速ぐらいのゆっくりしたペースで話すようにしています。

音の聞き分けが難しくなることによって、ときとして、高齢者は勘違いをしてしまうこともあります。たとえば、患者さんが突然怒ってしまい、担当の看護師が困ってしまったとき、患者さんのお話をお聞きしたら、『バカにされた』と言っています。よくよくお聞きしたら、看護師の言葉を聞き漏らしたり聞き間違えたりしたことによって勘違いされてしまったようでした。このようなことが起こらないように、患者さんの尊厳を守るためにも、その方にとってできるだけ聞きやすく快適な声を探っていくことを心がけています」（赤井信太郎さん）

*加齢性難聴とは、年齢とともに聴力が徐々に低下する現象で、特に高い音が聞き取りにくくなるのが特徴。（P94参照）

体験 語尾を強く言ったら怒っていると思われた

聞こえやすいようにと思い、「明日、検査ありますからね」と言うとき、語尾の「ね」を強く言ったら患者さんから「何を怒っているの?」と言われたことがあります。患者さん自身が怒られているかと勘違いされて怒ってしまったという例も聞き、語尾を強く言わないように気をつけています。（馬場直哉さん）

患者さんとの距離を考える

親しい人でない限り、肌が触れ合うくらいの距離に人がいると緊張と不安で心が落ち着かなくなります。ケアのためには仕方がないからこそ、よく考えます。

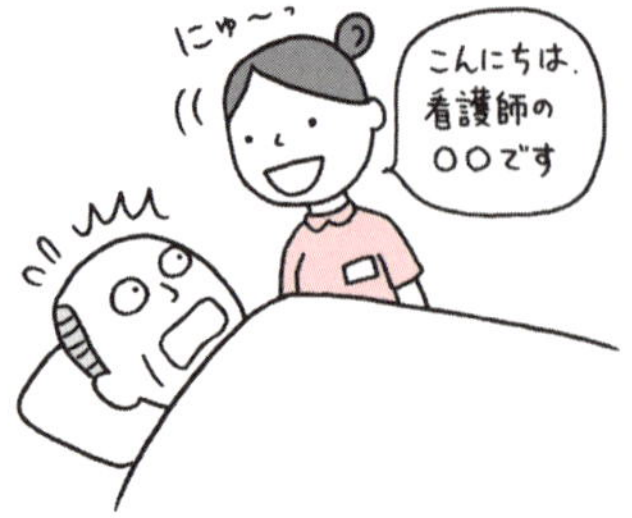

気づいたら人の顔が近くにあったとしたら、誰もが驚くはずです。不快感を与えることになります。

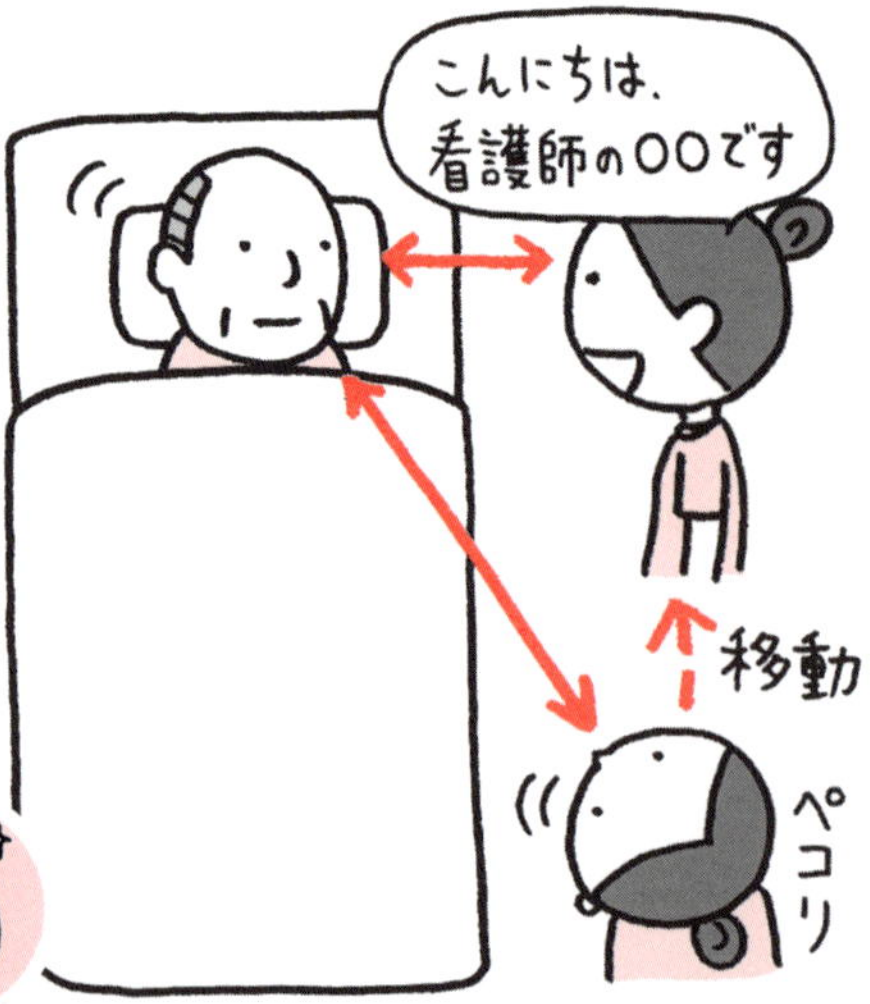

ベッドに寝ている人に近づくときは、まずは患者さんの足元の位置から話しかけます。自分に気づいてくれたら会釈をしてゆっくりと顔のほうに近づき、手が触れるギリギリの位置で話します。

先輩 カーテンの外から声かけしても患者さんが気づかない様子だったので、カーテンを開けて患者さんの顔に近づき、「○○さん」と声かけしたら「わー！」って驚かれて。「あっちへ行け」みたいに手で払われたことがあります。

後輩 目を開けたら急に人の顔が見えたのでびっくりされたのですね、きっと。

先輩 「すみません」と平謝りしました。次から、患者さんに近づくときは距離を考えようと思った出来事でした。

後輩 患者さんは耳が遠かったのですか？

先輩 そのときに知ったのですが難聴をお持ちでした。近づいてくる音も聞こえにくかったと思います。
そういうことがないように、今は、患者さんの足元から近づいていき、患者さんが自分のことに気づいてくれたら、ゆっくりと顔のほうに近づいていってお話しするようにしています。

相手の心の準備のためにも ゆっくりと近づいていく

「看護師になってすぐのころ、カーテンの外から『失礼します』と言ったら患者さんが『はい』と返事をされたので、サッとカーテンを開けたら、そこに患者さんの顔があって、お互いにびっくりしたことがありました。それからは、声をかけてOKをもらったとしても、ゆっくりと様子を見ながらカーテンを開けて入っていくようになりました」（田中久美さん）

人間における距離には、密接距離、個体距離、社会距離、公衆距離の4つあり、その各々の中でそれぞれ遠近の相があると言われています。頭、腿、腰などが容易に触れ合うことはないけれど、手に触れられ握手ができる距離である密接距離（遠方相）は約15～45センチメートル。不作法に人が入ってくると生理的な不快を感じる距離と言われています。*看護師はこの距離またはそれよりも近い密接距離（近接相）でケアを行う必要があるため、患者さんに緊張感を強いることが予測できます。

「急にではなく、ゆっくりと近づいていくことによって、心の準備を患者さんにしてもらうことができます」（田中久美さん）

*『かくれた次元』エドワード・T・ホール著、日高敏隆・佐藤信行訳　みすず書房

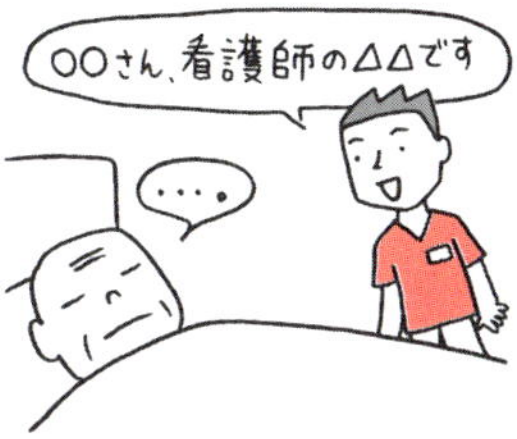

まずは、距離を保った位置から声かけをして、患者さんの様子をうかがいましょう。

気をつけて!

ベッド以外の場所で近づくときは斜めから

ベッド以外の場所で患者さんに近づいていくときは、正面からではなく左右の少しずらした位置からにしましょう。急に正面に立つと驚かしてしまったり、目の前をふさいでしまったりするので、圧迫感を与えるためです。

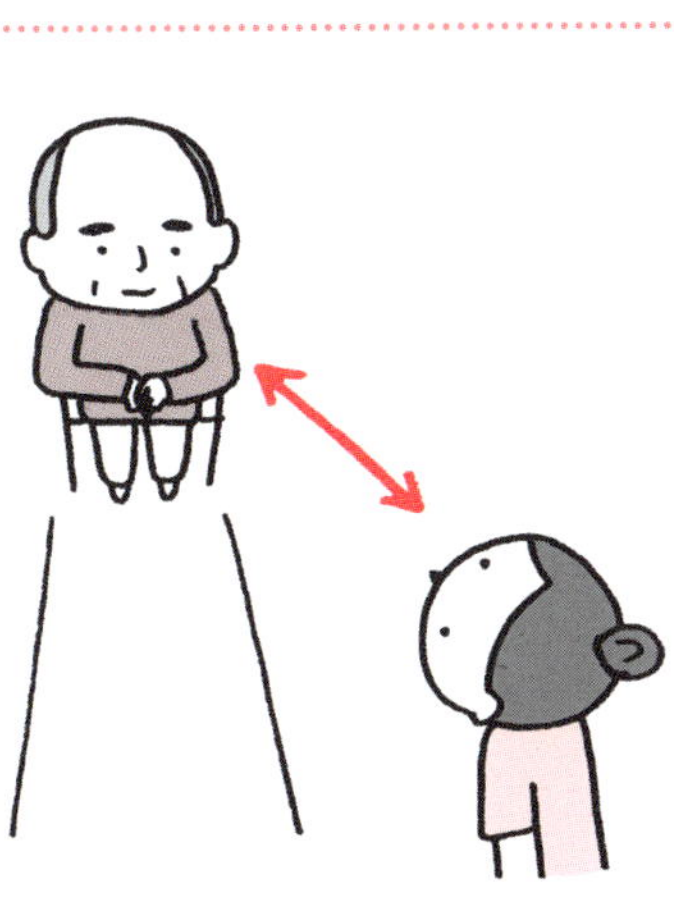

敬語を使う

うっかりため口になったあと患者さんの顔色が変わって「いけない！」と思った経験はありませんか？　敬語で相手を尊重する気持ちを伝えましょう。

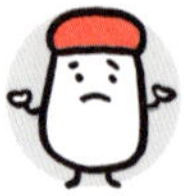

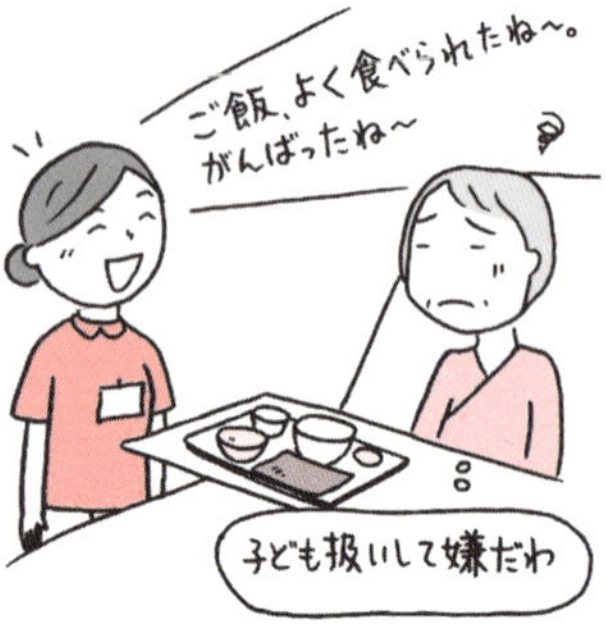

ご飯、よく食べられたね〜。
がんばったね〜
子ども扱いして嫌だわ

高齢者に対して、まるで小さな子どもに言うような言葉づかいをする看護師。患者さんは我慢しています。

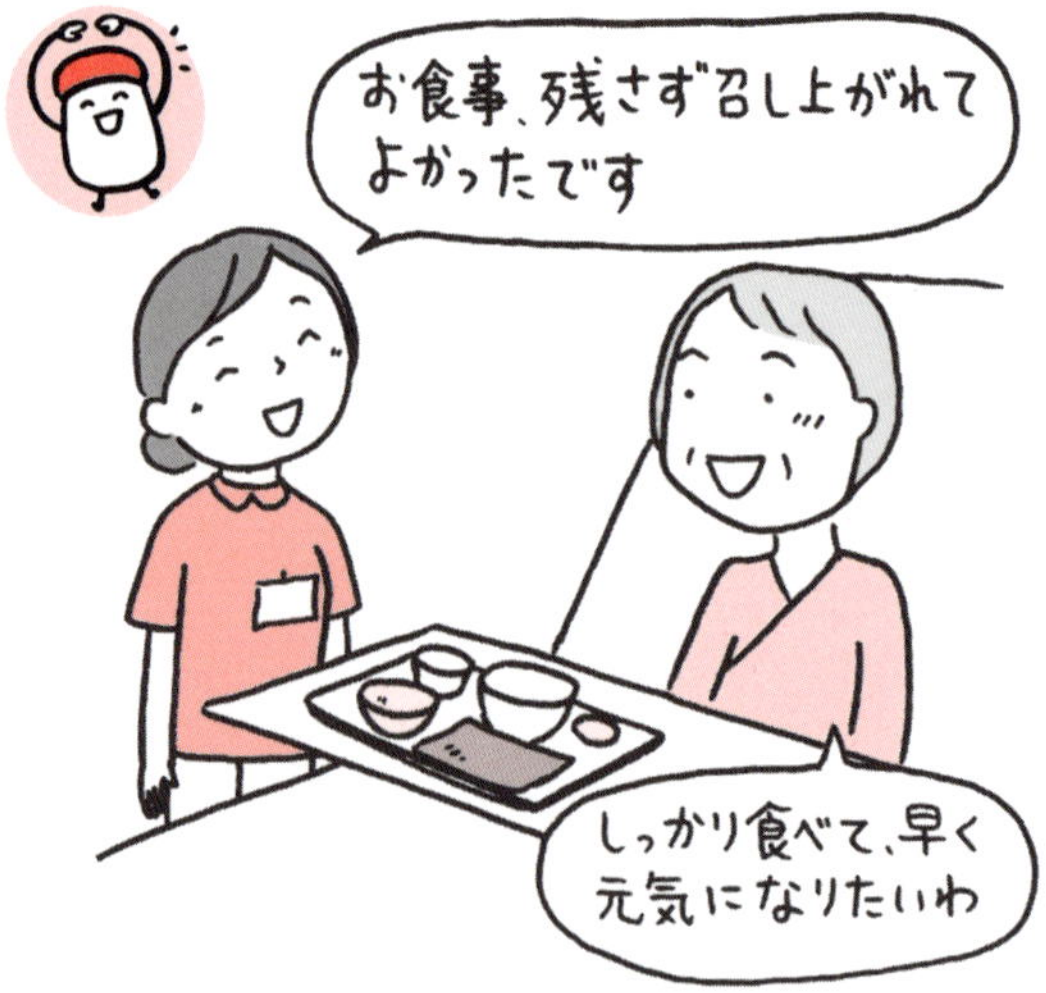

お食事、残さず召し上がれてよかったです
しっかり食べて、早く元気になりたいわ

敬語を使うことで患者さんは看護師から尊重されていることを感じてくれるでしょう。患者さんの行動をほめたいときは「よかったです」と自分の気持ちで表現します（P84参照）。

後輩　学生時代は友人との会話がほとんどなので、敬語を使ってきた経験があまりありません。敬語は難しいです。

先輩　敬語で、これだけは意識するといいと思うことが二つあります。一つは、「です・ます」を使うこと。もう一つは、タメ口を使わないこと。

後輩　「そうだね」ではなく、「そうですね」と言う。

先輩　そうです。「です・ます」調は丁寧語だから、丁寧に話すことになります。
タメ口は、親しい間柄で使うことはあっても、患者さんと看護師の間ではふさわしくないと思います。もちろん、例外はあるとは思いますが（P24参照）。

後輩　言い方が間違っていないか、ドキドキします。

先輩　丁寧すぎると慇懃《いんぎん》無礼だと思われることもありますし、敬語がうまく使えても態度が伴わなければ思いは通じません。患者さんを尊重する気持ちをもってふさわしい言葉を選ぶようにしましょう。

相手への思いを届けるために年齢関係なく「敬語」を

病院に届くさまざまな方からのご意見の中には一般的に以下のような言葉づかいに関わるものがよく見られます。

「初対面の患者に対してタメ口を使うなんて、不愉快だ」

「赤ちゃん言葉（幼児語）を使われて、バカにされた気分になった」

「夫（患者）に対してタメ口をきいている看護師さんを見ていて、とっても失礼だと思った」

言葉のつかい方によって、相手が自分のことをどのように捉えているのか、見えてくるものです。このような気持ちに患者さんやご家族がなるような言葉づかいは慎みます。

敬語の重要性は以下の点にあります。

●相手や周囲の人と自分との間の関係を表現するものであり、社会生活の中で人と人がコミュニケーションを円滑に行い、確かな人間関係を築いていくために不可欠な働きをもつ。

●相手や周囲の人、その場の状況についての、言葉を用いる人の気持ち（「うやまい」「へりくだり」「あらたまった気持ち」など）を表現する言語表現として重要な役割を果たす。

つまり、患者さんに対して敬語を用いることで、看護師は患者さんに対しての敬い、へりくだり、あらたまった気持ちなどを表現することができます。

また敬語は、人と人が互いに認め合い、互いに尊重し合う関係性に立つという精神のもと、相手の状況に配慮して使い分ける言葉づかいであるとされています。年下の患者さんに対しても、誰に対しても敬語を使うことの大切さはここにあります。

聞こえやすさを優先してわざと敬語を使わないことも

患者さんとは敬語で会話をすることが基本であり大事なことですが、患者さんにとっての聞こえやすさ、理解のしやすさを理由に、わざと敬語を使わないケースもあります。

たとえば、難聴がある人に「今から伺います」よりも「今から、行きます」、「召し上がりますか？」よりも「食べる？」のほうが聞こえやすいこともあります（P94参照）。尊敬し合う関係性に立ったうえで、患者さんにとっての最善を考え、言葉を選んでいくようにしましょう（P24参照）。

参考資料：敬語の指針　文化審議会答申　https://www.bunka.go.jp/seisaku/bunkashingikai/kokugo/hokoku/pdf/keigo_tosin.pdf（参照2024-11-1）

対話

敬語を使わないという選択肢もある？

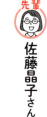

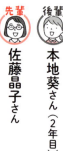

後輩　本地葵さん（2年目）
先輩　佐藤晶子さん

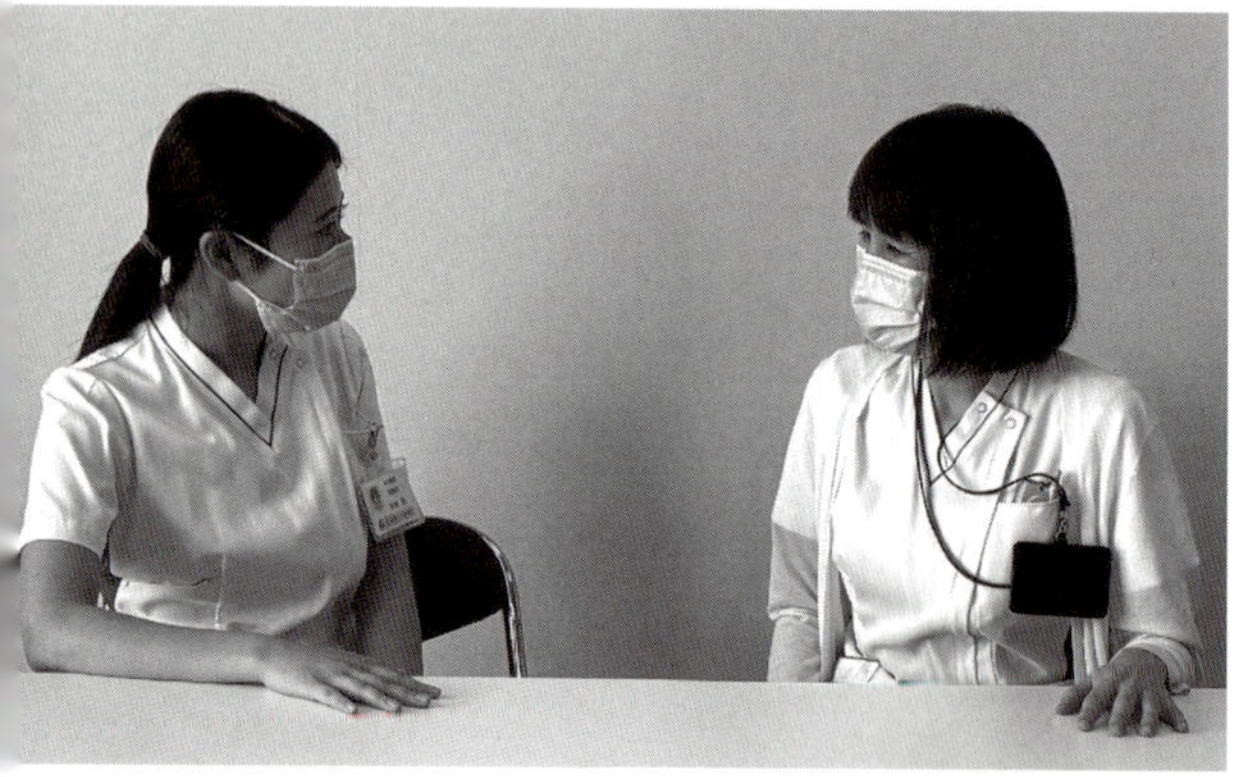
右から佐藤さん、本地さん

本地　学生のころから「言葉づかいには気をつけなさい」と言われてきたので、患者さんとお話をするときは意識して敬語で話すようにしています。ただ、ときどき敬語で伝えると患者さんと少し距離ができてしまうと感じるときがあります。

佐藤　たとえば、どんなときですか？

本地　自分の祖母くらいの年齢の方で、親しみをもって話しかけてくださっていた患者さんがいました。そのときは、患者さんの今の思いを聞きたくて話をしていたのですが、私が返事を敬語でしていたら、患者さんも敬語を使って少し固い感じでお話しされるように変わっていったのです。私の返事の仕方から距離を感じさせてしまったのではないかと思い、患者さんは私に本当に伝えたいことを伝えられたのか、心配になりました。

佐藤　敬語を使わないとしたら、そのときはどんなふうに話しかけたかったのでしょうか？

本地　たとえば、「困っていること、ありますか？」と言うよりは、話の流れの中で「大丈夫？　困っている？」と、少しやわらかい感じでお聞きしたほうが、そのときは自然だったのではないかと思います。そのほうが、患者さんが本当の気持ちを話してくれたのではないかと思うのです。

佐藤　実際に、経験はありますか？

本地　はい。ほかの患者さんで、こうした少しやわらかい言い方をしたときに心を開いてくれて、思いをお話ししてくださったことがありました。

佐藤　敬語を使わずに少しやわらかい

言い方で、というのは、常にというわけではないのですよね？

それまでの患者さんとの関わりがある程度あって、ご本人に何か聞きたいと思ったときに、ということですよね？

本地 そうです。

話しやすい言葉を選ぶのはお互い合意のうえで限定的に

佐藤 その場面に応じて、相手との相互のやりとりの中で、それが効果的だと思って意図的にそのような言葉を選んで使うのは、コミュニケーションの技術の一つだと思います。なので、本地さんがよりよい効果を目指し、相手と場面に応じてやわらかい言葉を使ってコミュニケーションをしていくのは、いいと思います。

ただ、その場面が終わっても、その表現（言い方）が続いていて、普通のケアの場面でも「これやってない？」みたいな言い方になるのは違うと思うのです。また丁寧な言葉に戻るということですよね？

本地 はい。

佐藤 大切なのは、相手がどう思っているかです。そういうふうに話されると嫌だ、という方も多分いると思うので。相手の反応を見ながら、違うなと思ったらきちんと修正していく、慎重に言葉を選んでいくことが大事です。

患者さんを置き去りにして、看護師が勝手に適切だと思って敬語を使わずにやわらかい言葉で、というのは違うと思います。

本地 はい、患者さんの思いをできるだけ引き出したいと思っているので、患者さんの表情を見ながら、その場に合った言葉を選んでいきたいです。

患者さんの思いを聞きたいという目的があって、敬語を使わないで会話するのはテクニックの一つ。ただし、お互いの合意があり、限定的というルールは守りましょう。

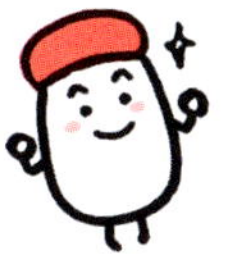

敬語の種類と話し方例

敬語には５種類あります。それぞれの例文を参考に活用しましょう。

1　尊敬語

「いらっしゃる」「おっしゃる」型

相手側または第三者の行為・ものごと・状態などについて、その人物を立てて述べるもの。

●お聞きしていた来週の予定を話題にしたとき

来週は海外へ行くのでしたね

↓

来週は海外へいらっしゃるのでしたね

●ご家族からの伝言を伝えるとき

家族がそう言っています

↓

ご家族がそうおっしゃっています

●新聞を読むか確認するとき

新聞を読みますか？

↓

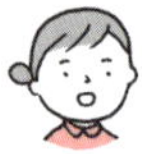

新聞を読まれますか？

●トイレの場所がわかっているか確認するとき

トイレの場所は知っていますか？

↓

トイレの場所はご存じですか？

参考資料：敬語の指針　文化審議会答申　https://www.bunka.go.jp/seisaku/bunkashingikai/kokugo/hokoku/pdf/keigo_tosin.pdf（参照2024-11-１）

●パジャマを着るか確認するとき

パジャマを着ますか？

↓

パジャマをお召しになりますか？

●食事をするか確認するとき

ご飯を食べますか？

↓

ご飯を召し上がりますか？

●タオルを使うか確認するとき

このタオルを使いますか？

↓

このタオルをお使いになりますか？

●忙しい時期だったと、患者さんがお話しされたとき

忙しい時期だったのですね

↓

お忙しい時期だったのですね

●写真を見せてくれるとき

写真を見せてくれるのですね

↓

写真を見せてくださるのですね

2　謙譲語Ⅰ

「伺う・申し上げる」型

自分側から相手側または第三者に向かう行為・ものごとなどについて、その向かう先の人物を立てて述べるもの。

●患者さんの母親と面識があるとき

お母さんを知っています

↓

お母さまを存じ上げております

●荷物を届けるとき

荷物を届けます

↓

お荷物をお届けします

3　謙譲語Ⅱ

「参る・申す」型

自分側の行為・ものごとなどを、話や文章の相手に対して丁重に述べるもの。

●自分がこの場所にいることを伝えるとき

ここにいます

↓

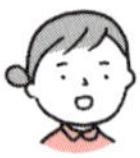

ここにおります

●そのことを自分がする、と伝えるとき

私がします

↓

私がいたします

4　丁寧語

「です・ます」型

話や文章の相手に対して丁寧に述べるもの。

●テーブルにあるカップを下げていいか確認するとき

このカップはもう下げてもいい？

↓

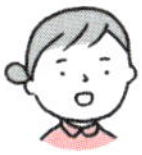

このカップはもう下げてもいいですか？

●次の点滴が明日の朝であることを伝えるとき

次の点滴は明日の朝ね

↓

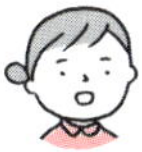

次の点滴は明日の朝です

5　美化語

「お酒・お料理」型

ものごとを、美化して述べるもの。

●肉と魚、どちらが好きか聞くとき

肉と魚、どちらが好きですか？

↓

お肉とお魚、どちらがお好きですか？

●悩みや心配ごとがあるか聞くとき

何か、悩みや心配ごとはありますか？

↓

何か、お悩みや心配ごとはありますか？

ジェスチャーを加える

言葉だけでは伝わらないときは、視覚からも情報を伝えるといいでしょう。身振り手振りであるジェスチャーを取り入れるのも効果的です。

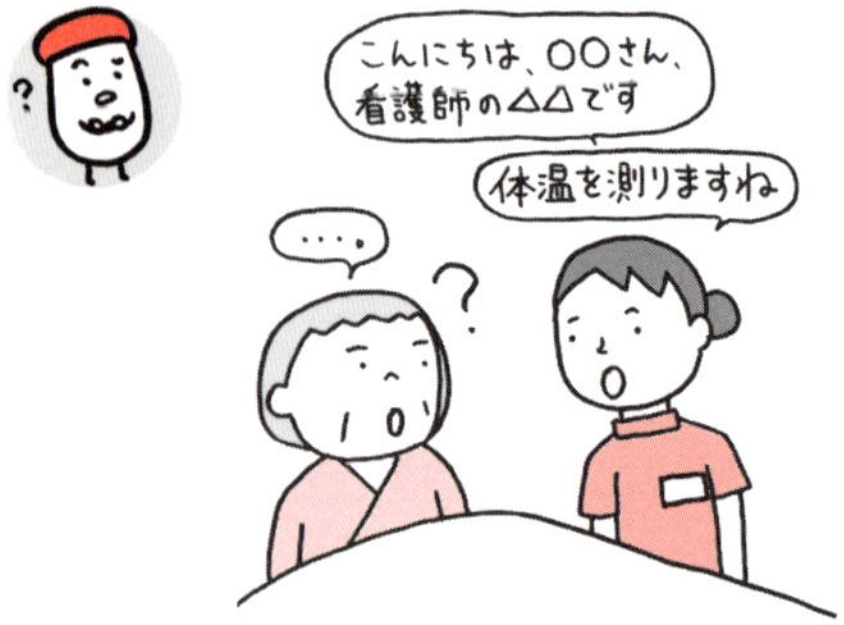

言葉だけで伝わる方もいれば、言葉だけでは伝わりにくい方もいます。伝えやすい方法を考えましょう。

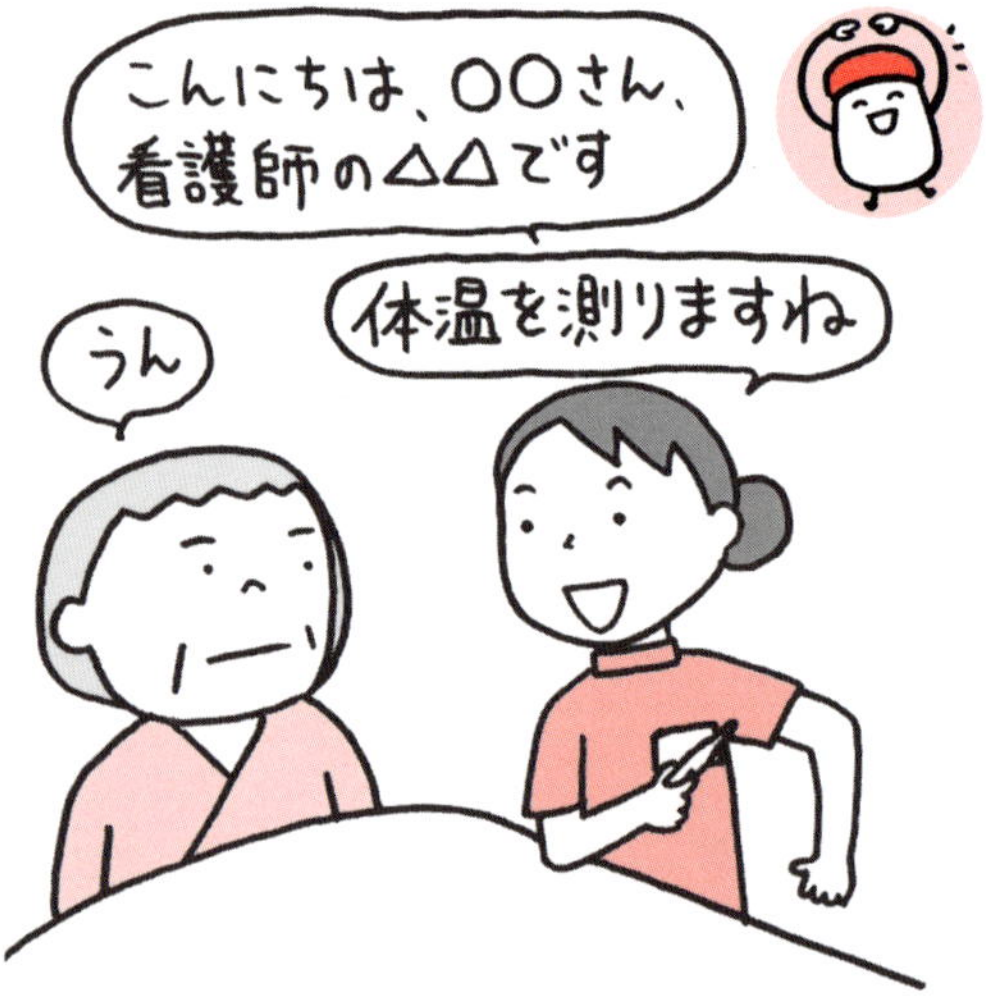

「体温を測りますね」という言葉が聞き取りにくかったとしても、体温計を脇に挟むジェスチャーを見るだけで「これから体温を測るんだな」ということが伝わるケースはよくあります。

後輩

バイタルを測るときに「体温を測ります」「血圧を測ります」とお伝えしても、一度では伝わらないことがあります。昨日は耳が少し遠い方で、耳元で少しだけ大きめの声でゆっくりとお伝えして、3回めくらいでやっとわかってもらえました。耳が遠い方にもっとうまく伝える方法はありますか？

先輩

私はジェスチャーもしながら、伝えるようにしています。たとえば、体温を測るときは、最初に体温計を見せて、そのあと「体温、測りますね」と言いながら脇に体温計を挟むジェスチャーをします。そうすると、「あ～」と言って、わかってくれることが多いのです。血圧を測るときは、血圧計を見てもらうと、それだけでわかってもらえることもあります。

後輩

そうなんですね。私もやってみます。

先輩

耳からの情報だけでなく目からの情報もあると患者さんは理解しやすくなるので、特にジェスチャーはおすすめです。

伝えたいことを視覚で伝えるジェスチャー

患者さんへの情報の伝え方にはいろいろありますが、その一つにジェスチャーがあります。ジェスチャーとは、身振り、手振り、しぐさのことです。「耳に障害がある方だけでなく、言葉自体がうまく伝わりにくい方でも、ジェスチャーをすると伝わることがよくあります」（馬場直哉さん）

なによりも簡単にできることがジェスチャーのいいところです。伝えたいことを体で表現してみましょう。少しだけオーバーアクションで、ゆっくりとした動きのほうがより伝わりやすくなります。言葉と一緒に使えば、聴覚と視覚の両方から情報を伝えられるため、より理解しやすくなるでしょう。

看護の現場でのジェスチャー例

一緒に歩いていくとき

「こちらです」と言って、行く方向に手を差し伸べる。

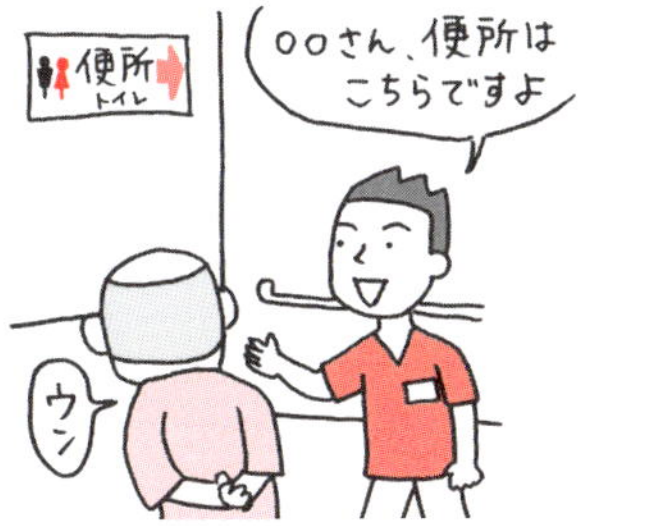
便所
トイレ
○○さん、便所は
こちらですよ
ウン

車椅子に移乗してもらうとき

「ここに座ってください」と言いながら車椅子の座席に手を差し出す。

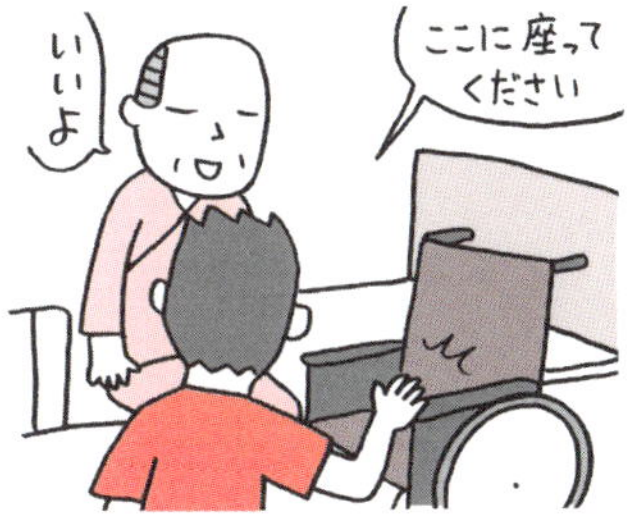
いいよ
ここに座って
ください

清拭をすることを伝えるとき

「お体を拭きますね」と言いながら、腕を拭くしぐさをする。

採血をすることを伝えるとき

「今から採血しますね」と言って、左手の前腕部に、右手の人差し指を刺すようにする。

腹痛があるかを確認するとき

「お腹、痛くないですか？」と言いながら、お腹を抱えて痛い表情をする。

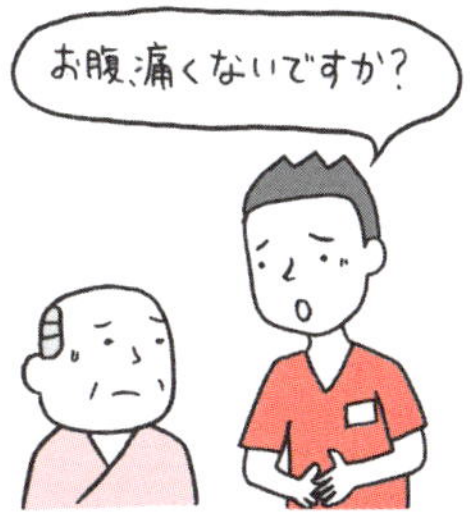
お腹痛くないですか?

気持ちが込もった相づちを打つ

相づちは気持ちを込めて打つことで、「あなたのお話を関心をもって聞いています」ということを伝えることができます。

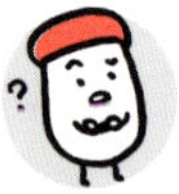

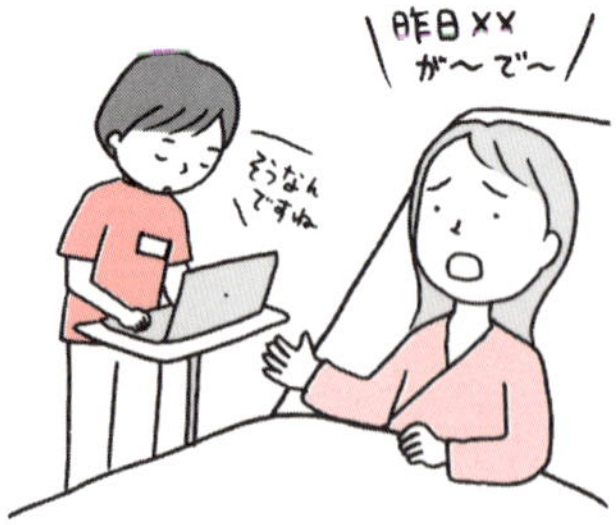

そうなんですね
昨日×× が〜で〜

パソコン入力に夢中になり、患者さんの話に対して気持ちが込もっていない相づちを打っていませんか？

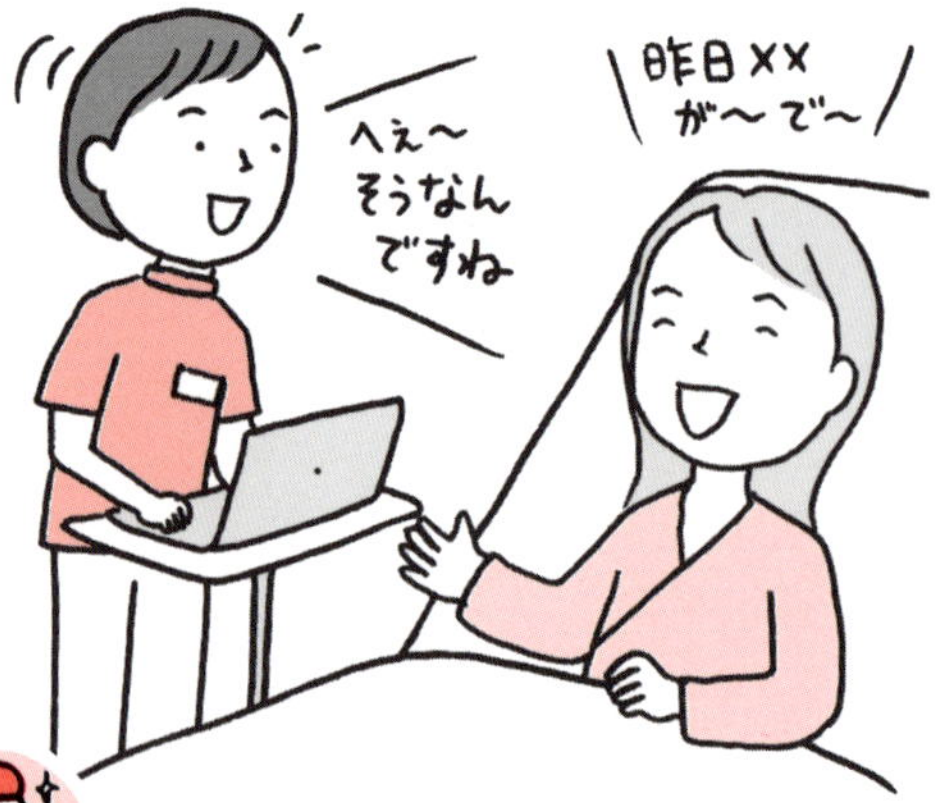

へぇ〜 そうなんですね
昨日×× が〜で〜

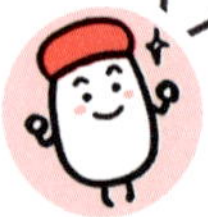

パソコン入力をしていても患者さんが話しかけてくれたときは、一度入力をやめて患者さんの目を見て相づちを打ちながら話を聞きましょう。難しい場合は患者さんに断りを入れましょう（P33参照）。

先輩 患者さんのお話を聞きながらパソコンから目を離さずに入力をしている看護師の姿をよく見ませんか？

後輩 私も「時間内に仕事を終わらせなくては」と焦る気持ちがあるので、患者さんに話しかけられてもパソコン作業は続けたまま「はい、はい」と相づちを打っていることがよくあります。

先輩 忙しいから仕方がないのかもしれないけれど、ずっと患者さんの顔を見ることなく相づちだけ打っていると、患者さんはきちんと聞いてもらっているという感覚をもてないのではないかと思います。

後輩 そうだと思います。ときどきはパソコンから目を上げて患者さんの顔を見て相づちを打つと、患者さんの笑顔が見られるときがあります。

先輩 入力が終わって初めて顔を上げて「では失礼します」なんて言われると「看護師さんは忙しいんだな」という印象だけが残りますね。

「きちんと聞いています」というメッセージを届けたい

「患者さんが自分に話しかけてくれているときは、聞きながらよく相づちを打っています。相づちを打つことで、きちんと聞いていることが相手に伝わるといいなと思っています。だからこそ、どう相づちをしたらいいのか、細かいところを悩むこともあります」（木村彩佳さん）

相づちを打つときに使う言葉にもいろいろあります。

「そうなんですね」「そうですか」
「なるほど」「はい」「ええ」

これらはよく使われる言葉ですが、ほかにも相手の言葉をオウム返ししたり（たとえば「怖かった」という発言に対して「怖かったのですね」と応える）、聞いた話についての感想を以下のように言うこともあるでしょう。

「すごいですね」「驚きますね」
「寂しいですね」「怖いですね」

これらの相づちは、うなずきながらすることで「お話を聞いています」というメッセージをより印象的に患者さんに届けることができます。

「私の話に興味がない」と患者さんに思われていない？

「何かを伝えたくて熱心にお話をしている患者さんにとって、自分の目を見ることもなく気持ちが入らない相づちを打たれたら、本来の効果とは反対に『あなたのお話には興味がありません』というメッセージを送ってしまうことになるかもしれません。どうしても何かしながらお話をお聞きするしかない場合は、『今、これをやりながらですみません』とお断りを入れたうえで、ときどき手を止めて視線を合わせてしっかり相づちを打つようにしています。お話次第では、『あとでまた来ますので、そのときにゆっくりとお話を聞かせてください』と言って、部屋をあとにすることもあります」（河島智子さん）

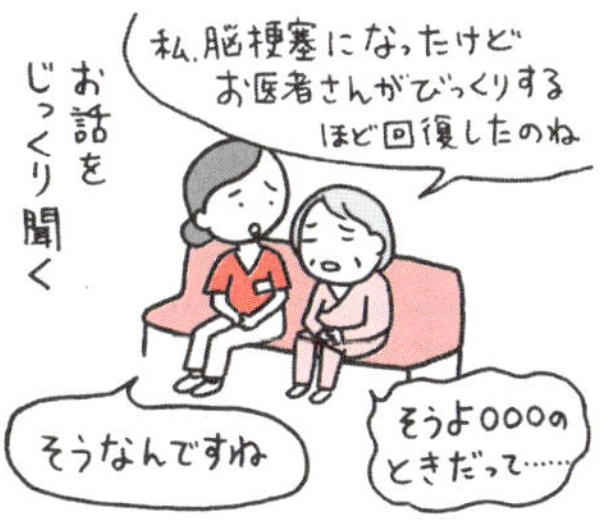
私、脳梗塞になったけど
お医者さんがびっくりする
ほど回復したのね
お話をじっくり聞く
そうなんですね
そうよ000のときだって……

「あなたのお話をきちんと聞いています」と伝えたいときは、相づちを打つだけでなく、うなずく、体や顔を相手の方に向ける、話の内容に合わせて自然に表情を変えていくことも大事です。

患者さんの今の心のあり方に合わせて態度や言葉を選ぶ

そのときの気分によっても、人にかけられる言葉や態度に対しての感じ方は変わるものです。今の患者さんの心のあり方を探りながら声かけをしましょう。

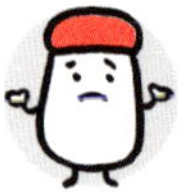

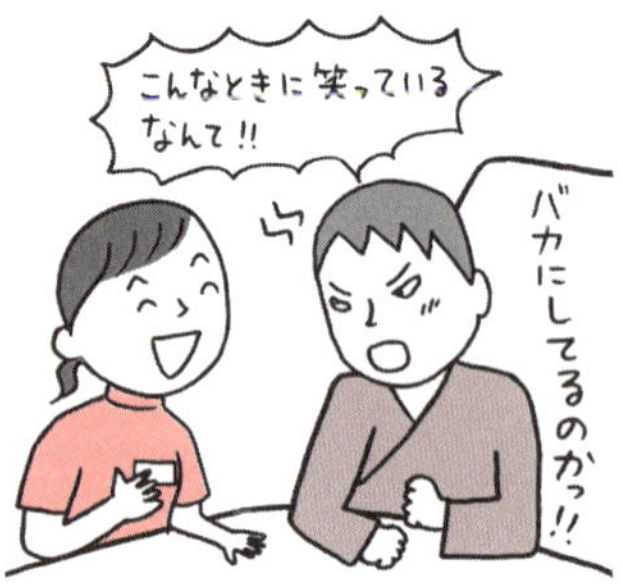
こんなときに笑っているなんて!!
バカにしてるのかっ!!

励ましたいと思って笑顔で挨拶をしたら「バカにしてるのか」と怒られたことはありますか？

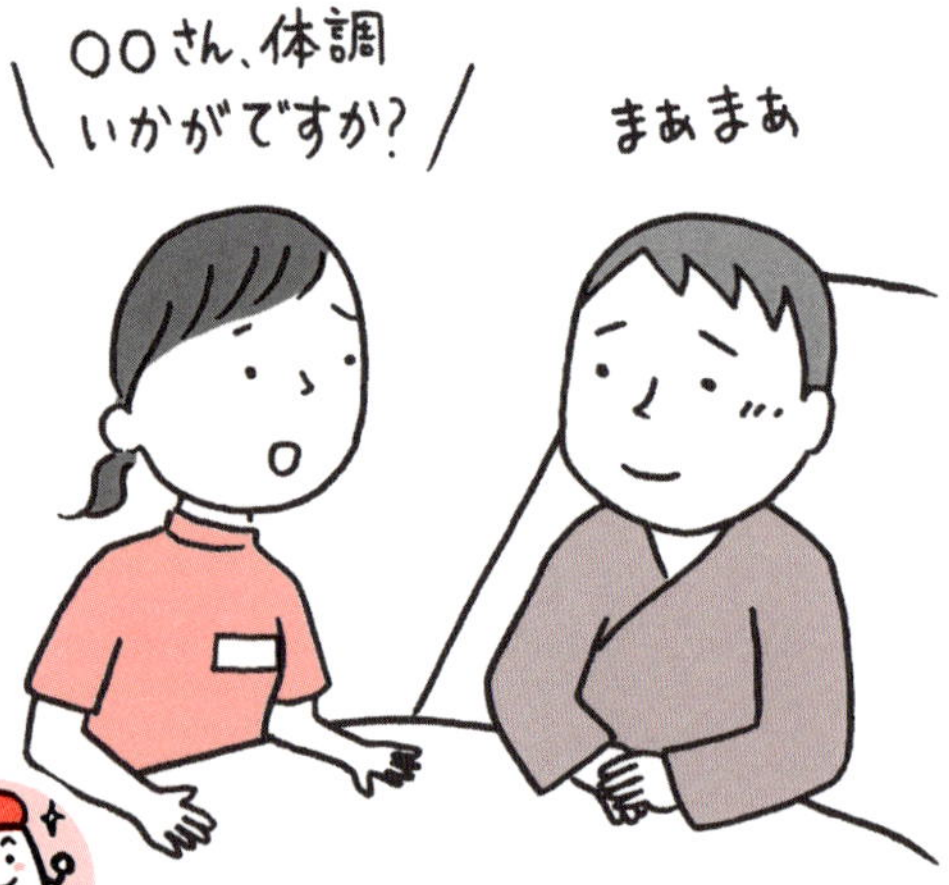
○○さん、体調いかがですか?
まあまあ

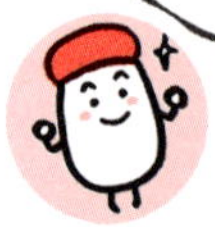

患者さんの今の心のあり方を探りながら「今、笑顔は封印しよう」とか「少し明るい感じでお話ししてみよう」などと自分の態度や言葉を、患者さんの状態に合わせて変えていきましょう。

後輩 自分が忙しいときも、あまり元気がないときでも、患者さんの前では明るくいこうと思っていたのですが、あるとき患者さんに「こんなに辛い思いをしているのに、なんであんたは明るいんだ。不愉快だ」と言われました。

先輩 それは辛かったですね。

後輩 はい。それからは、少し落ち着いた感じで患者さんと向き合い、患者さんの様子を見て、お話ししながら、自分の態度や表情も変えていくようにしています。

先輩 それはとてもいいですね。患者さんのそのときの心のあり方によっても、看護師の態度、表情、言葉への反応は違ってきます。
患者さんの今の状態に合った、患者さんが安心できる看護師のあり方というのを考えないといけないですね。
「あなたを見ていたら、気持ちが明るくなってきたわ」と言われたこともありますよね。

後輩 はい。そういうときは、本当にうれしいです。

真摯に関わっていくことを表情で表していく

患者さんが看護師から受け取る情報の中には顔の表情があります。

不機嫌な顔をしていれば患者さんにとって「怖い」「感じが悪い」印象を与え、ともすると「不機嫌そうだから今話しかけるのはやめよう」などと気をつかわせてしまうかもしれません（P131参照）。やさしい笑顔であれば「明るくさわやか」「話しかけやすい」という印象を与えることが多いのですが、患者さんのそのときの状況によっては「笑顔なんて見たくない」「バカにしているのか」と思われてしまうこともあるかもしれません。

では、どんな表情をするのがいいのでしょうか。

「専門職である私たちが真摯に関わっているということを、いろいろな状況に合わせて自然な表情で伝えていくのがいいと思います。笑顔を貼り付ける必要はなく、感情がきちんと顔に出ることが重要だと思います。ただし、人の命に関わるお話をするとき、眉間に皺を寄せるほどの険しい顔をすると、患者さんは重大な悪いほうにとられてしまうこともあるので、行きすぎには気をつけます」（吉村浩美さん）

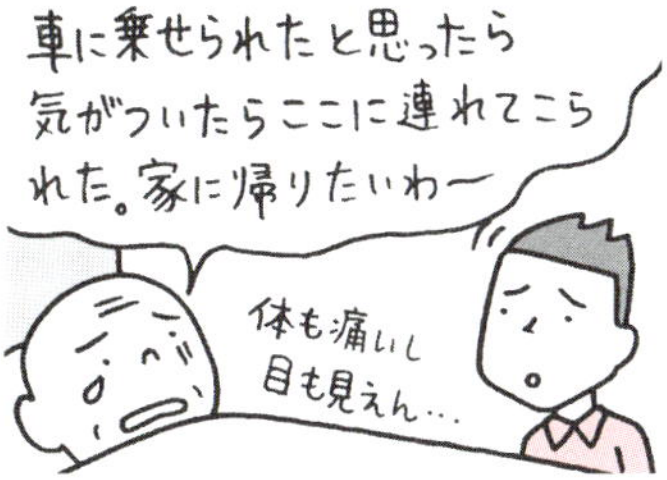
車に乗せられたと思ったら気がついたらここに連れてこられた。家に帰りたいわ〜
体も痛いし目も見えん…

患者さんの辛い気持ちを聞いているときは、自然と悲しいような表情になりませんか？

くふう 表情と声のトーンは合わせる

表情は声のトーンとセットで、そのときの状況に応じて自然に変えているように思います。基本は笑顔で明るめのトーンの声ですが、悲しいお話のときや患者さんの状況によっては真剣な表情になるので、声のトーンも少し低めになっています。

特にマスクをしているときは、顔の中でも目しか見えないので、目の表情と声のトーンは大事にしています。（糀谷真理子さん）

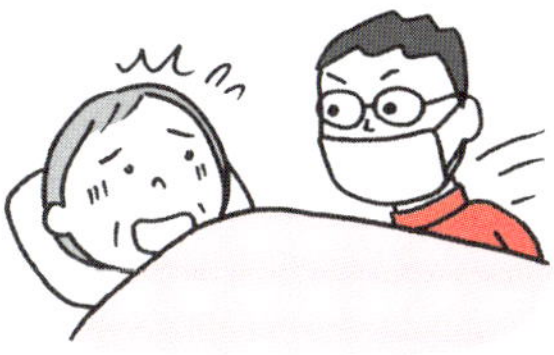

マスクをしているときは、目の表情と声のトーンに気をつけましょう。

ときには触れる

ときとして患者さんに触れることで気持ちを伝えたり、心身の痛みを軽くしたりすることが期待できます。ただし、嫌う人もいるので注意が必要です。

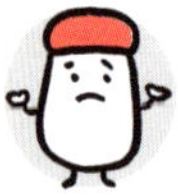

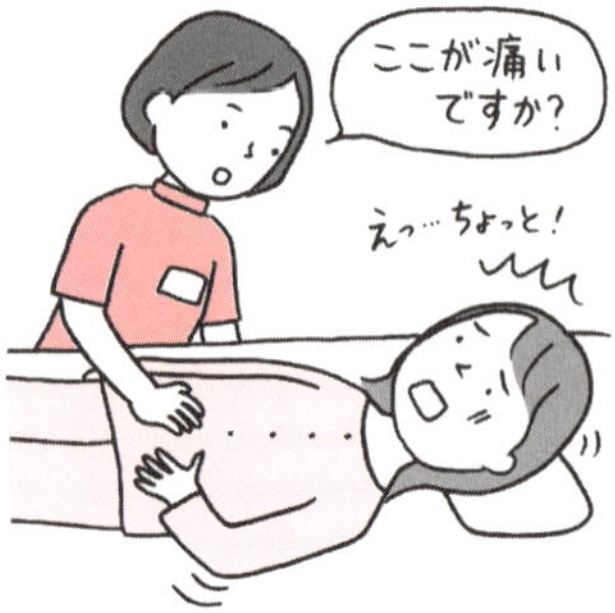

体の痛みで辛い思いをしているときは、必ず触れる前に患者さんの許可を取りましょう。

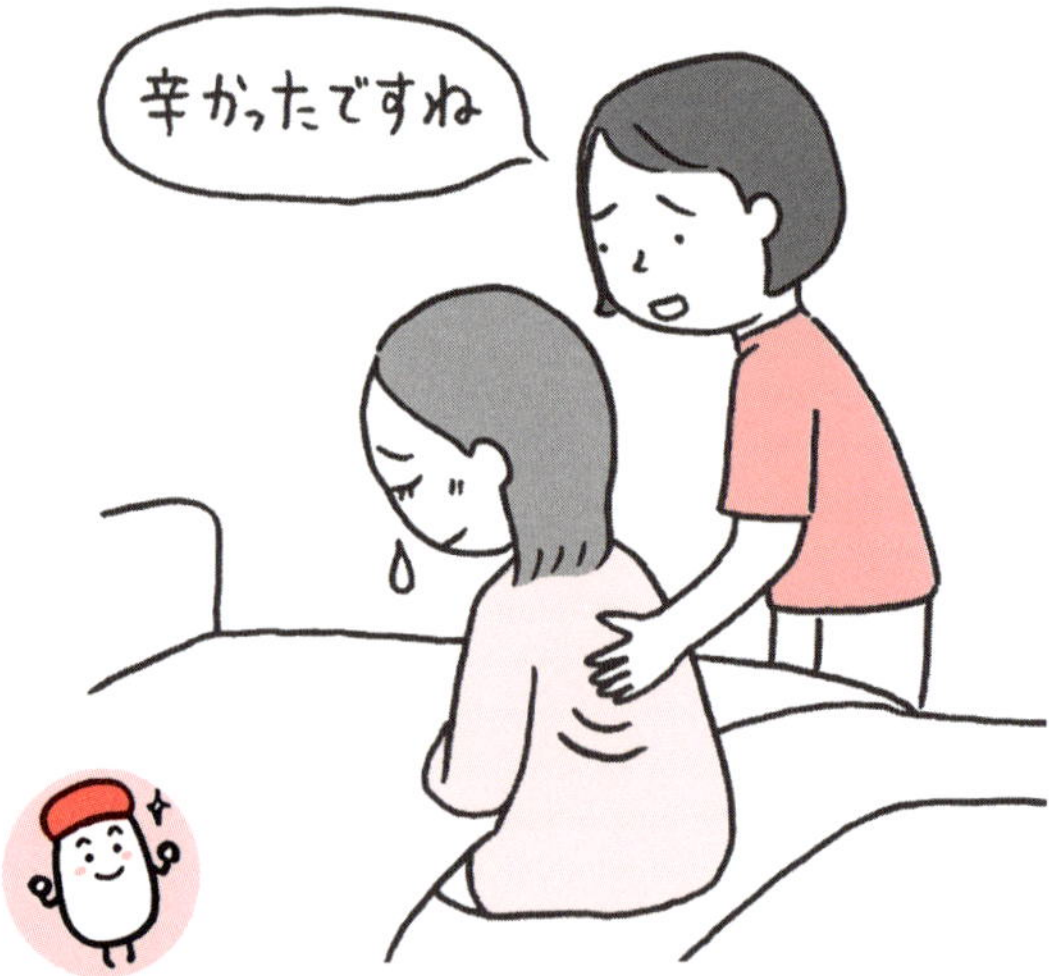

辛く悲しんでいるとき、かける言葉だけでは足りなくて、触れることでその思いを少しでも受け止められればと思ったときは、背中にそっと手を当ててみましょう。ただし、嫌がるときはすぐにやめます。

後輩　患者さんが自分の辛さを話してくださるときは、つい背中をさすりたくなります。

先輩　自然とそのような気持ちになりますよね。そんなとき、私はさりげなく背中に手を当ててみて、患者さんが嫌がらないようなら、軽くさするようにしています。

後輩　嫌がられたりすることもありますか？

先輩　あります。
触れようとすると体を遠のけたり、手を払いのけたりする方もいます。その場合はすぐに触れるのをやめます。遠慮して嫌と言えない人もいるので、嫌そうな表情をしていないかよく見るようにもしていますし、気になるときは「触れられるの、嫌ですか？」と聞いています。

後輩　喜ばれる方も、もちろんいますよね。

先輩　ホッとした顔になる方もいます。言葉がなくても触れることで、気持ちが伝わることもあると思います。

触れることが癒しに、痛みの緩和につながっていく

患者さんに対しての思いから患者さんに触れることで、期待できることは大きく二つあります。

一つは、癒しにつながること。触れることでオキシトシンが脳から放出されることがわかっています。オキシトシンは母乳の分泌を促すだけでなく、安らぎと結びつきを生み出します。具体的には、心拍数を下げる、血圧を下げる、不安を軽減するといった抗ストレス効果などがあると言われています。また、触れる側の人の脳からもオキシトシンが放出されることもわかってきました。患者さんの背中をさすっていたら、自分まで癒されているように感じたことはありませんか？

もう一つは、痛みの緩和です。触れることにより、脊髄にある痛みをコントロールするゲートが閉じるように働くと言われています。* 痛くて辛いときに触れてもらっただけで心だけでなくなんとなく痛みまでも軽くなっていくように感じることはありませんか？

患者さんの話を聞きながら、自然な流れの中で患者さんに触れることには利点も多く、看護の力を感じさせます。「きちんとお話を聞いていています」「安心してください」「辛い気持ち、わかります」という思いを込めて触れていると、気持ちが伝わっていくように感じるでしょう。患者さんとの信頼関係をつくっていく段階においてもよい作用を生み出すきっかけになるかもしれません。

＊末梢神経から脊髄神経へと痛みが伝わるときに、脊髄に痛みをコントロールするゲート（門）があり、痛みの情報を脳へ伝えるかどうか調節しているといわれている（ゲートコントロール理論）。気分がよいときや安心しているとき、平和な気分のときはゲートが閉じられる（痛みをさほど感じなくなる）といわれる。そのため、痛いところをさすることでゲートが閉じ、痛みの信号が脳に伝わりにくくなるといわれている。

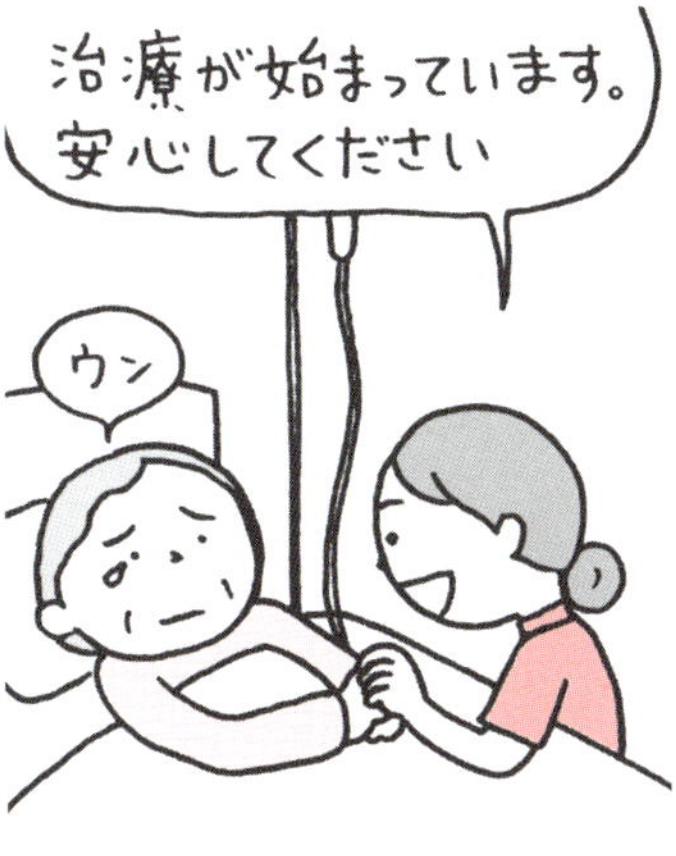
治療が始まっています。
安心してください
ウン

手に触れるときは、手が冷たくないかを確認したり、脈を取ってみたりすることで体調の確認をすることもできます。

くふう

嫌そうな顔、体を引いたら触れるのはすぐにやめる

患者さんとコミュニケーションを取るとき、言葉だけでするということもあるのですが、つい手が出て、患者さんに触れることがよくあります。ただし、そのときは同時に「この方、触られるのが好きかな、嫌いかな」と必ず観察をしています。

触られてホッとした顔をする方もいれば、嫌そうな顔をする方もいます。嫌そうな顔をする方には「触られるは嫌ですか？」と聞きます。また触れようとしたとき、患者さんが体を引いた場合は、触られるのが嫌だと思い、触るのをやめます。独りよがりのタッチングにはならないように気をつけています。（田中久美さん）

気づいてほしくて触るときは膝や足を

こちらに注意が向いていない方に声かけをするとき「〇〇さん」と言いながら触れることがあります。このとき、心臓、脳など大事な臓器の近くを触れると身構えてしまう方が多いため、体の中心から離れた場所の膝や足にしています。ポンポンと触ると「なに？」と自分に気づいてくれます。（馬場直哉さん）

体験

興奮している患者さんの手を両手で包み込む

肝性脳症を発症している患者さんに異常行動が出て、立ったり座ったり、落ち着かない様子になりました。処置室に移ってもらい、医師が処方した薬を使ったあと、ご家族が来るのを待つことにしました。

とにかく落ち着いてほしくて、椅子に座り、患者さんの手を握りました。グッと押さえつけたり、強い力で握ったりすると逆に興奮してしまうこともあるので、あまり力を入れずにやさしく手をつなぐようにしたあと、その上からもう一方の手をそっとのせました。こうしていると、急に立ち上がったときでも、手を握ったまま一緒に動くこともできます。そして「もう少しでご家族が来ますからね」「ここは病院です」などと現状を伝えるような声かけをし続けているうちに段々と落ち着いてこられました。（大屋敷唯さん）

どうする？

患者さんが自分に対して怒っています

怒りの裏にある感情を探ることが大事

怒りの感情は二次的な感情で、その裏には、たとえば辛い、寂しい、怖い、不安といったようなほかの感情があり、それが怒りとして表出されているのではないかと思います。そのため、患者さんが怒っているときは、その裏にある感情を探ることが大事です。

患者さんと話をしているうちに「ああ、このことが怒りの裏にはあったのか」とわかってくることもあります。しかし、本人の話だけではわからない場合（症状などから本人がうまく伝えられない場合）は、身体症状やご家族からの情報、本人の情報などから「痛みがあるのではないか」「入院について納得していないのではないか」「食事のリクエストに応えられなかったからではないか」といったようなことを推察していきます。そして、患者さんの本当のニーズを満たすことに努めることで、怒りがおさまっていくという経験はよくあります。

怒る理由が理不尽な場合は上司に報告し、組織で対応を

患者さんの中には、理不尽なことで怒る方もいます。その場合の対応は上司（先輩看護師）がするべきなので、すぐに上司に報告しましょう。

また、怒りが暴言、暴力となった場合、看護師は怖い思いをします。特に、個室でそのようなことが行われたとしたら、強い衝撃を受けます。仮に自分が行ったことがきっかけになっていたとしても、まずは先輩看護師など上司に報告しましょう。些細なことをきっかけに不当な要求をしてきたり、暴言暴力を振るったりする、いわゆるモンスターペイシェントの存在もあります。決して一人で抱えるのではなく、上司に報告をして、組織で対応していくことが必要になります。（佐藤晶子さん）

怖かった、辛かった、ショックだったという思いも上司や同僚に伝えましょう。

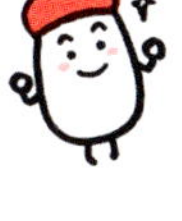

伺うのが遅くなったら「お待たせしました」と言う

待たされることがあっても辛抱強く待ってくれている患者さんたち。少しでも待たせてしまったら「お待たせしました」と、謝罪の気持ちを伝えます。

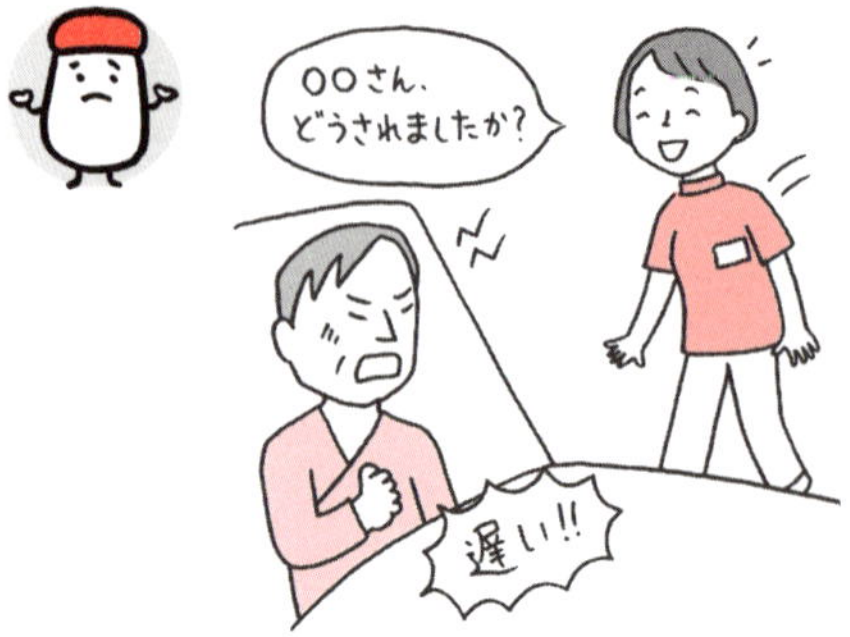

○○さん、どうされましたか？
遅い!!

待たされているのに、ニコニコと笑顔で「どうされましたか」と言われたら、怒りたくもなります。

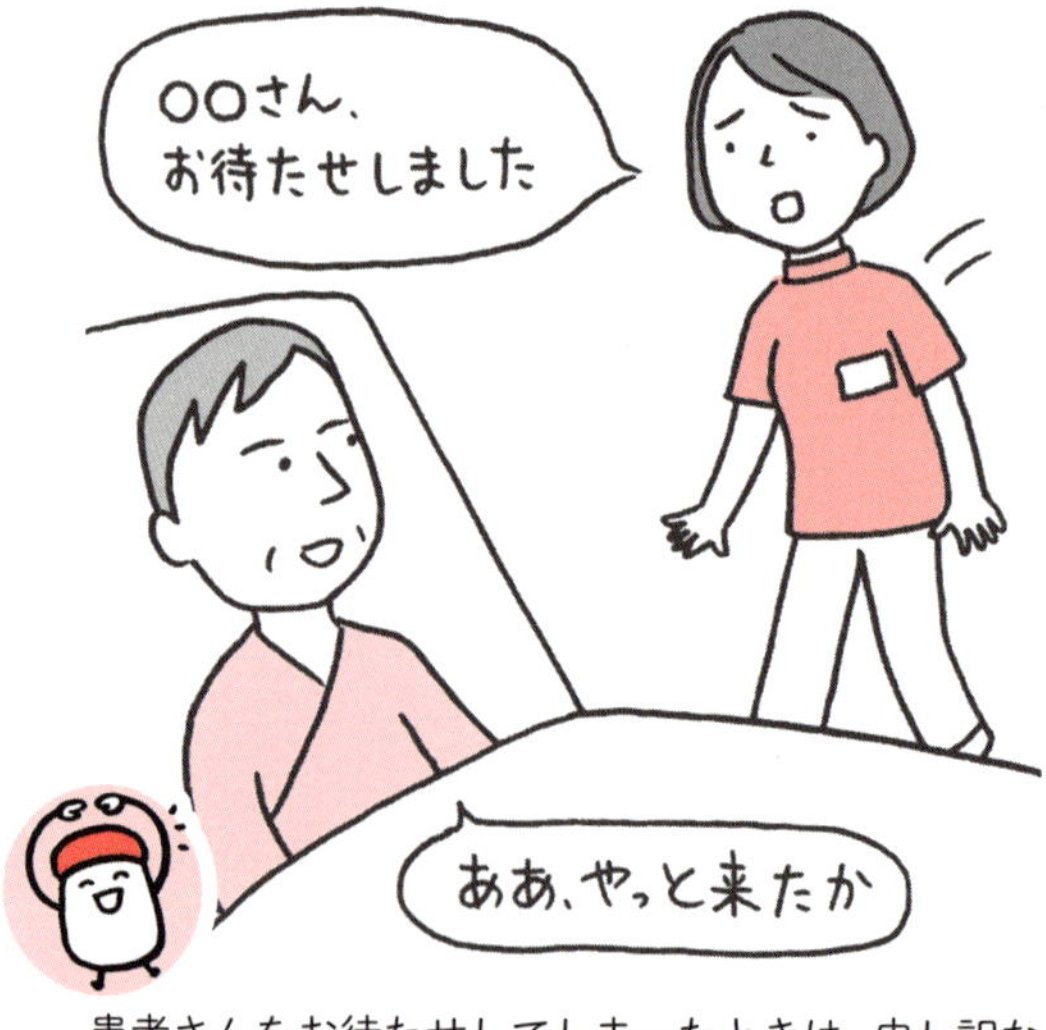

○○さん、お待たせしました
ああ、やっと来たか

患者さんをお待たせしてしまったときは、申し訳ないという気持ちを「お待たせしました」「すみません」という謝罪の言葉と表情、態度をもって表現しましょう。

後輩　ナースコールで「伺います」とお返事していても、すぐに行けず、患者さんのところに行くと「遅い！」とすごく怒られることもあります。

先輩　待つのは辛いことですからね。

後輩　そんなときは、どうしていますか？

先輩　患者さんのところに行ったらまずは「お待たせしました」と必ず言います。「すみません、お待たせしました」と、もう一つ謝罪の言葉を加えるときもあります。

後輩　「お待たせしました」と言わないときもありました。

先輩　たとえば、痛みがあるとか、喉が渇いているなど、患者さんがナースコールを押した理由によっては少しの時間でも待たされた気持ちになることもあります。謝罪の言葉である「お待たせしました」を使うことで誠意を伝えられるかもしれないですね。

遅くなった理由は特別なとき以外は言わない

患者さんをお待たせしたときは、最初に「お待たせしました」または「お待たせして、すみませんでした」と謝罪しましょう。

このとき、遅れた理由を説明するのは特別なとき以外は避けるようにします。たとえば、「今日はナースコールが鳴りっぱなしで。お待たせしてすみません」と伝えられたら、人によっては「それなら仕方がないわね」と思うかもしれませんが、「痛いんだから、後回しにするんじゃない」と怒る人もいるでしょう。

誠意をもって謝罪の一言を伝え、そのあとはすぐに患者さんのお話を聞いて対応するようにします。

くふう

「また来ます」であればいつになるのか予定を伝える

一度、ベッドサイドを離れて「もう一度伺います」というときは、だいたいどのくらいで戻るのかを伝えておくと、患者さんは待つ時間がわかるので安心します。たとえば「お昼ごろまでにはもう一度来ます」「医師と連絡が取れるのが夕方になると思うので、そのころにまた来ます」といった具合です。

「あとで来ます」とだけ伝えると、「いつ来るのかな」という不安な思いで待ち続けることになります。必ず戻る予定も伝えておくようにしましょう。（吉村浩美さん）

クッション言葉を知っていますか？

同じことを言うときでも、やさしく伝えたいと思ったときによく使われるのが「クッション言葉」です。

「お待たせしました」という謝罪の言葉も、クッション言葉としてよく使われます。相手の気持ちに合わせて、必要なときに使うといいでしょう。たとえば以下のような言葉です。

- 申し訳ありませんが
- お手数ですが
- よろしければ
- 差し支えなければ
- 教えていただきたいのですが
- 言葉が足りなかったかもしれませんが

廊下などで会ったときは会釈する

病室以外の場所で患者さんに会ったとき、会釈や挨拶をしていますか？　面識がない患者さんであっても、せめて会釈での交流はしましょう。

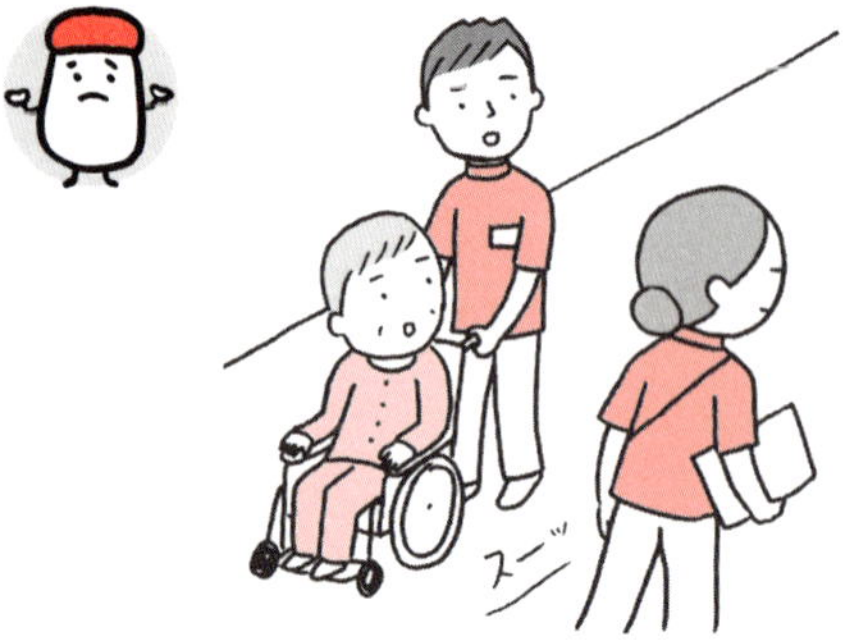

すれ違う看護師たちから無視され続けたら、患者さんはここを安心できる場所と思えるのでしょうか。

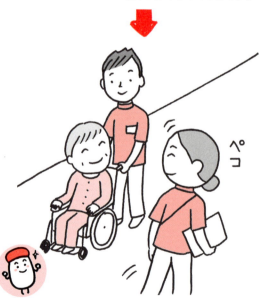

すれ違う看護師たちが目を合わせ、会釈をして、ときには声をかけてくれたら、患者さんは「受け入れられている」と感じるのではないでしょうか。安心できる環境づくりの一つです。

患者さんの車椅子を押しているときに、すれ違うスタッフたちの反応はさまざまです。車椅子の患者さんに会釈をする人もいれば、患者さんのお名前を呼んで「おはようございます」と言う人、なかには忙しそうに通り過ぎて行く人もいます。

患者さんとすれ違うときには会釈をしたり、挨拶したりしたほうがいいですよね。でも、わかっていても、次にやらなくてはいけないことで頭がいっぱいになっていると、早歩きで目も合わせず通り過ぎてしまうこともあります。

急いでいるときもありますからね。
患者さんの後ろにいると、看護師と患者さんとの触れ合いがよく見えます。挨拶をした看護師と面識がなかったとしても、会釈を返したり、うれしそうにされていたりする患者さんが多いです。自分だったら目を合わせてくれて、会釈をしてくれたりすると、うれしいと思います。

私もそう思います。

患者さんにとって話しかけやすい態度か？

患者さんとすれ違うとき、看護師をはじめスタッフたちが目を合わせて軽くお辞儀をしたり、声かけしたりすると、患者さんは、この病院は安心できる場所であると感じてくれるでしょう。

また、そのような看護師には、患者さんは話しかけやすくなります。患者さんの中には、訴えたいことや聞いてもらいたい話があっても、遠慮したり、我慢したりしている方がいます。

「看護師の歩き方、姿勢によって、患者さんが話しかけやすいかどうかはあると思います。速いスピードで下を向いて歩いている看護師よりは、ゆっくりと前を向いて歩いている、目が合って会釈をする看護師なら話しやすいですね。私は、患者さんと目を合わせたときには親しみを込めて少し頷いて『目が合いましたね』というリアクションもしています。すると、視線で呼ばれることもあります」（赤井信太郎さん）

忙しいときはその旨とあとで対応することを伝える

「みなさん忙しいので、つい足早に移動してしまうのはわかるのですが。心の中で患者さんに呼び止められたくないと思っていたら、それは態度に出てしまいます。患者さんとすれ違っても目を合わさないことがあるのではないでしょうか。その態度は、『急がなくてはいけない仕事があります』というメッセージを送っていることになるので、避けたほうがいいでしょう。

もしも呼び止められても話す時間がないようなら、それを患者さんに伝えればいいと思います。たとえば、『〇〇さん、5分たったら戻ります』とか、『今日は担当が△△なので、△△の手が空き次第伺います。少しお待ちいただけますか？』と伝えてみてはいかがでしょう。患者さんからの声かけにはすぐに反応し、今はゆっくりとお話しできないけれどあとでお聞きしますということをきちんとお話しすれば、その誠意は伝わると思います」（吉村浩美さん）

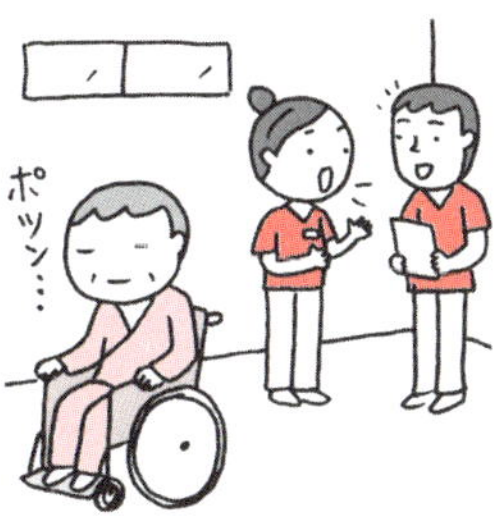

すれ違ったスタッフ同士が話し込んで、患者さんを置き去りにするようなこともないようにします。

患者さんがいないところでも乱暴な言葉は使わない

患者さんの姿が見えないことから、ふっと気が抜けて、病院内で言葉や態度が乱暴になってしまうことはありませんか？

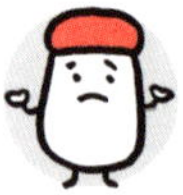

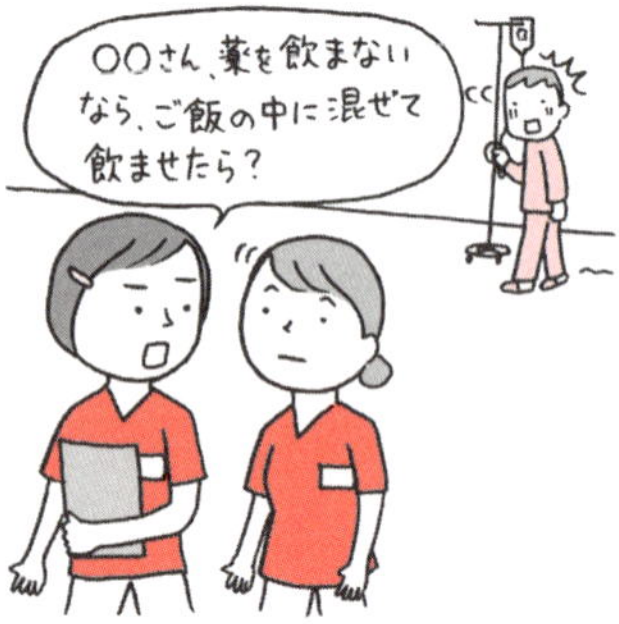
○○さん、薬を飲まないなら、ご飯の中に混ぜて飲ませたら？

患者さんには聞こえないと思い、驚くような内容の話をしていたら、患者さんが聞いていた、ということもあります。

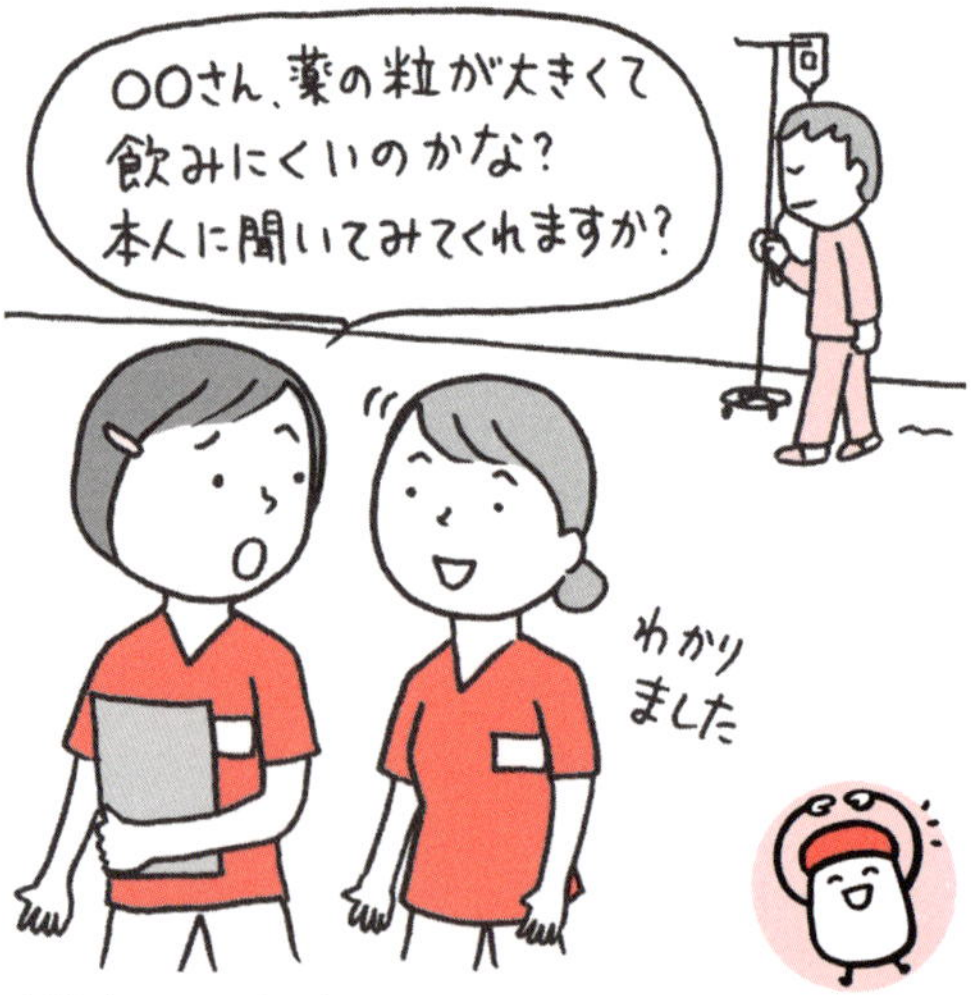
○○さん、薬の粒が大きくて飲みにくいのかな？
本人に聞いてみてくれますか？
わかりました

病院内では、誰が聞いていても不快にならないような言葉や態度でいることは、患者さんだけでなくスタッフにとっても安心できる環境の一つになります。

先輩

緊張感をもって患者さんのケアを行っているからこそ、ナースステーションでは少し気分を入れ替えたり、お互いに気になることを相談し合ったりできる環境が大事だと思っています。
ただし、病院内なので患者さんが見ているし、声も聞こえていますから、節度を守ることは忘れたくないですね。

後輩

同期の顔を見るとホッとして、ついおしゃべりをしてしまいますが、辛い治療をしている患者さんにとって、大きな声や、楽しそうに話をしている声は不愉快だと思います。気をつけたいです。

先輩

私たちが後輩を指導するときの声や態度も気をつけないといけません。たとえば何かの報告に対して「え！」と大きな声で反応すれば、それを聞いたスタッフや患者さんは不安になりますよね。感情的、高圧的な声や態度は不快を招くということを忘れないようにしたいです。

患者さんがいないところでの言葉や態度も環境の一つ

いろいろな病院の「病院へのご意見」を見ていると、その中には、看護師同士が話しているときの、会話の内容、声の大きさ、態度について不快を感じているという投稿を目にします。

見られていない、聞かれていないと思っていても、患者さんの目や耳には看護師たちの会話や態度が届いていると考えて、行動しましょう。

特に、患者さんのことを話題にするとき、その方が聞いたら悲しくなるような言い方は避けるようにします。たとえば「すごい迷惑！」「なんなの？あの人！」「ものわかりの悪い人だ」というような、患者さんへの批判はやめます。「わからないうちにやってしまえばいい」というような、患者さんの尊厳を貶めることは、当然ながら言ってはいけません。看護師同士がお互いに気をつけ合うことが大事です。

看護師も環境の一つであると言います。病院にいる間は自分も環境の一つであることを心に留め、患者さんと向き合っているときだけでなく、いつでも患者さんにとって不快にならないような態度や言葉を選ぶようにします。

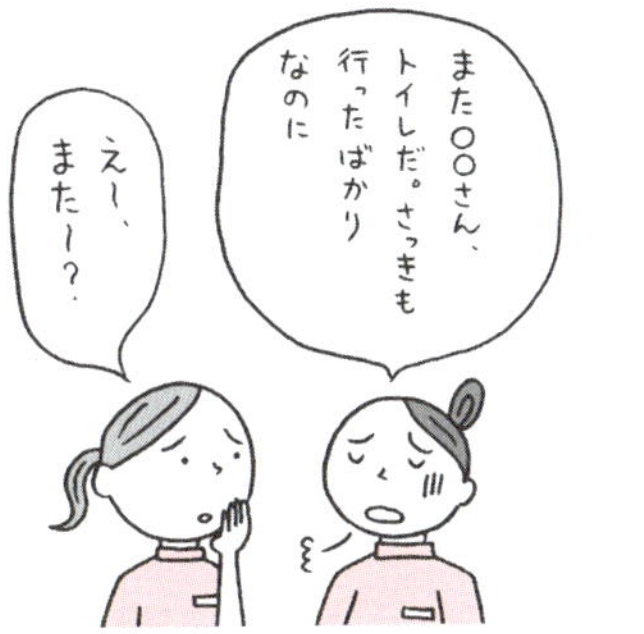
また○○さん、トイレだ。さっきも行ったばかりなのに
えー、また〜？

どれだけ自分が辛かったとしても、患者さんのせいにするような言葉は使わないようにします。

くふう

同期と病棟で話をするときは苗字で呼び合い敬語を使う

同期の看護師とは普段は下の名前で呼び合ったりしているのですが、病棟内では苗字で呼ぶようにしています。話をするときも、いつもは「○○だよね」「△△するよ」と言っていますが、病棟内では「○○ですよね」「△△しますね」と、できるだけ敬語を使うようにしています。（木村晴香さん）

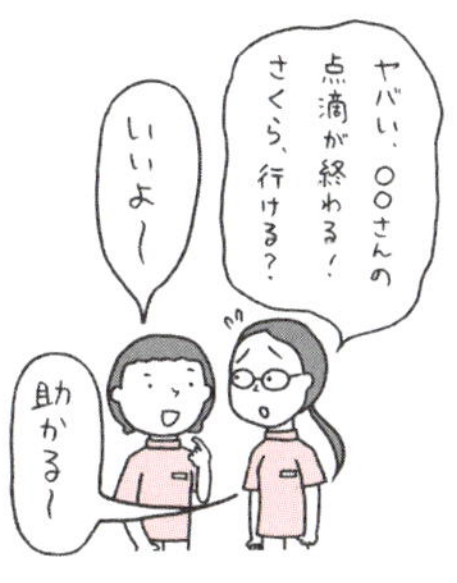
ヤバい、○○さんの点滴が終わる！さくら、行ける？
いいよ〜
助かる〜

カジュアルな言葉は病棟には向きません。オフィシャルな言葉を使うようにしましょう。

身だしなみに気をつける

治療と療養の場である病院で、看護師の身だしなみにはどのようなことが求められるのでしょうか。患者さんの視点から考えてみましょう。

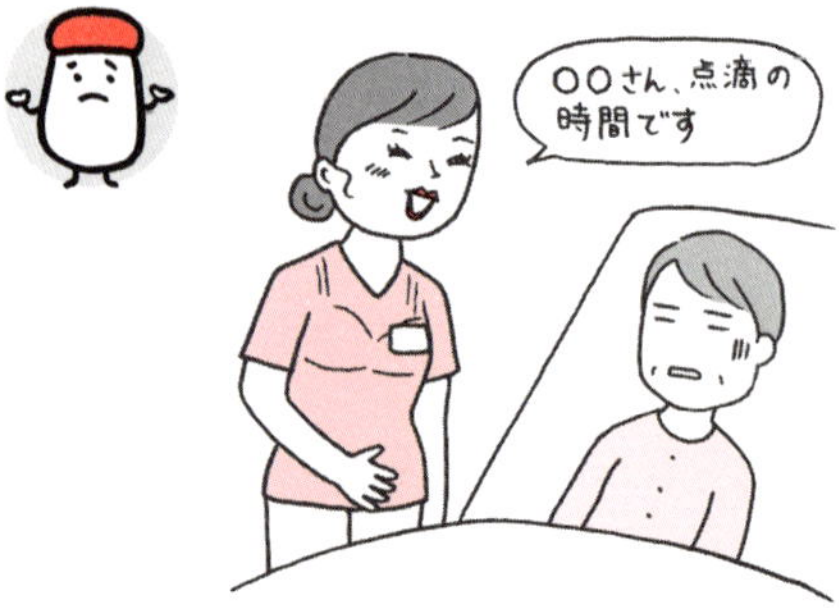

患者さんにとって、今の身だしなみがどのような印象を与えるのか、考えることが大事です。

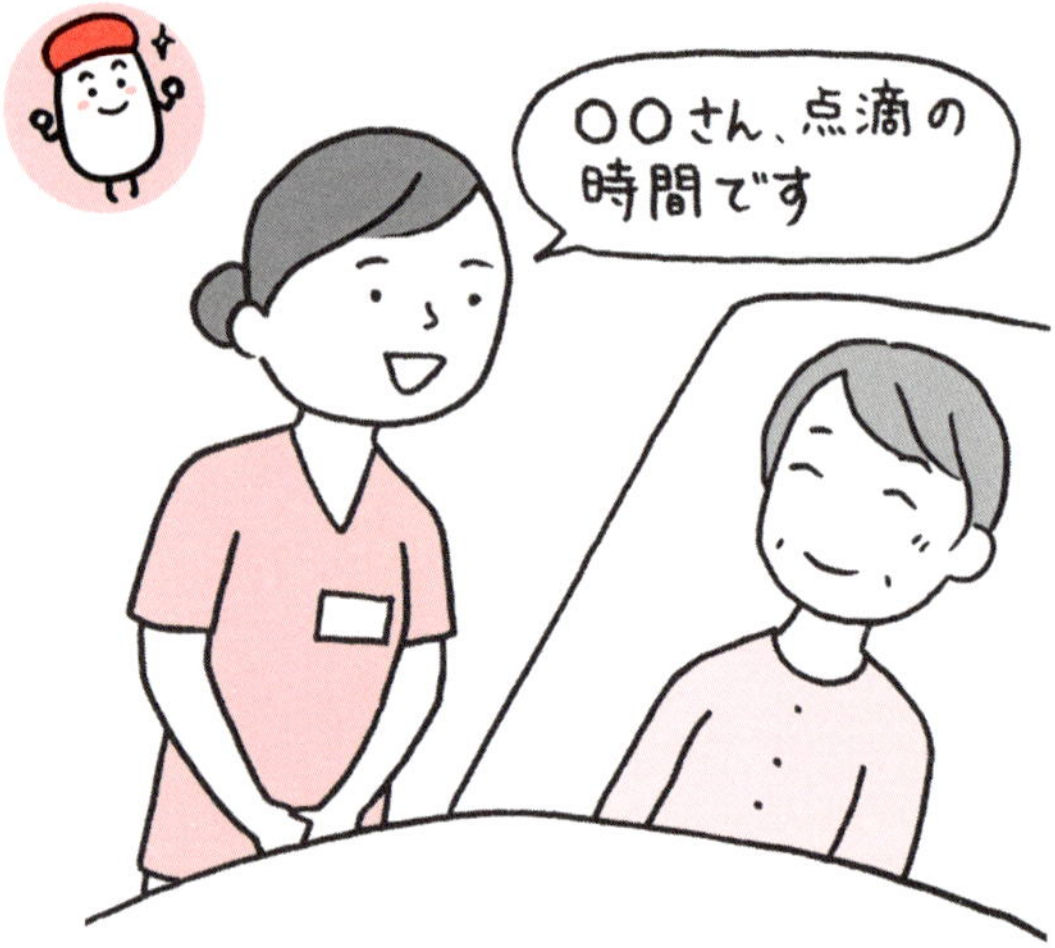

すっきりとした印象の髪型やメイク、ユニフォームは、患者さんに対して清潔感を与えます。患者さんの快適さ、安心感から、自分の身だしなみについて考えてみましょう。

先輩　身だしなみとしての規定については、どのように思いますか？

後輩　ケアをするときの安全性と、患者さんへの印象を考えると、ある程度の規定があったほうがいいと思います。

先輩　一番気にしていることは何ですか？

後輩　髪をまとめて爪を短くしておくことです。病棟でもお団子ヘアの人が多いです。

先輩　ユニフォームがあるから、あまり悩むこともないですか？

後輩　名札が曲がっていたら直すといったことは気をつけています。
この間、患者さんがおっしゃっていたのですが……ほかの病院で会った看護師さんのメイクが派手でびっくりしたそうです。看護師というと清楚というイメージが、特に高齢の方にはあると思うので、そこをわかったうえで、自分はどうするのか考えたいです。

一般的な病院での看護師の身だしなみについて

一緒に治療・療養に取り組むパートナーとして、患者さんに安心感をもっていただくことは大事なことです。一般的な病院における身だしなみの注意事項について記します。

髪
- 明るすぎる色に染めない
- 肩につく髪は束ねる
- 前髪、サイドの髪で顔を隠さない

メイク
- 自然で明るい印象に
- アイメイクは派手でないように

ユニフォーム
- 体に合ったサイズのものを着る

名札
- 胸にまっすぐつける
- シール、クリップ、輪ゴムなどはつけない

下着
- 透ける色、柄のものは避ける

靴
- かかと、つま先のある丈夫で、サイズの合った靴をはく
- 汚れていないこと

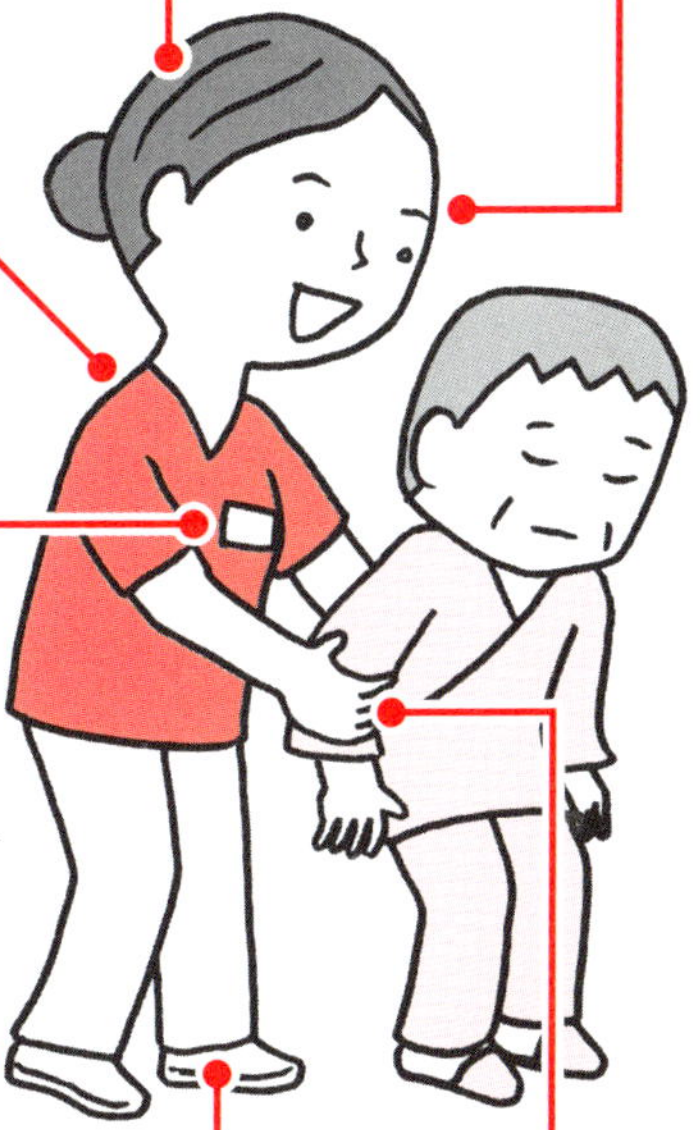

靴下
- 派手な柄や色は避ける
- 汚れていないこと

爪
- 手のひら側から見えない程度に切る（アクセサリーは原則、結婚指輪のみ）

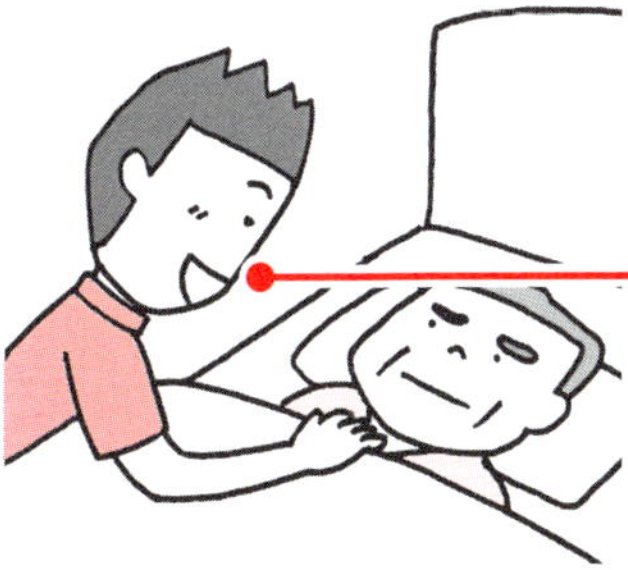

ひげ
- 無精ひげはそる

参考資料：聖隷三方原病院『接遇チェックリスト』

体験

患者さんの希望を聞き、伝える

乳児のように小さい子は、その子の思いを言葉では聞けないので、少しでも泣かないように、不快にならないような接し方を考えています。たとえば検温も、泣いているときは無理にはしません。できるだけ何でもその子のタイミングで関わるようにしています。

自分の意思が言葉で表せるようになってくるころからは、その希望をなるべく叶えられるように、その子の一番の目標や希望を聞いてみんなで共有していきます。

たとえば、初めて糖尿病の診断をされて入院している中学生が「社会科見学に行きたいからなるべく早く退院したい」と言っていました。でも医師にはうまく伝えられなかったと言うので「それなら私たちから言ってみますね」と言って、医師に伝えたところ、一つの目標をクリアすることが条件で、早めの退院の可能性を考えてくれました。「その目標に向けて一緒にがんばろう」とご本人とスタッフが目標を共有して過ごしたことで、早めの退院が実現した、ということがありました。

小児に限らず、朝から夜間帯も患者さんの一番そばにいるのが、私たち看護師です。関わりも深く、患者さんの思いや日々の様子までも知ることができます。そのような情報を、医師やほかの職種の人たちは知る機会がなかなかありません。だからこそ、それを伝えていくことが、患者さんの治療や療養、その後の暮らしにとって必要であり重要だと思います。（藤田真帆さん）

仕事やお金の心配ごとは退院のための質問時に聞く

仕事をしている若い世代の患者さんたちは、病状についてはもちろん心配していると思うのですが、仕事のことやお金（経済）のことについて、とても不安に思っている方が多いと思います。そのような話に、自分はどこまで踏み込んでいいのか悩むのですが、退院するにあたって支援や介入が必要かということを考えていくためにも、知りたい情報を絞り込んで、その患者さんと話をする時間をつくり、ベッドサイドへ行きます。「退院するにあたって、不安なことはありませんか」と伝えると、そこから話を具体的にしてくれる患者さんが多いです。（大屋敷唯さん）

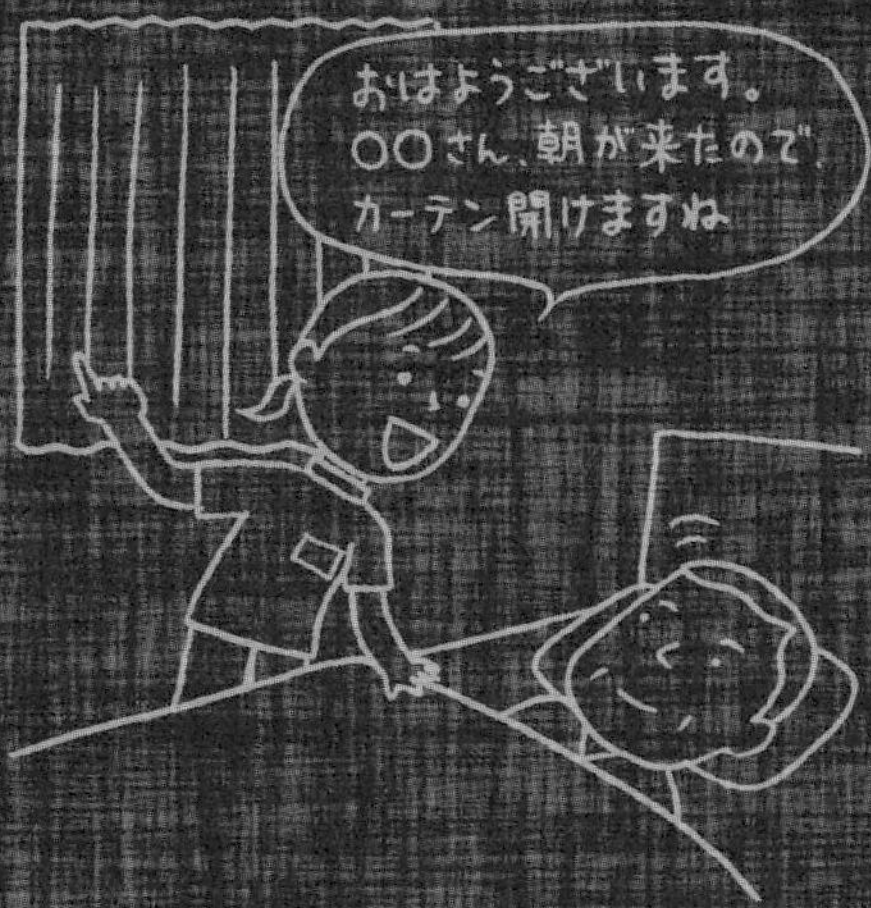
おはようございます。
○○さん、朝が来たので、
カーテン開けますね

2章

患者さんを「ケアするとき」のキホン

ケアは誰のものでしょうか。患者さんのためのものであり
同時に看護師のためのものでもあります。
患者さんと看護師が一緒になって進めていくものですから
患者さんの協力なくしてはよいケアはできません。
感謝の気持ちを言葉や態度で表現しながら
コミュニケーションとケアを行っていきましょう。
特にプライバシーを脅かしてしまうことがないように
最大の注意を払います。

間仕切りカーテンは開ける前に声かけを

ベッドまわりの間仕切りカーテンの内側は患者さんのプライベートスペースです。入る前に声かけをして、入る許可をもらっていますか？

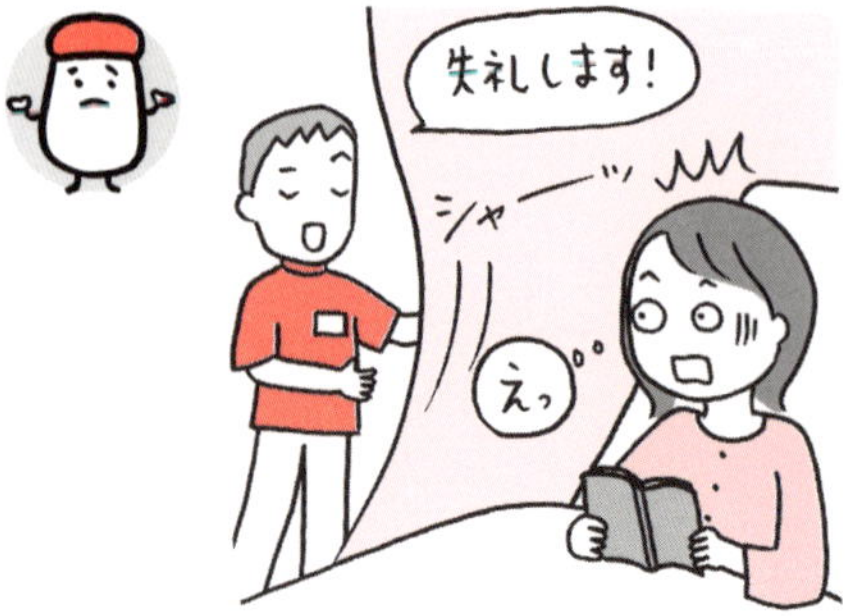

失礼します!
シャーッ
えっ

「失礼します」と言いながら、患者さんからの返事を待たずに、カーテンを開けていることはありませんか？

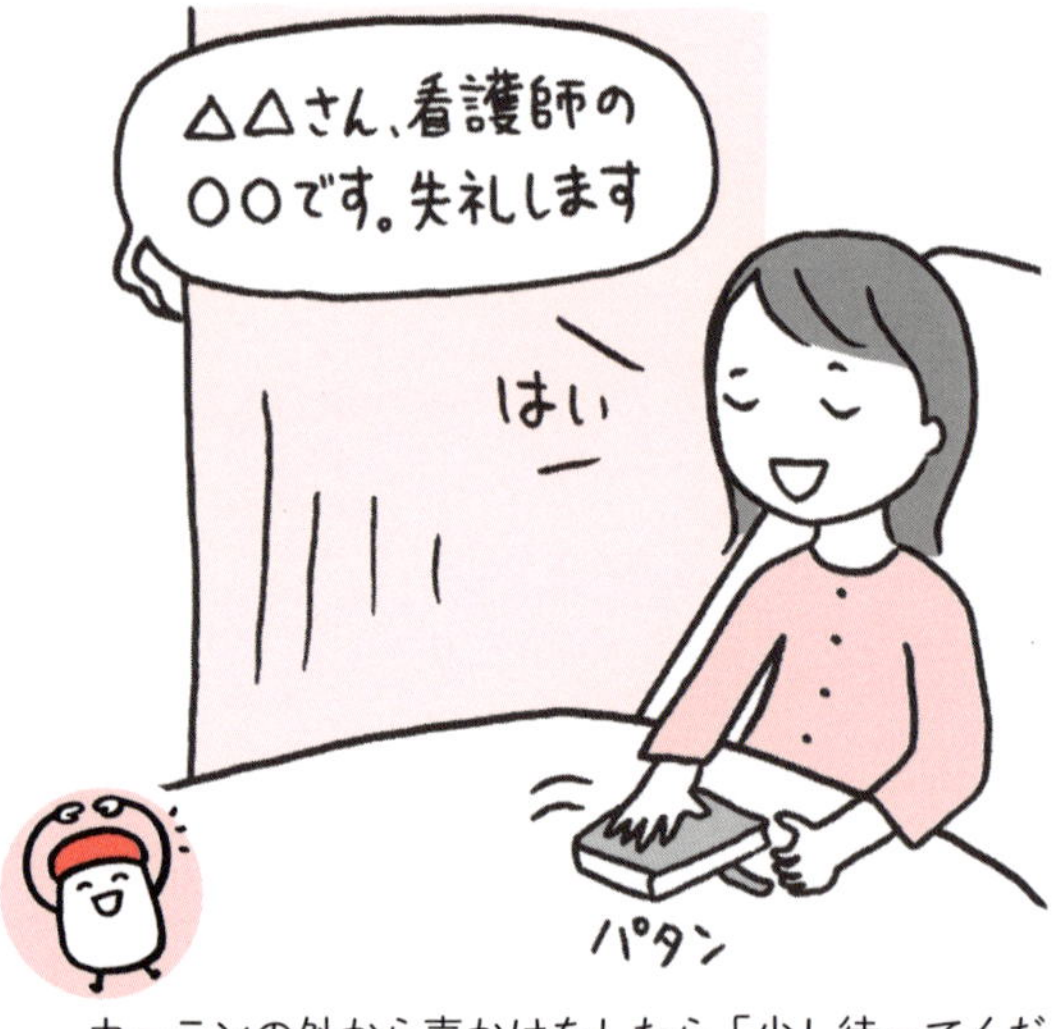

△△さん、看護師の
○○です。失礼します
はい
パタン

カーテンの外から声かけをしたら「少し待ってください」と言われることもあります。必ず返事を待ち、患者さんのOKが出たらカーテンを開けましょう。

先輩：1年目のとき「失礼します」と言いながらカーテンを開けたら「バカもの！」と患者さんに怒られたことがあります。

後輩：そうなんですか。患者さんは着替え中だったのですか？

先輩：いいえ、ベッドでゆっくりされていただけだと思うのですが、カーテンをシャーって勢いよく開けたので、驚ろかせてしまったのだと思います。

後輩：カーテンを開ける前の声かけは、とても大事なのですね。

先輩：たとえば、お店の試着室にいるとき、店員さんが何も言わずに試着室のカーテンを開けたらどう思いますか？　驚いて、ちょっとパニックになりますよね。カーテンを急に開けられた患者さんも、同じような気持ちになったのだと思います。それ以降は、カーテンの外で声かけをしたら必ず患者さんからの返事を待つようにしています。

カーテンの内側は患者さんのプライベートスペース

間仕切りカーテンは、ほかの患者さんとスペースを分け、個人の尊厳を守るために付けられているものです。

「病院内であってもカーテンの内側は個人の家のような場所です。カーテンは玄関の扉と同じです。インターフォンも鳴らさず、自分の名前も用事も言わずに扉を開けるようなことをすると、常識のない人と思われてしまいます」（吉村浩美さん）

「カーテンの内側は、患者さんのプライベートスペースです。そこに入るには、たとえ看護師であっても医師であっても、必ず患者さんに声をかけて、了承を得なくてはいけません」（佐藤晶子さん）

壁などでノックしたあと声かけをして許可を得る

「私はカーテンを開ける前にコンコンとノックしてから患者さんに声をかけるようにしています。

自分も患者だったら、急にカーテンを開けて入ってこられるのは嫌です。病院ではトイレやお風呂など共用スペースがほとんどで、そのようななか、カーテンの内側だけは患者さんにとって唯一のプライベートスペースになります。患者さんにとって守られている場所でなくてはいけないと思うのです。患者さんの許可を取らずにカーテンを開けていると『あの看護師はちょっと……』と患者さんは不信感を覚えるようになるのではないかと思います」（葉玉実莉さん）

返事がないときはそっとカーテンを開けてみる

間仕切りカーテンの外から声かけをしてもなかなか返事がないときは、そっとカーテンを開けて、患者さんの様子を確認しましょう。眠っていることもありますし、気がつかないときもあります。その場合はカーテンから少しだけ顔を出して、もう一度「○○さん、失礼します。看護師の△△です。今、いいですか？」と声かけをします。患者さんが気づいて返事があったら、足元からゆっくりと近づいていきましょう。もしも気づかない場合は、ゆっくりと患者さんに近づいて、驚かせないように気をつけながら、ある程度の距離でもう一度やさしく声かけをしたり、肩を軽く触ってみたりします。

話を途中でさえぎるときはお詫びの言葉を

患者さんのお話は聞きたいけれども急いでしなくてはいけないケアや用事があるとき、どのように患者さんとコミュニケーションしていますか？

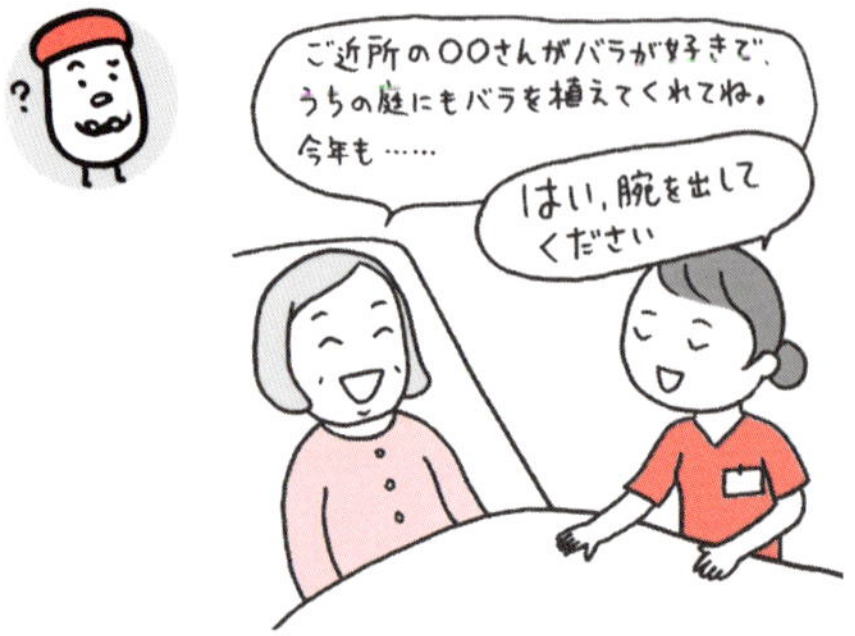

患者さんの話をさえぎるような形で、自分がするべきことを強引に進めてしまうことはありませんか？

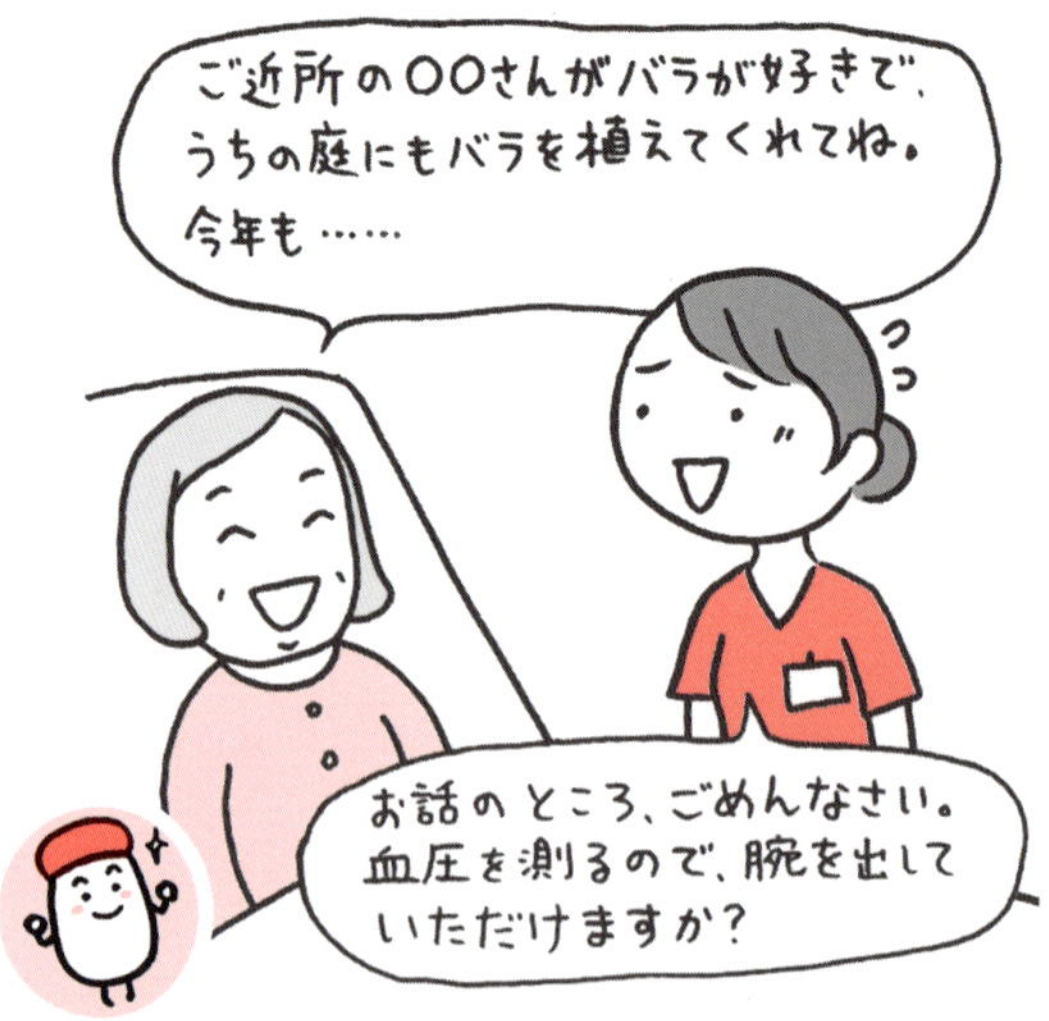

話を中断させてしまうときは、「お話のところ、ごめんなさい」と、まずは話を中断させることに対してお詫びの言葉を言いましょう。そのあと、これからすることの説明をします。

後輩　バイタルを測りに行ったら、患者さん、お話が止まらなくて……本当はゆっくりとお聞きしたいけれど、進めないと全てが遅れてしまうので、話の途中で「はい、腕を出してください」と少し強引に始めてしまうことがあります。このようなときは、どうしていますか？

先輩　お話を区切ってしまうのは、悪いことではないと思います。
ただ、区切ってしまうときに、「お話のところ、ごめんなさい。今、ちょっとだけ血圧も一緒にやらせてもらってもいいですか？」と言って、許可を得て、区切ればいいと思います。
「急がなくては」という気持ちもわかります。本当にどうしても急ぎの用事があって何かをしたいときは、こちらの思いを伝えることが大事です。伝えてからその動作に入れば、患者さんはこれから話を中断させることと、何のために中断させるのかがわかるので、理解してもらえます。

後輩　なるほど、そうですね。

話の内容にかかわらず中断させるときは一言を

「治療やケアが何よりも優先されるケースでない限り、一般的な礼儀を忘れてはいけません。患者さんの話の途中でケアに移らなければいけないときも、『お話の途中でごめんなさい。今、〇〇をさせてもらってもいいですか?』などと、必ず一言断りを入れるのも礼儀です。話の内容がどのようなことであっても、です。患者さんの話の重要性は看護師が決めるものではありません。当然ですが、認知症がある方で繰り返し同じお話をされるときも、必ずお断りを入れます」(河島智子さん)

認知症がある人には説明をしてもわからないと思い込んでいませんか?そのような思い込みから、礼儀のない態度を続けていると、いわゆるBPSD(認知症の行動・心理症状)を起こすきっかけになるかもしれません。看護師は環境の一部です。礼儀を大切にしましょう。

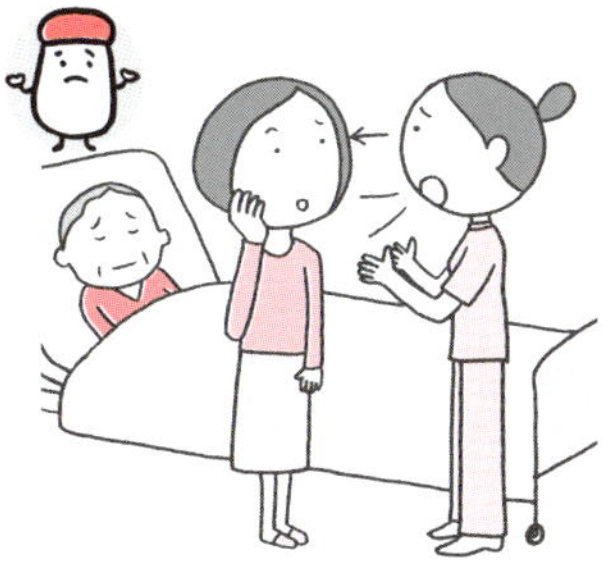

患者さん本人がいるのに見向きもせずに、ご家族に対して本人の体調などについての話をするのは、本人を無視していることになります。

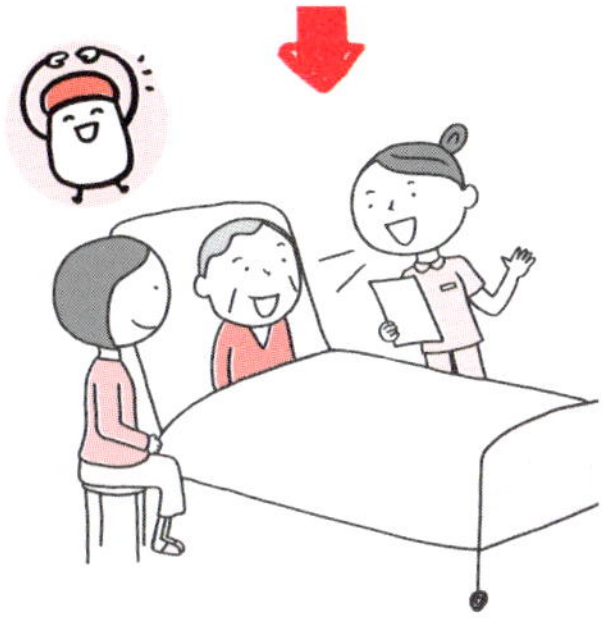

患者さん本人がいる場でご家族も一緒に、本人の体調などについてのお話をするときは、本人も話の輪に入っていると感じられるようにしましょう。

体験

自分が焦っていると患者さんも焦らせてしまう

看護師1年目の最初のころは、もう点滴やらなくては、とか、あれやらなくては、これやらなくては、という思いでいっぱいでした。そのように自分が焦っていたら患者さんも焦ってしまって……落ち着いてお話をすることもできていませんでした。

自分で一通りの仕事ができるようになってきてやっと、自分が落ち着いて話すことで、患者さんは安心されることがわかってきました。自分がしたいことだけを話すのではなく、患者さんの思いをきちんと聞く時間もつくれるようになりました。(大屋敷唯さん)

ケアする前には患者さんに説明し同意を得る

「このケアをしなくては」「終わらせなくては」という思いが先に立つことで、患者さんに対して説明不足になったり、強制的になったりしていませんか？

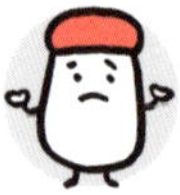

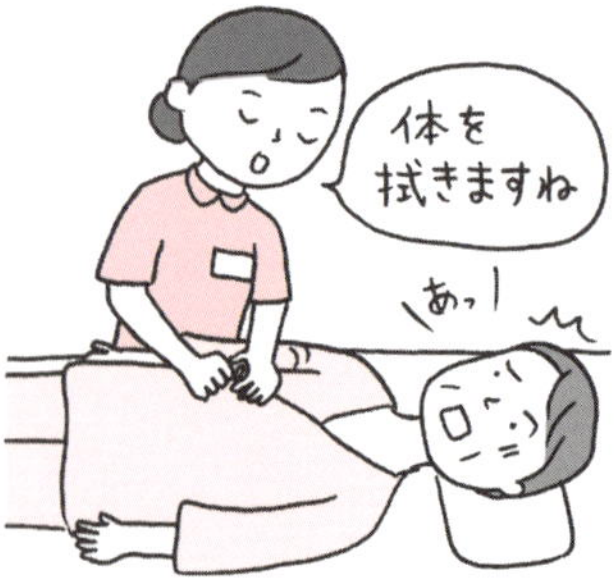

「体を拭きますね」とだけ言って、患者さんからの返事を待たずに進めることはありませんか？

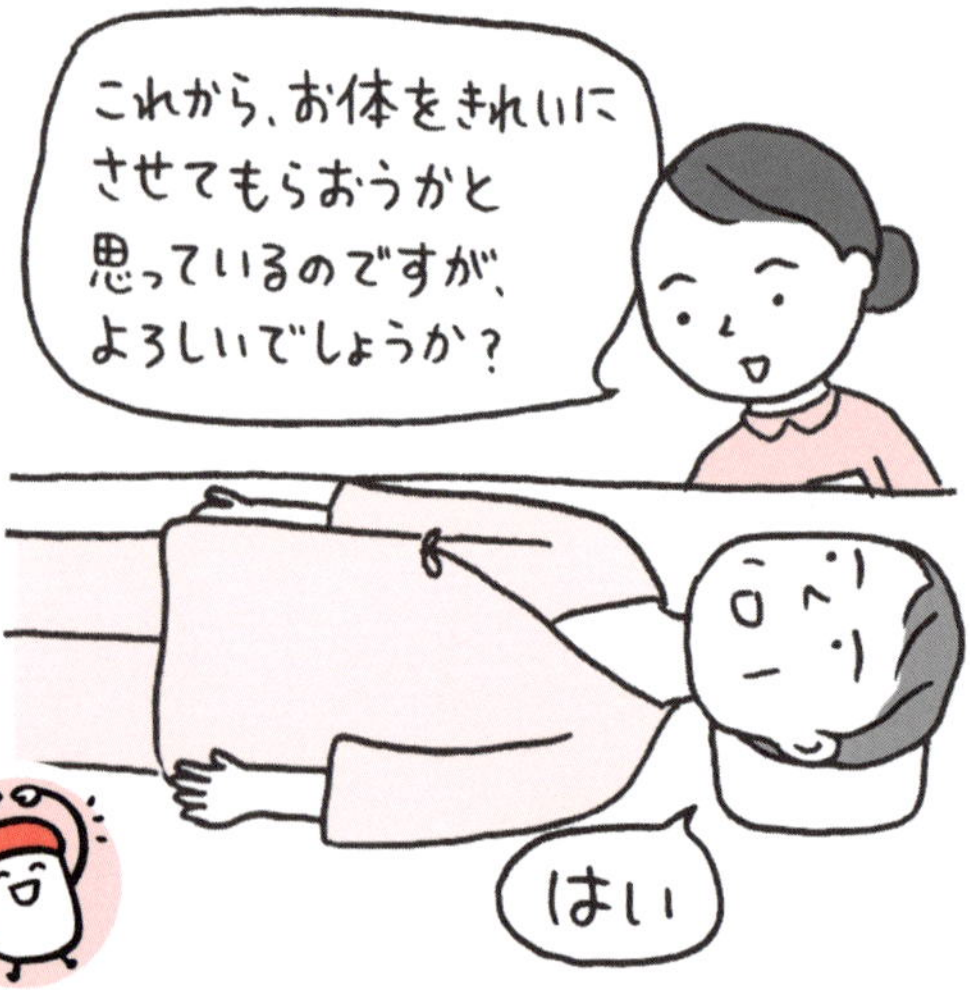

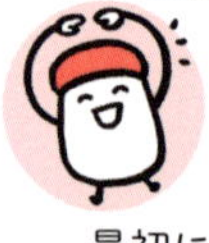

最初にこれからするケアの説明を、できるだけ本人にとってわかりやすい言葉を選んで伝えます。そのあとケアを行っていいか、患者さんからの同意を得ましょう。

後輩 清拭を嫌がる患者さんがいます。どうしてなのかなと思い、お話をしていたら、どうも聞こえが悪い様子で、補聴器を確認してみたら電池が切れていたということがありました。

先輩 よく聞こえないと、何をされるのか理解ができなくて不安になりますよね。よく気づきました。
ケアの前の説明はするだけでなく、それがきちんと患者さんに届いて理解してもらうことが大切だということですね。

後輩 はい。しっかり説明をしているのにどうしてなのかな、何が原因なのかなと思って、患者さんをよく観察して気づきました。

先輩 ケアを受けたくないと言う理由は、一人一人違います。単に受けたくない気分という理由もあるかもしれませんし、痛みがあって触られたくないということもあります。その理由を探ることが大事です。

理解しやすい言葉で説明し患者さんからの返事を待つ

患者さんをケアする前に、これから行うケアがどのようなものかを説明する必要があります。「細かく説明することが決していいわけではなく、すべきことが何かというのが伝わればいいと思います」（田中久美さん）

伝わる説明をするにはどうしたらいいのでしょうか。「たとえば、清拭というような専門用語は使わず、日常生活で使われる『体を拭く』といった言葉を使うようにしています。ジェスチャーを加えるのもおすすめです」（河島智子さん）

説明のあと、患者さんから「いいですよ」という同意を得ることができて初めてケアに移ることができます。

専門用語をわかりやすい言葉に変える例

清拭をする
↓
体を拭く

移乗する
↓
（乗るところを指しながら）
こちらに移る

口腔ケアをする
↓
口の中をきれいにする

体位交換をする
↓
体の向きを変える

お布団をめくるときも患者さんの了解を得てから

たとえば体位交換やおむつ交換などで布団をめくるときに、本人の了承を得てからめくることが意外にできていないように思います。声をかけながら布団をめくったり、返事を待たずにめくったりすることはありませんか？

中には「仕方がないな」と許す方もいますが、実際には我慢をしている方が多いのではないでしょうか。

特に高齢者や認知症がある人は感情がストレートに出やすいので、すごく怒ったり、拒否したりします。

患者さんを不快・不安にさせることがないよう、布団をめくるときも必ず声かけをして、患者さんの許可を得てからにしましょう。（佐藤晶子さん）

くふう

抵抗感のある口腔ケアは先にマッサージを取り入れる

口腔ケアに苦慮している看護師は多いと思います。

以前、歯科衛生士のラウンドを一緒に回っていたら、患者さんが全く抵抗なく口を開けてくれることに驚きました。口腔ケアの前の唾液腺マッサージが、患者さんに安心をもたらし、よい関係性をつくることができているようでした。

口の中は、人に触られたくないところです。急に口の中に手や口腔ケアスポンジを入れられるのは、誰でも嫌だと思います。

さっそく、私も患者さんの口腔ケアの前に唾液腺マッサージを取り入れることにしました。「ちょっとお口をきれいにさせてもらいますね」とジェスチャーも取り入れながら説明して、「はい」と返事をいただいたら、「お口のまわりのマッサージをさせてください」と言って、世間話をしながら、唾液腺を刺激するマッサージをします。多くの時間は取れないので、1～2分です。口の中も見せてもらって、「下のほうに食べ物、ついていますね」などとお話ししながら、触れることに抵抗をなくしていくようにします。同時に、私に心を少し委ねてもらうという期待もあります。

この方法を取り入れてから口腔ケアがそれまでよりもスムーズにできるようになりました。(河島智子さん)

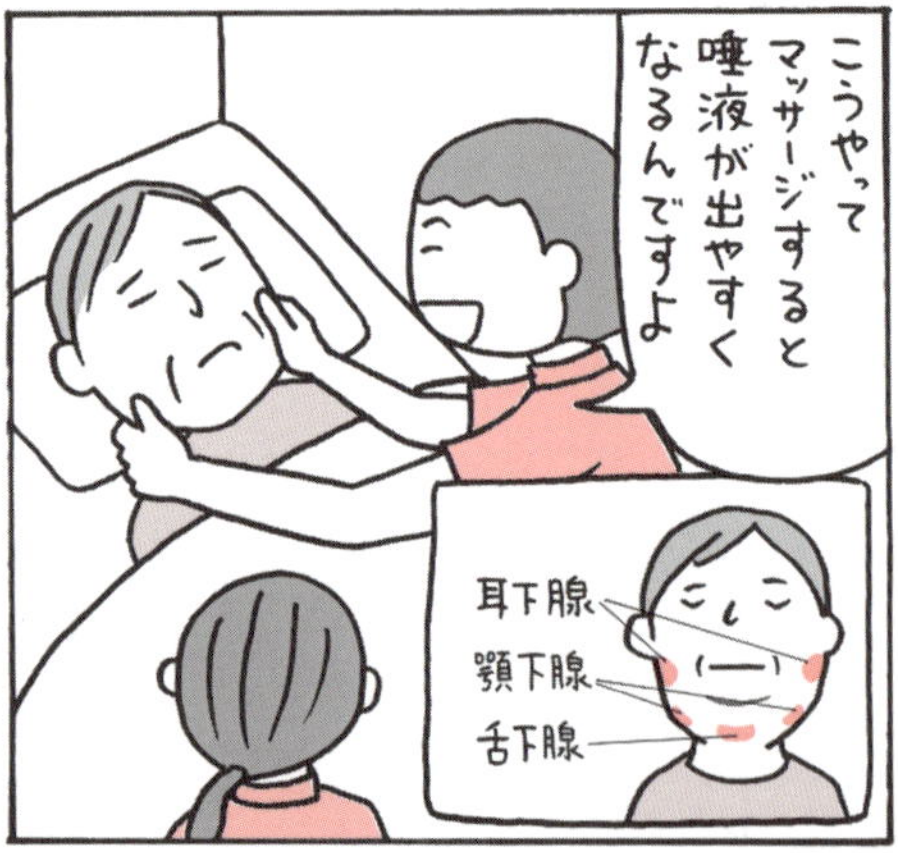

こうやってマッサージすると唾液が出やすくなるんですよ
耳下腺
顎下腺
舌下腺

唾液腺である耳下腺、顎下腺、舌下腺の部分をそれぞれ、手のひらと指の腹を使って、円を描くようにしてさすります(唾液腺マッサージ)。

対話

説明することで安全性を伝え、信頼を生む

後輩 西川麻奈美さん（7年目）

先輩 赤井信太郎さん

西川 患者さんにしっかりと説明することをとても大事にしています。一つ一つの処置に「こういう理由があるから、これをしますね」「こういう点滴を今からします」というように、必ず丁寧に説明するようにしています。

赤井 病院では生命維持が大事。そのために何をするのかを伝えることで、安全がしっかり確保されていることが患者さんにしっかり伝わります。それを続けることで、信頼関係も生まれます。

西川 患者さんは、初めてのケアでお会いしたときのことを、思っている以上に覚えてくれているのです。「あのとき、点滴してくれた子だね」とか。抗がん剤点滴の場合は、その日一日接するので覚えてもらえるのかもしれないです。ケアの前には説明をしっかりしますが、ケアをしている間もちょっとした声かけをしたり、補足情報を伝えたりしています。

赤井 自分がするケアが、どのように患者さんに影響を及ぼしているのかということをオリエンテーションしているということですね。

この治療やケアは何のためにしているのか、ということを患者さんがその都度理解していくことは、今の自分の状態を知り、受け入れていくこと、これからのことを考えていくことにつながると思います。

西川 はい。今、意思決定支援が重要となる患者さんに対応することが多く、これからのことをいろいろとお聞きしなくてはいけない立場にあります。そのため、早い段階から患者さんとの信頼関係を築いていくことをとても大事にしています。

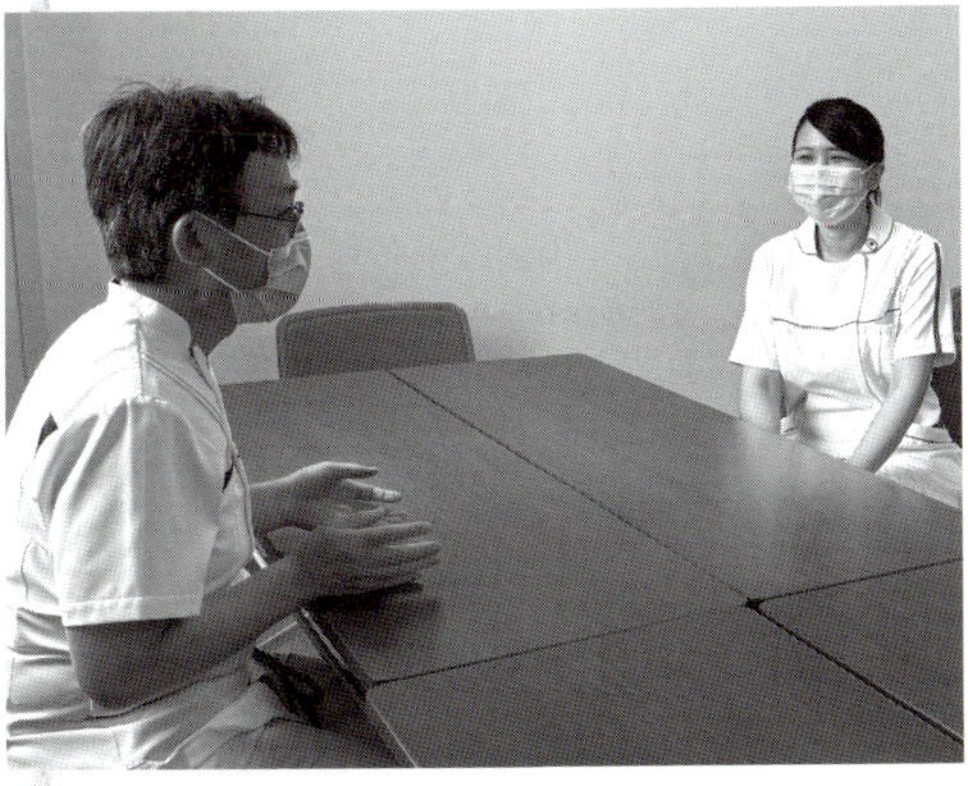

右から西川さん、赤井さん

ケアを断る患者さんにはほかの選択肢を提案

ケアを受けたくないと言う患者さんには、画一的なケアではなく、患者さんに合うケアを提案してみましょう。

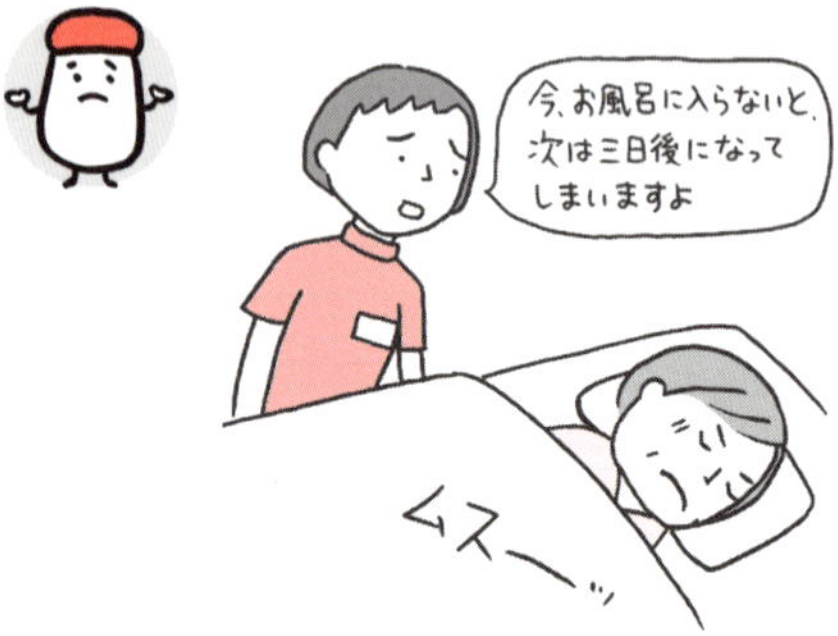
今、お風呂に入らないと、次は三日後になってしまいますよ
ムスーッ

入浴を断った患者さんにどうしても入浴してもらいたくて、脅しのような言葉がけをしていませんか？

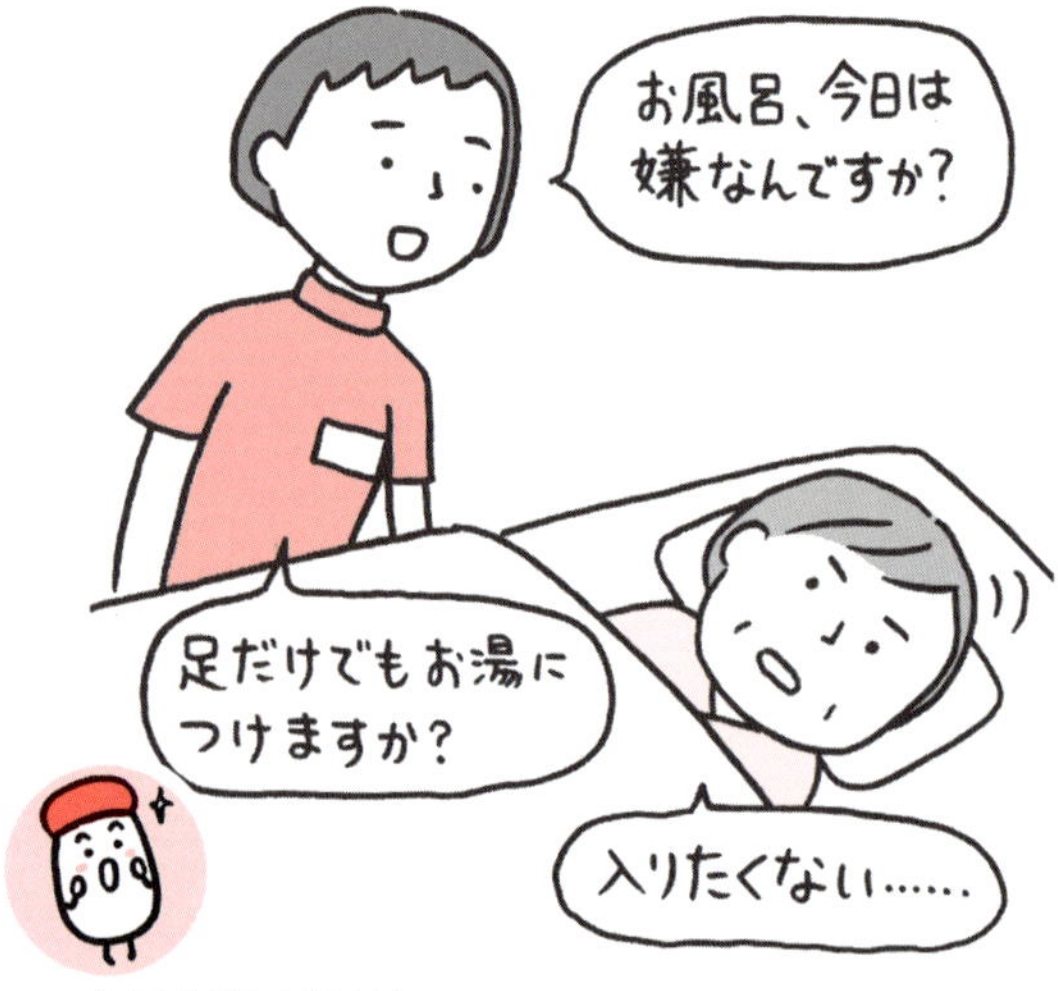
お風呂、今日は嫌なんですか？
足だけでもお湯につけますか？
入りたくない……

ケアを断る患者さんには、その理由を聞くだけでなく、ほかの選択肢も提案してみましょう。強制されるケアではなく、自分で選んだケアを受けることが信頼関係を築きます。

先輩　ケアを断る患者さんに、つい強くケアの必要性を語ってしまうことはありますか？

後輩　それはありませんが困った顔はしてしまいます。

先輩　困った顔になるのは、仕方がないですね。
たとえば、入浴の枠は病棟で決まっています。今日入浴できないと、次は○日後というのがわかっているから、「今日入らないと次は○日後ですよ」と口に出してしまうのは、患者さんに対して脅しに近いものになります。

後輩　自分もそんなふうに言われたら嫌な気持ちになります。

先輩　そうですよね。
ケアを断る患者さんに対してほかの選択肢は提案していますか？

後輩　はい。入浴代わりの清拭は受け入れてくれる方が多いです。

今がそのタイミングではないことも

もしも患者さんがケアを受けたくないというときは、どうしたらいいのでしょうか。

「否定的というのは何なのか。そのケアをするのが、その方にとって今ではないのだと思います。たとえば、清拭を断ったある患者さんは、お家でずっと一人暮らしで、入浴するのは週に1回。入院してきたから、じゃあ毎日清拭しましょう、というのは、今までの習慣とは違うので受け入れられないかもしれないですよね」（田中久美さん）

ケアの拒否には、理由があります。それが何なのかを探ってみることは大事なことです。いつもの習慣と違うから受け入れられないのか、今日はケアを受ける気分ではないのか、何か痛みがあるのか、苦しいのか、状況が理解できていないのか（認知機能の低下だけでなく、しっかり聞こえていない、見えていないなどにより説明が理解できていない）……その理由がわかれば、それに対してどうするか、対策を練っていくことができます。

どうしても、というときは別の選択肢を提案

どうしても今日はそのケアをしたいときは、ほかの選択肢を提案するようにしましょう。

「入浴を断った方なら、たとえば足だけ洗いましょうとか、時間を変えて午後にしてみましょうか、とか。その中から患者さんがやってもいい、というものがあれば、そのケアを行うといいでしょう。別の選択肢でも嫌だというときは、たとえば明日手術だから今日どうしても入らなくてはいけないといった優先順位が高いとき以外は入らなくてもいいという判断もできます」（佐藤晶子さん）

通り一遍のケアではなく、患者さんのそのときの状況に合わせながら、今日はケアをしないという判断をしたり、納得して受けていただけるケアを提案したりしていくようにしましょう。

強引な押し売りのように、ケアの押し売りになっていませんか？

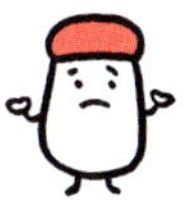

肌の露出は最低限にする

患者さんの肌を露出させる場合は、細やかな気づかいが欠かせません。ほかの人から見えない環境づくりはもちろん、露出が限定的となるようにします。

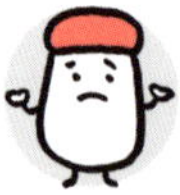

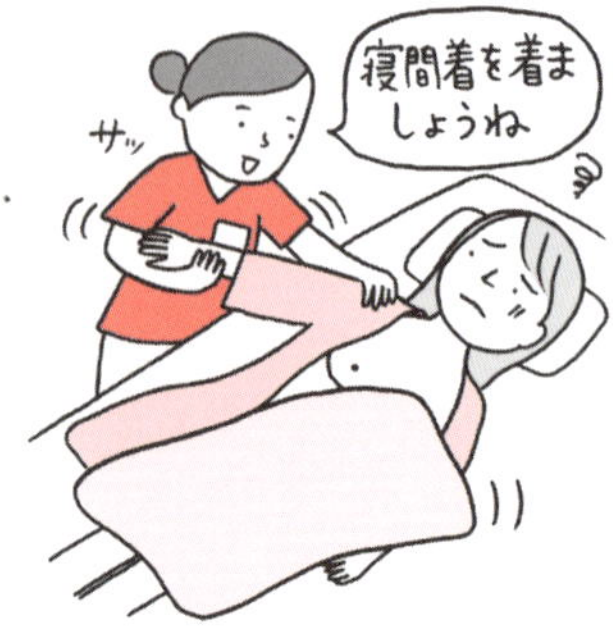

ケアをしているときに慌てていると、肌を隠しているタオルが落ちているのに気づかないことがあります。

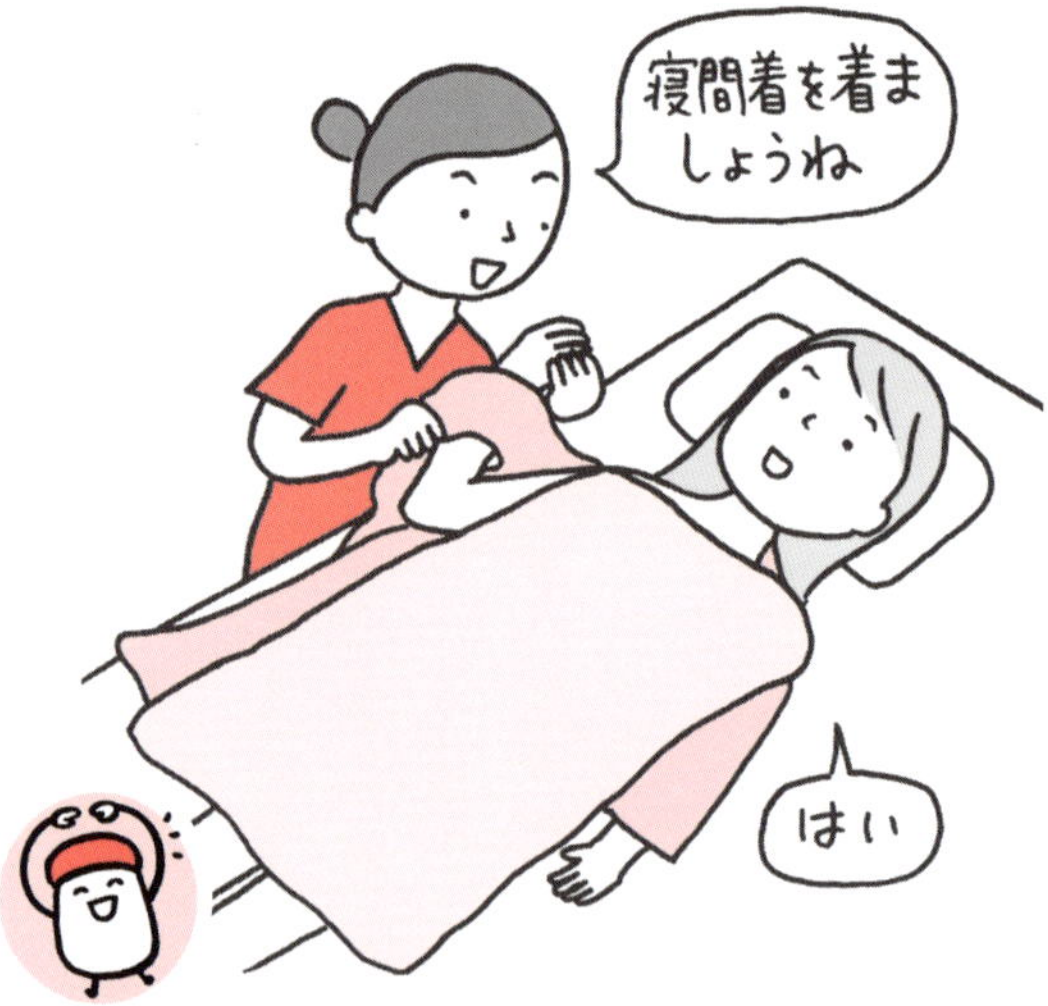

肌をタオルで隠しているときは、タオルがずれたり落ちたりしないように、気をつけながらケアをするようにしましょう。ケアのためにタオルを外すときは必要な部分だけ、必要な時間だけにします。

清拭や陰部洗浄、おむつ交換のときなどは、患者さんの肌をタオルでできるだけ隠しながら行っていると思いますが、難しいですか？

ペアで行っているので困ることはありませんが、ケアに夢中になっていたらタオルがずれて肌が見えてしまっていることに気がつかないことがありました。患者さんが肌を隠そうとしてタオルを引っ張っていたので気づいたのです。

相手が医療者であっても、タオルが外れて肌が見えてしまうと、恥ずかしいものです。寒さも感じて不安にもなると思います。
そうしたことがないように気をつけながらケアしていると、患者さんは大切にしてもらっていると感じてくれます。
肌の露出は部分的、一時的であるべきです。タオルを外す部分はケアする部分だけ、ケアのときだけ外させてもらい、終わったら素早くまた肌を隠す。このことを強く意識したいですね。

対話

プライバシーを守ることは尊厳を守ること

後輩

葉玉実莉さん（2年目）

先輩

赤井信太郎さん

赤井　看護師として大事にしていることはいろいろあると思いますが、その中でも特に大事にしていることは何ですか？

葉玉　プライバシーのことです。
たとえば、体拭きとかお下洗いのとき、看護師が少し手を離している間も、デリケートな部分をずっとさらけ出していたとしたら……私が患者だったらすごく恥ずかしいですし、タオルをかけてほしいと思います。なので私は、ケアをしていないときは、それが少しの時間であったとしても、タオルをかけて隠すようにしています。

赤井　患者さんに恥ずかしい思いをさせたくないということですね。

葉玉　はい。部屋の窓にも気をつけています。間仕切りカーテンと窓のカーテンは閉まっていましたが、窓が開いていたことがあって……。

赤井　風が吹いてカーテンが揺れたら、外から見られるかもしれない。

葉玉　そうなんです。反対側の建物から、場合によっては見えることもあるのではないかなと思いました。患者さんに「窓、閉めましょうか」と言ったら「ありがとうございます」と言われました。

赤井　患者さんは我慢していたのかもしれないですね。外から見える可能性もあるので、カーテンだけでなく窓も閉めておいたほうがいいですね。

葉玉　医師が患者さんに処置をするときも、窓が開いていたことがあって、気づいたときに慌てて閉めたのですが……。忙しいと「あれをやらなくては」と、やるべきことに気持ちが向いてしまい、環境の配慮があとになってしまうことがあるので、気をつけないといけないと思っています。

赤井　患者さんの尊厳を守ることを看護師たちはいつも考えていると思いますが、患者さんのプライバシーを守ることは尊厳を守ることにつながります。葉玉さんがこのことを非常に大切に考え、行動していることで、自然と患者さんたちは守られていること、大事にされていることを感じてくれるのではないかと思います。

次に何をするかを伝えながら ケアしていく

ケアをしながら、その都度、次にすることを患者さんに伝えるようにしましょう。これから自分がされることがわかれば、心の準備ができ、安心につながります。

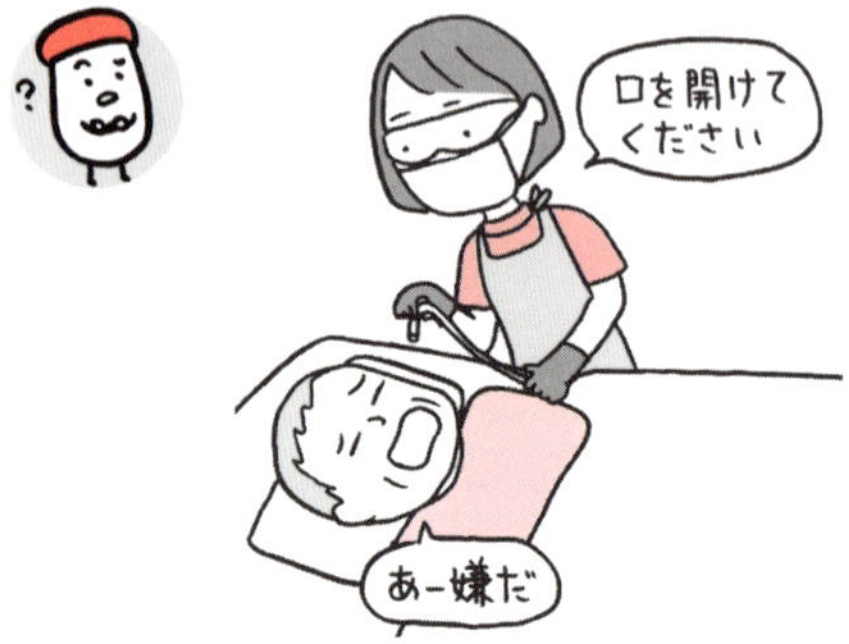
口を開けて
ください
あー嫌だ

「口を開けてください」とだけ言われても、このあと何をされるのかがわからなければ、患者さんは不安になります。

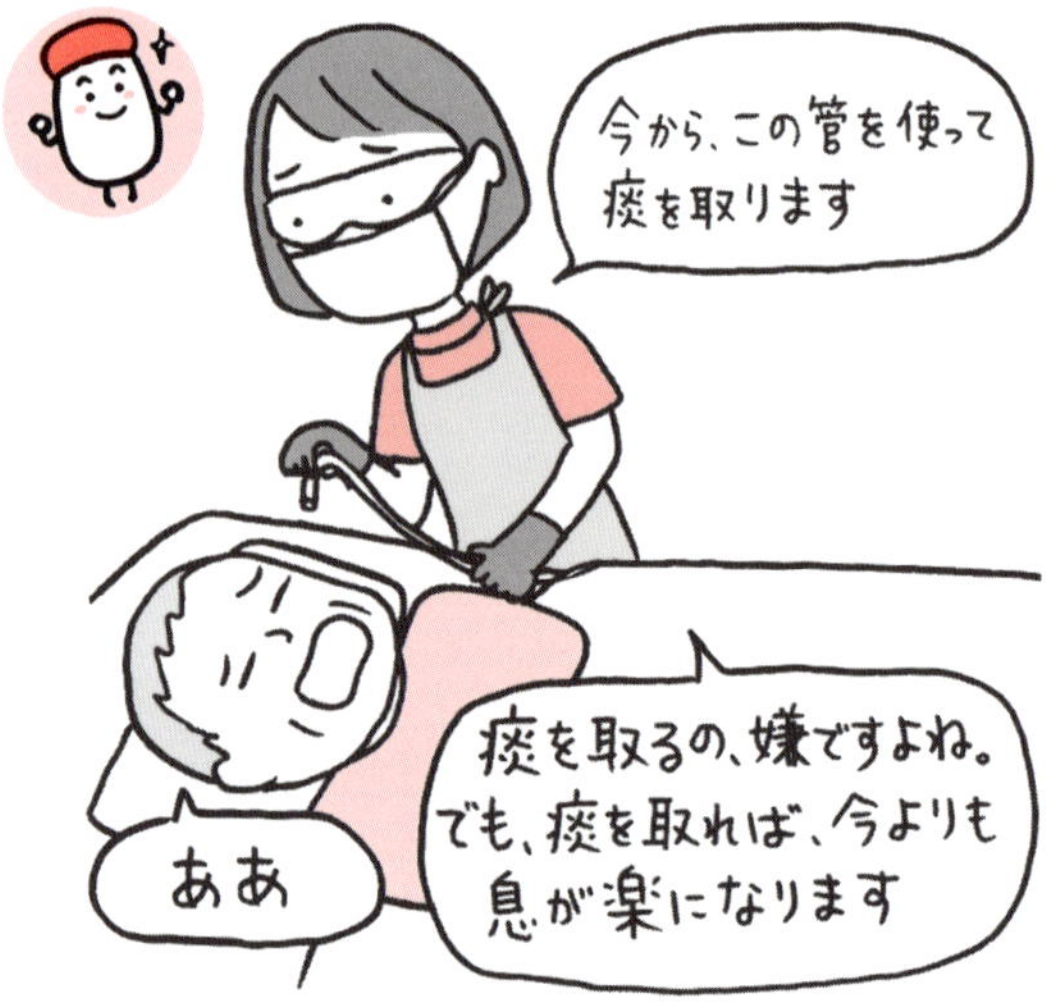
今から、この管を使って
痰を取ります
痰を取るの、嫌ですよね。
でも、痰を取れば、今よりも
息が楽になります
ああ

どんなことをするのかを説明し、「痰が取れて楽になる」「○分（○秒）くらいで」といったような効果やかかる時間などを伝えるといいでしょう。

後輩

この間ペアになった先輩が、実況中継のような説明を患者さんにしているのを見て、すごいなと思いました。

先輩

実況中継スタイルはいいですよね。
ケアを進めていくとき、先に「次は右を向きますね」「腰を上げます」「少し痛むかもしれません。痛くなったら言ってください」と言ったり、動いたあとも「この体勢で辛くないですか」と聞いたり。とにかく声かけの数が多いです。

後輩

はい、その多さに驚きました。でも、患者さんにとっては、これから起こることを教えてもらえたり、心配してもらえたりする声かけはうれしいし、安心できるのではないかなと思いました。

先輩

次にすることを伝えることで、患者さんは心だけでなく体の準備もしてくれるので、ケアがスムーズになるというメリットもあります。

「ゆっくりと体を動かしますね」と先に言ってから体を動かす

患者さんからすると、看護師に身を任せてケアを受けるのは、とても勇気がいるものです。次に何が起こるかわからない恐怖と不安があります。

「今、整形外科の病棟にいるのですが、手術後の患者さんは体を拭くとき、動くと痛いし、傷を洗うのも触れると痛いので、嫌がる方が多いです。そういうときは、声かけを大事にしています。『ゆっくり体を動かしますね』と言ってから体を動かすなど、次に何をするのか先に伝えることを心がけています」（木村晴香さん）

血圧測定時の声かけ例

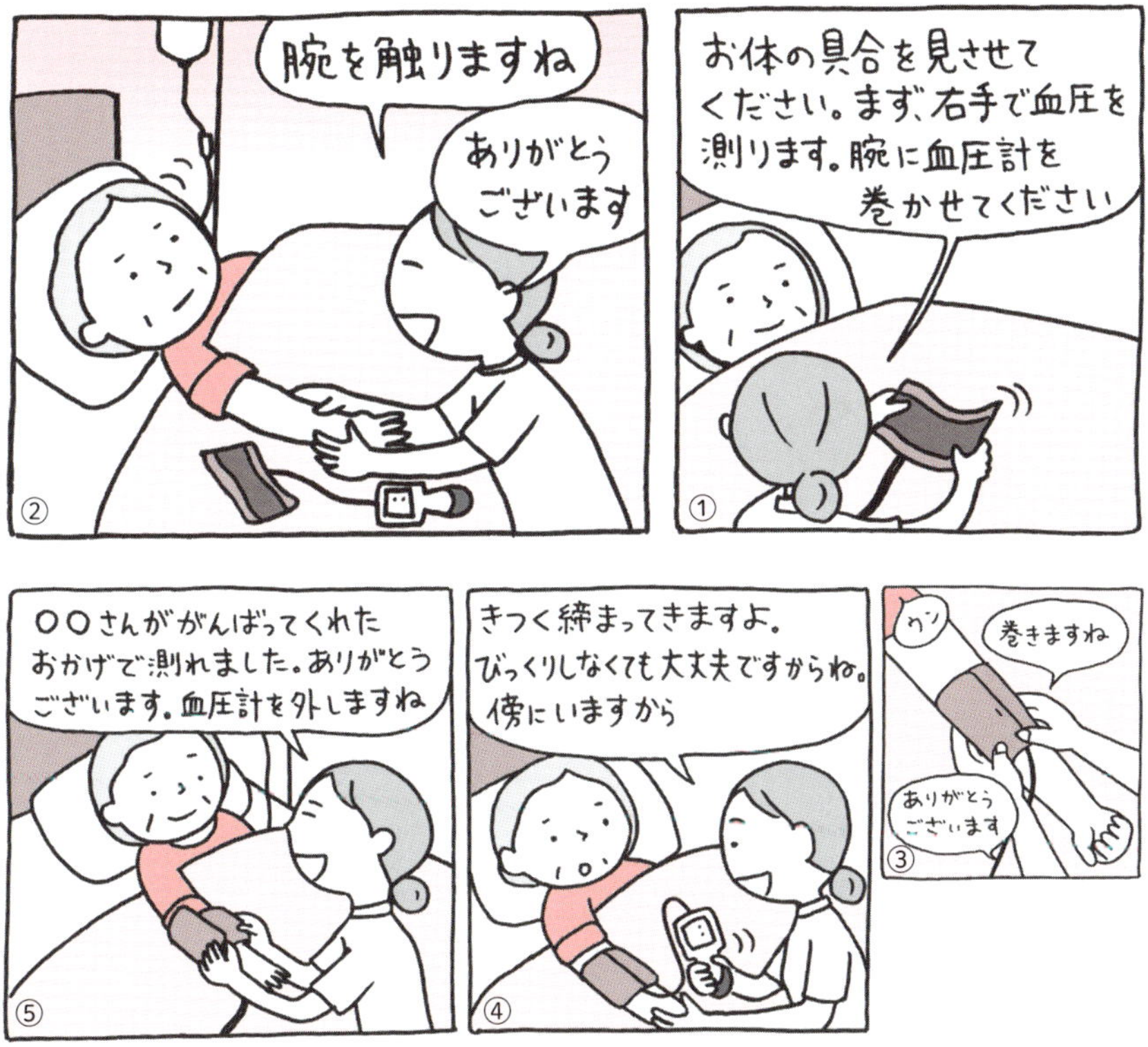
①
お体の具合を見させてください。まず、右手で血圧を測ります。腕に血圧計を巻かせてください
②
腕を触りますね
ありがとうございます
③
巻きますね
ウン
ありがとうございます
④
きつく締まってきますよ。びっくりしなくても大丈夫ですからね。傍にいますから
⑤
○○さんががんばってくれたおかげで測れました。ありがとうございます。血圧計を外しますね

どうする?

吸引のときに手を払いのけられてしまいます

辛く感じる部分などを事前に具体的に伝える

二つやり方があると思います。

一つは、本人がこれからされることをイメージできるように、事前に具体的な説明をすることです。

吸引について「どのくらいの、どういう苦しさがあるか」ということを、こちらが伝えていても、相手が受け取っていることと少し違っていることがあります。また、不安や恐怖が強くなると、吸引を受け入れることができなくなります。本人がわかるように丁寧に説明することが必要です。

「鼻からチューブが入ります」というように具体的に行われること、かかる時間、「こういうふうにやるときは苦しいけれど終わったあとはスッキリします」というようなことを、本人がわかるように丁寧に説明します。質問があれば丁寧に答えます。一度体験をした方でも、記憶の障害などで忘れてしまっている方には、吸引をするたびに必ず説明をすると受け入れてもらえる可能性が高まります。

緊急の場合、一人は吸引し、もう一人は実況説明を続ける

そしてもう一つ。酸素濃度が下がって緊急性が高い場合は、できれば二人で行うほうがいいです。

「ごめんなさいね」と言って、一人は手を下から握って患者さんの顔を見ながら「今、鼻から管を入れますからね。ちょっと嫌な感じがするかもしれないけれど、少しだけ我慢してください」などと説明し続け、もう一人は吸引をしていきます。いわゆる実況中継方式で、できるだけ苦痛を少なくして、短時間で終わらせることを目指します。

終わったあとは「ごめんなさい」と、辛い思いをさせてしまったことに対して謝罪し、「こういう理由で行ったのです」ともう一度説明をして、「スッキリしましたか?」と尋ね、「がんばりましたね」と声をかけ、最後に「ありがとうございました」と、協力してもらったことに対して感謝の言葉を伝えます。(佐藤晶子さん)

吸引時の声かけ例

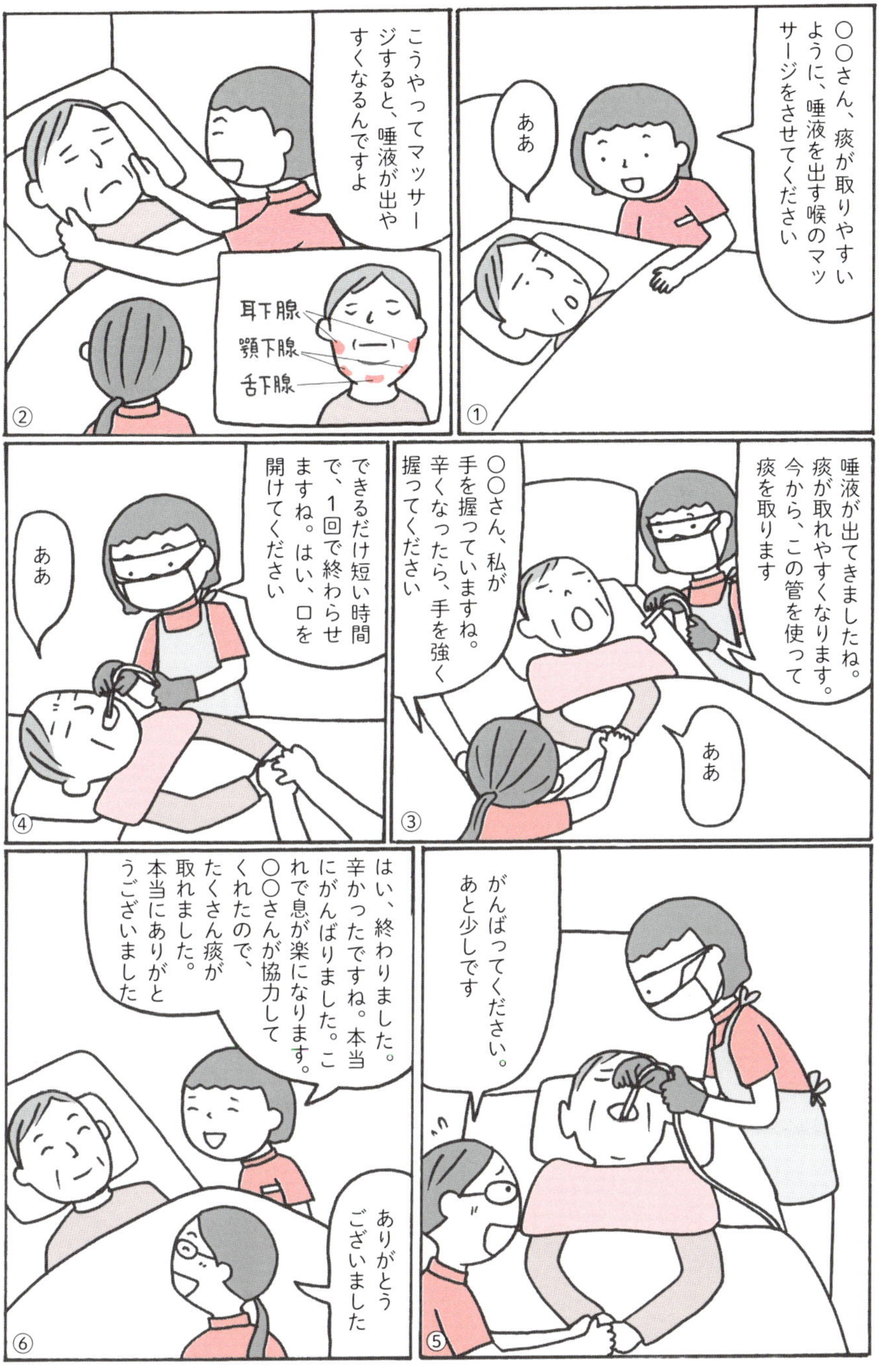
①
〇〇さん、痰が取りやすいように、唾液を出す喉のマッサージをさせてください
ああ
②
こうやってマッサージすると、唾液が出やすくなるんですよ
耳下腺
顎下腺
舌下腺
③
唾液が出てきましたね。痰が取れやすくなります。今から、この管を使って痰を取ります
〇〇さん、私が手を握っていますね。辛くなったら、手を強く握ってください
ああ
④
できるだけ短い時間で、1回で終わらせますね。はい、口を開けてください
ああ
⑤
がんばってください。あと少しです
⑥
はい、終わりました。辛かったですね。本当にがんばりました。これで息が楽になります。〇〇さんが協力してくれたので、たくさん痰が取れました。本当にありがとうございました
ありがとうございました

患者さんの動きを大事にする

時間がないという焦りから、患者さんが自分でできることまで行ってしまうことはありませんか？　能力を発揮してもらうために待つことが大事です。

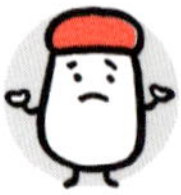

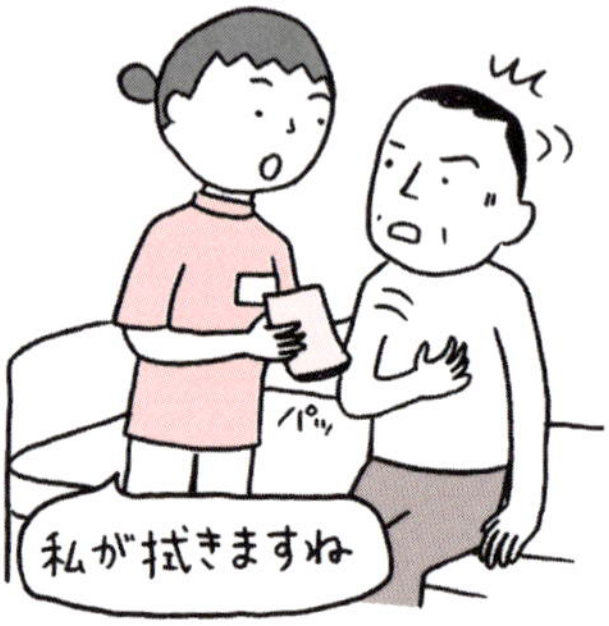

ゆっくりと体を拭いている患者さんからタオルを取り上げて「私が拭きますね」と言ってしまうことはありませんか？

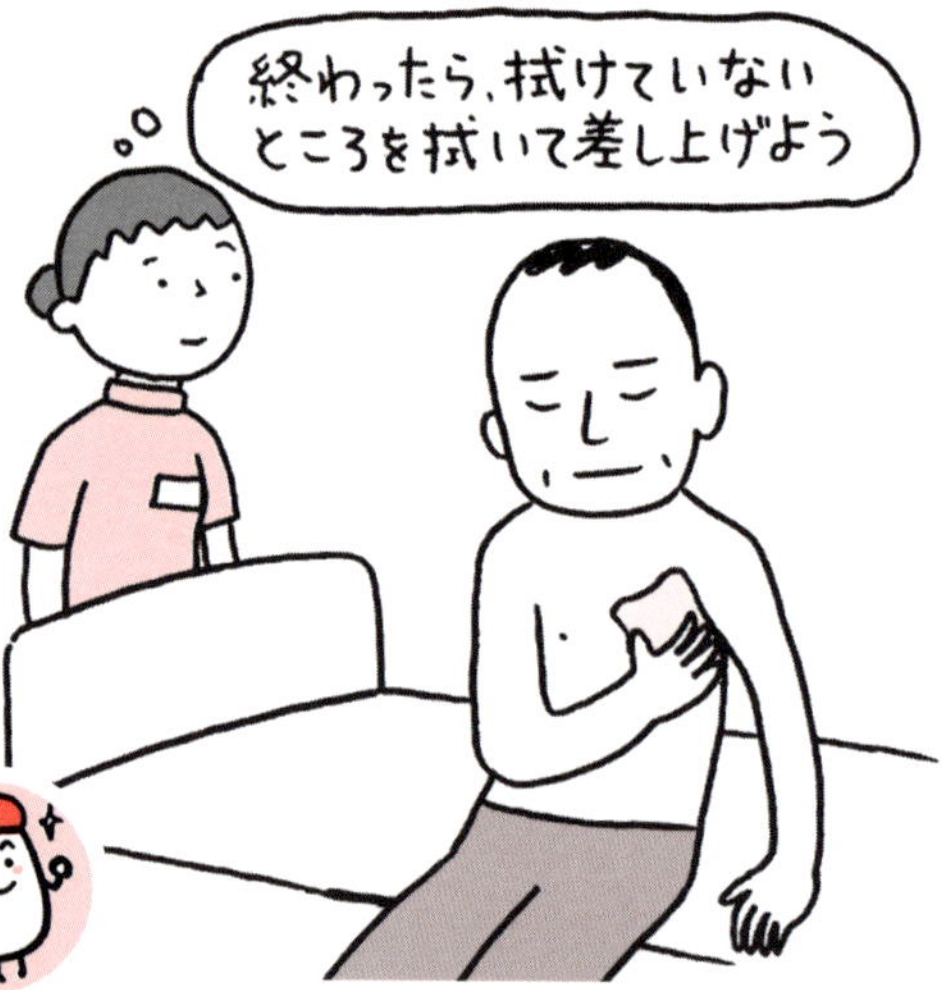

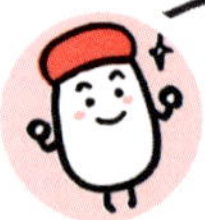

患者さんが自分でできることは、時間がかかっても見守ることを大事にしましょう。能力を発揮してもらえるように声かけなどサポートを工夫することで、患者さんを応援する気持ちが伝わります。

時間がないという焦りの中でケアをしていると、患者さんがゆっくりとした動作で体を拭いていたり、立ち上がろうとしたりするとき、ご自分でできるのについお手伝いしてしまうことがあるかと思います。

あります。本当はご自分でやってもらいたいと思うのですが、早く移動をしなくてはいけないとか、次にするべきことが気になる、というときには、どうしても手が出てしまいます。

仕方がないときもあるかもしれません。でも、患者さんが自ら行う機会を奪わず、能力を発揮してもらえるような手助けをするという考えはとても大事だと思います。

患者さんが立ち上がるとき、お手伝いしようとしたら「自分でできるよ！」と強く言われたこともあります。時間はかかりましたが手すりを使って立ち上がることができたので、待つことの大切さを感じました。

「できることをしてもらう」は尊厳を守ることにつながる

患者さんができることは本人にしてもらうという考え方、実践はリハビリテーションの観点からのメリットが大きく、また患者さんの尊厳を守ることにもなります。反対に、できることをさせないことは患者さんの自信を奪うことにつながります。

「たとえば、患者さんが腕を拭いていたら、ご自身が拭きたいように拭いてもらうといいと思います。うまく拭けていないからといって、『ここ、残っていますよ』と指摘したり、患者さんが手にしているタオルを取り上げて自分が拭き始めたりするというのは違うと思います。患者さんの能力とやる気を奪ってしまうことになります。

もしも拭き残しがある場合は、患者さんが拭き終わったあと、残ってしまったところを私たちが拭けばいいのです。同じ場所をずっと拭いていたら『こちらの腕は十分拭けましたよ。じゃあ次、こちらにしましょうか』と声をかけて、反対の腕を拭くように誘導します。患者さんが拭き終わるまで待つこと、患者さんの主体性をどんどん引き出していくことが大事です。私たちはそのお手伝いをするための声かけを忘れないことです」（河島智子さん）

くふう

自分で動こうとする様子を観察しながら介助する

たとえば、ベッドから車椅子へ移乗するとき、本人なりになんとかしようとする動作をされるので、まずはその様子を見るようにしています。立つために自分のつかみやすいところをパッと持つ方もいれば、どこを持ったらいいか迷っている方もいます。迷っている方には「ここを持つと立ちやすいですよ」と声かけをします。耳が遠い方（難聴の方）の場合はジェスチャーで持つところを示したりします。もしも自分で体の向きを横に向けられない方でしたら、少し肩と背中を持って横向きになっていただき、手すりに手が届くように誘導します。

患者さんの手を持ち、「はい、ここです」と手すりに持っていくようなことはしません。できるだけ本人の力を引き出すような介助を心がけています。（馬場直哉さん）

くふう

がんばっている姿を見たことを本人に伝える

たとえばリハビリテーションのために病棟で歩いている患者さんの姿を見かけたら、その患者さんのベッドサイドを訪ねたときに「さっきがんばって歩いていましたね」と見かけたことを必ず伝えるようにしています。「つま先が上がって、つまずきにくくなってきましたね」といったことをお伝えするときもあります。そう話をすると患者さんは「今日はこんなことをしたんだよ」とリハビリでのことや、できるようになったことを教えてくれます。

看護師が自分のことを見ていてくれたというのは、自分ならうれしく思うので、見かけたときは必ず伝えたいと思っています。そのことをきっかけに話が広がっていくことも多く、患者さんとのつながりが生まれ、強くなっていくように感じています。（本地葵さん）

できているところを伝えてモチベーションを上げる

糖尿病の患者さんにインスリンの自己注射の指導をすることがあるのですが、高齢の方の場合、覚えるのに時間がかかることが多く、どうしたらいいのか悩んでいました。

覚えてもらいたいという思いから「もっとこうしたほうがいい」と伝えていたのですが、あるときから、「こういうところはできていますよ」と、患者さんができていることもきちんと伝えるようにしました。そのうえで、「ここはもう少し練習していきましょう」と伝えるようにしたら、患者さんはやる気を出してくれて、徐々に手技ができるようになっていきました。（大塚陽菜さん）

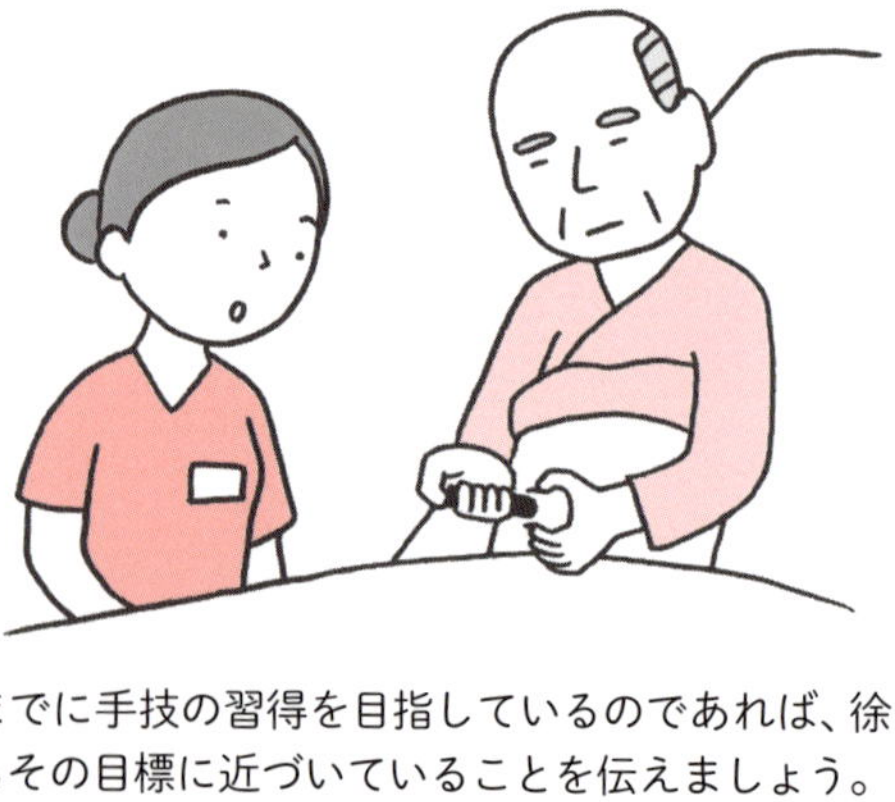

退院までに手技の習得を目指しているのであれば、徐々にでもその目標に近づいていることを伝えましょう。

事例

ネガティブな言葉が気になり、できていることを伝え続けた

80代の鈴木浩平さん（仮名）は、もともとADLは自立していて、家では家事をはじめ自分でなんでもしていた方です。転倒して病院に運ばれ、大腿骨頸部骨折と診断され、手術をして2ケ月くらい入院していました。

手術してからは歩けないし、自分の思うようにできないということをとても嘆いていて、落胆が隠せないような状態でした。お会いするたびに「もうどうしようもない」「何もできない」というネガティブな言葉を口にしていました。

そのとき看護師1年目だったので、どう声をかけたらいいのだろうと、すごく迷ったのですが、鈴木さんが少しずつできていることに着目して、その点を伝え、努力を支持したいと思いました。

たとえば、起き上がりができたら「ここまでできたらすごいです」と、徐々にできていることが回復途中の経過で、鈴木さんの努力の賜物であり、それは素晴らしいことだということを伝えると、「本当に？」と言ってうれしそうな表情をされていました。

また、鈴木さんの入院中は面会ができない状況だったので、「治ったらお孫さんにも会えるようになりますね」と言うと「俺もがんばらなくては」と鈴木さんは言って、リハビリテーションにも意欲的に取り組んでいました。目標をもって取り組んでもらえたのもよかったと思います。

その後、徐々に回復していき、「今じゃ杖でも歩けるよ」と、とても喜んでいました。

患者さんが治っていく過程での努力をよく観察し支持していくことは、回復意欲を高めるという点で大事だと、鈴木さんとの触れ合いの中で感じました。（木村晴香さん）

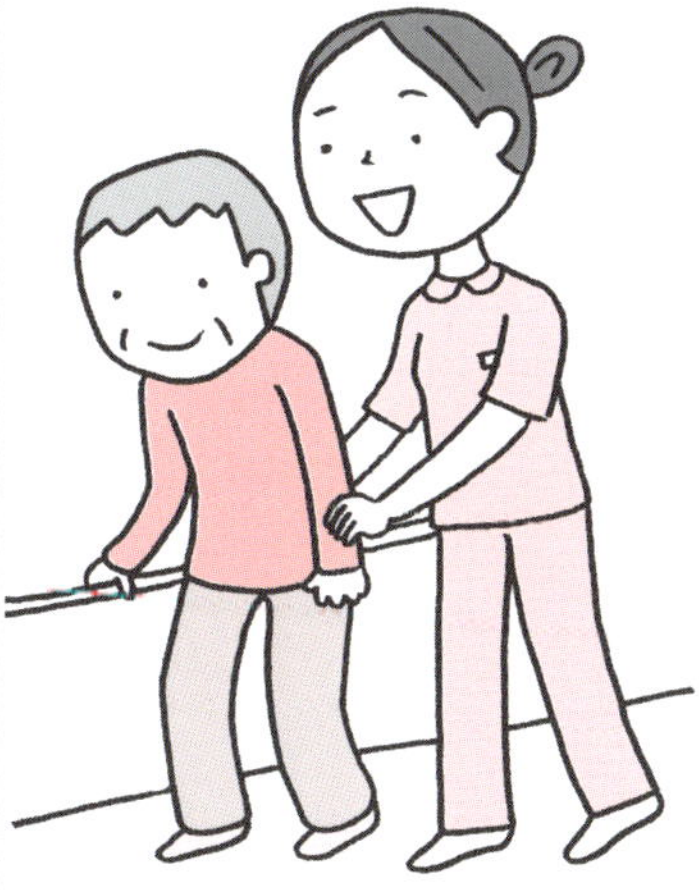

回復へ向かう少しの変化でも言葉で伝えていくことで、患者さんは回復を実感することができ、次へ向かう気持ちになれるでしょう。

ケアの協力に対して お礼を言う

ケアのあとのお礼の言葉が形だけになっていませんか？　患者さんにしっかり届けることが「受けてよかった」と思ってもらえることにつながります。

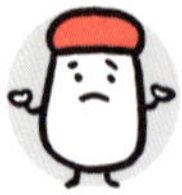

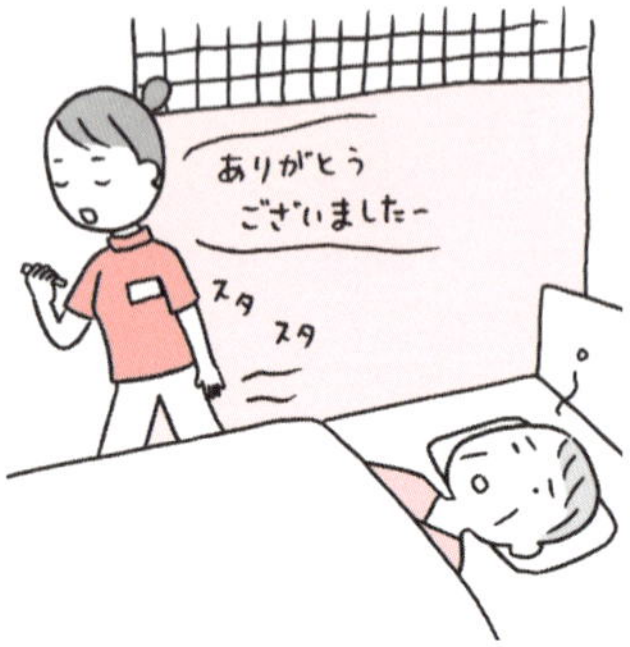

「ありがとうございました」と口にしても、視線も合わせず、何かをしながらであれば感謝の気持ちは患者さんに伝わりません。

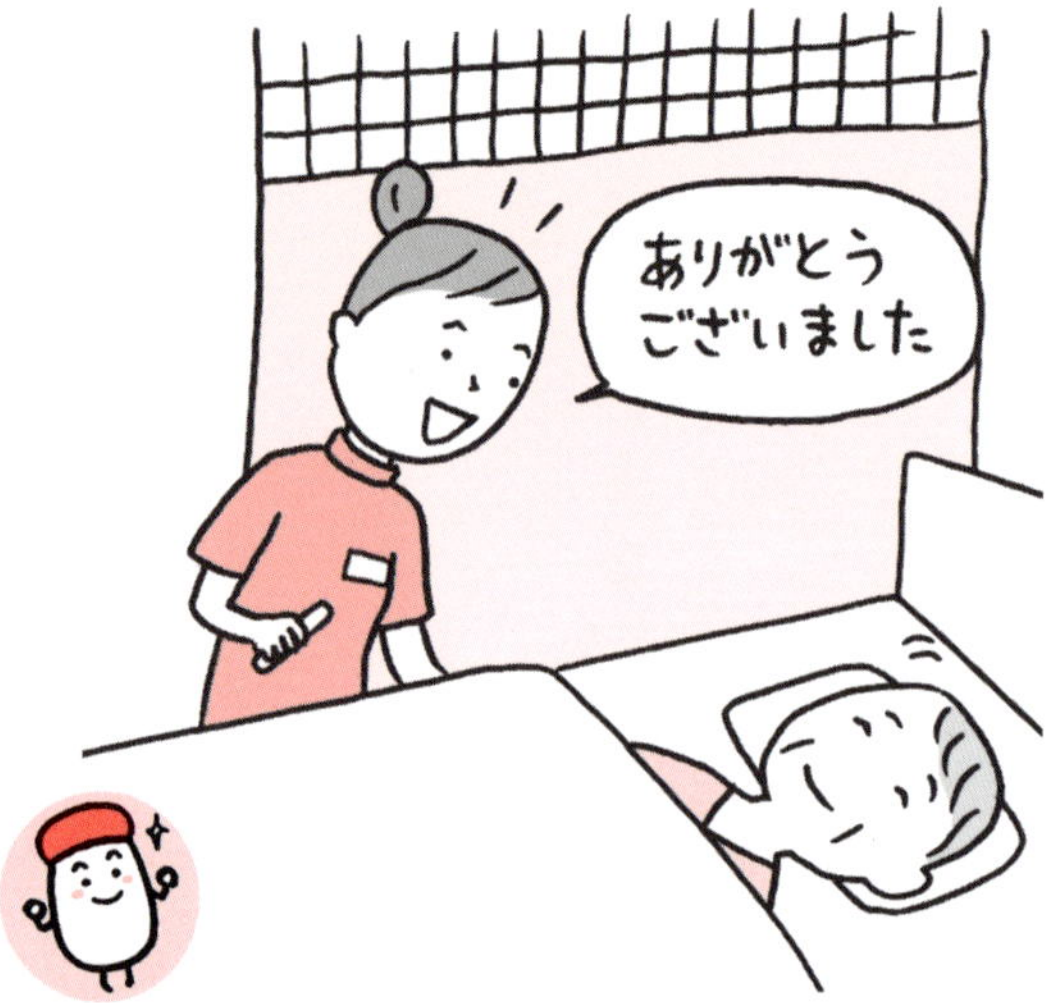

どんなに忙しくても、ケアの最後には、目と目を合わせて、心を込めて「ありがとうございました」と言いましょう。辛いケアを我慢して受けてくれたときには特にお礼を伝えたいですね。

先輩　ケアが終わったあと「ありがとうございました」とみんな言うけれど、形式的になってしまっていないかと、心配になることがあります。

後輩　どういうときですか？

先輩　たとえば、ケアが終わってワゴンを移動させながら、患者さんと目を合わせることもなく「ありがとうございました」と言って出ていく姿を見たとき。次のことを考えていて余裕がないのはわかるのですが。

後輩　私も出ていきながら挨拶してしまっていると思います。

先輩　なんとなく流れてしまうお礼の言葉は、患者さんの心に届かないのではないかと思います。ケアは患者さんの協力なくしては行えません。「ケアを受けてよかった」と思ってもらえるためにも、ケアの最後には、その方に伝わる「ありがとうございました」を言いたいですね。

患者さんの協力があって初めてよいケアをすることができる

「本当はみなさん、世話なんて人にしてもらいたくないと思うんですよね。でも患者さんは病気があって、仕方なく我慢をして世話をしてもらっている。私たちからすると、その我慢に対して感謝しなくてはいけないと思うのです。それは患者さんの尊厳を守ることにもつながります。

治療をしてよくなっていくためには、患者さんの協力は欠かせません。こちら側が一方的に支えるものではなく、本人がよくなりたいという気持ちをもって協力してもらうことが必要なのです。たとえば、トイレに行くにしても、バランスを崩すかもしれないけれど痛いのを我慢して立つといった協力を患者さんはしてくれているのです。その協力に対して『ありがとう』という言葉はやはり必要だと思うのです」（赤井信太郎さん）

一つ一つの協力に対して「ありがとう」の言葉を

「患者さんの一つ一つの動きの協力に対して感謝の言葉を伝えるようにしています。たとえば少し手助けをしながらも自力でトイレの便座に移ることができたら「ありがとうございます」、ズボンの上げ下げができたら「ありがとうございます」という具合です。

患者さんの協力があると、とてもスムーズに介助することができます。特にデリケートな場面でもありますから、より羞恥心に配慮して、「ありがとうございます。とても助かりました」と深い感謝の言葉を伝えています。このように感謝の気持ちを伝えることで、患者さんは気持ちよく協力してくださるようになりますし、信頼関係をつくっていくうえでも、とても大事なことだと思っています」（馬場直哉さん）

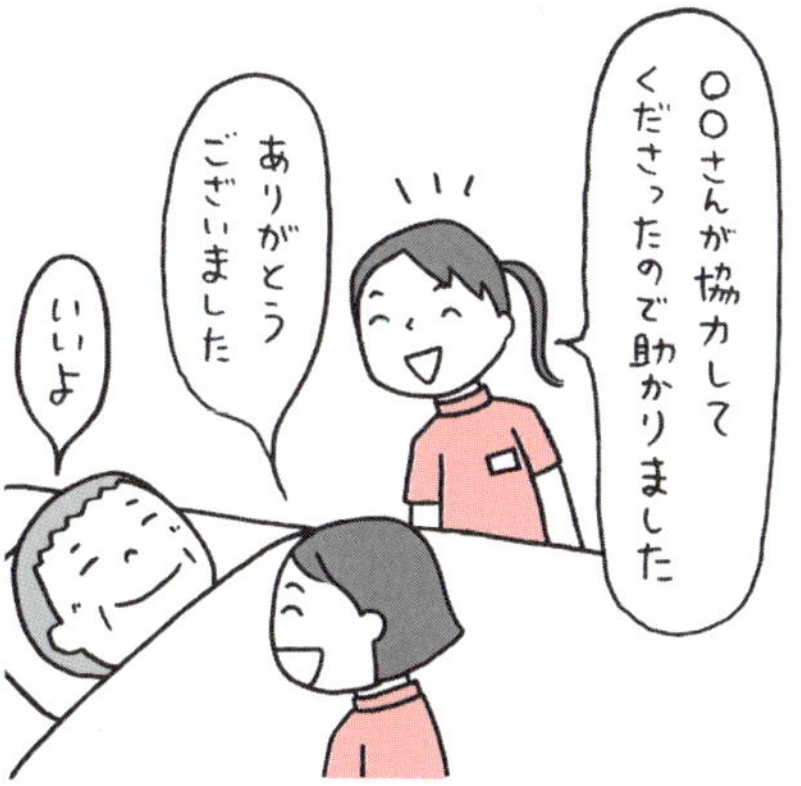
○○さんが協力してくださったので助かりました
ありがとうございました
いいよ

たとえば患者さんの傷の手当てをしたあとは、痛みがある中、協力してくれたお礼を伝えましょう。

対話

感謝の気持ちを伝える意味を考える

赤井信太郎さん

中田貴子さん

馬場直哉さん

赤井　ケアのあとに「ありがとうございます」って言いますが、みなさんなぜ、言っているのでしょうか？

中田　患者さんに「ありがとうございます」と言うのは、シーンによってもいろいろな意味があります。「お時間をいただいてありがとうございます」という意味で言うときもありますし、入院中はどうしてもこちらの都合で患者さんの気分があまりのらないときでもケアをさせていただくこともあるので、「一緒にいろいろしてくださってありがとうございます」という意味で言うこともあります。

やはりケアの基本は双方の合意ですし、医療も看護も患者さんとの契約のもとで成り立っているので、こちらが提供することに対して患者さんが納得して受けてくださることに対しては、いつも「ありがとうございます」という思いをもっています。

「患者さんあっての治療」と伝えたい

赤井　馬場さんはどうですか？

馬場　中田さんと同じですね。あともう一つ。病院の環境はすごく特殊ですよね。病院にいると、医療については知識も技術も医療者のほうがはるかにもっているので、どうしても立場的に患者さんは自分のほうが弱いと感じてしまいます。

でも、実際には患者さんの協力なくしては、私たちは治療やケアをすることはできません。立場に上も下もないのです。だから、感謝の気持ちを込めて、その都度「ありがとうございます」と言うのですが、それにより、患者さんの心の中にある「弱い立場」というのが少し薄らぐのではないかと思うのです。

看護師も、自分の立場を履き違えて、自分がするケアが正義になってしまったり、患者さんが嫌がることを無視したりするようになり、患者さんがどんなケアでも受けざるを得ない状況になるのは、絶対にあってはいけません。そうした立ち位置を正すためにも「ありがとう」と口に出して患者さんに伝えることは、効果がものすごく大きいと思うのです。

よくなりたいという気持ちを引き出す

赤井　なるほど。患者さんに「ありがとうございます」と言うのは、患者さんの尊厳を守る意味もありますね。

それから、みなさんが言うように、治療に協力していただいたあと「ありがとうございます」と言うことで、患者さんは自分自身が能動的に治療に参加したという捉え方ができるようになると思います。「自分も治療に協力することでもっとよくなりたい」という気持ちを引き出す言葉の一つだろうと思っています。

小児でも点滴がなぜできるかと言うと、彼らが痛いのを我慢して言うことを聞いてくれて、泣きながらも手を動かさないでいてくれるという協力があるからです。そういうことがあって、治療がようやく前に進むのだから、小児科の医師もスタッフも「ありがとう」と子どもたちに言っているのだと思います。

一般的な礼節としての「ありがとうございます」と、看護師がケアの中で言う「ありがとうございます」は少し違っていて、僕らはその言葉を言うことによって、患者さんの尊厳を守り、いかに治療につなげていけるかを考え、口にするんだと思います。だからこそ、心から言う「ありがとう」と、事務的に言っている「ありがとう」の違いを患者さんは察すると思うのです。だから怒る方は怒るのです。

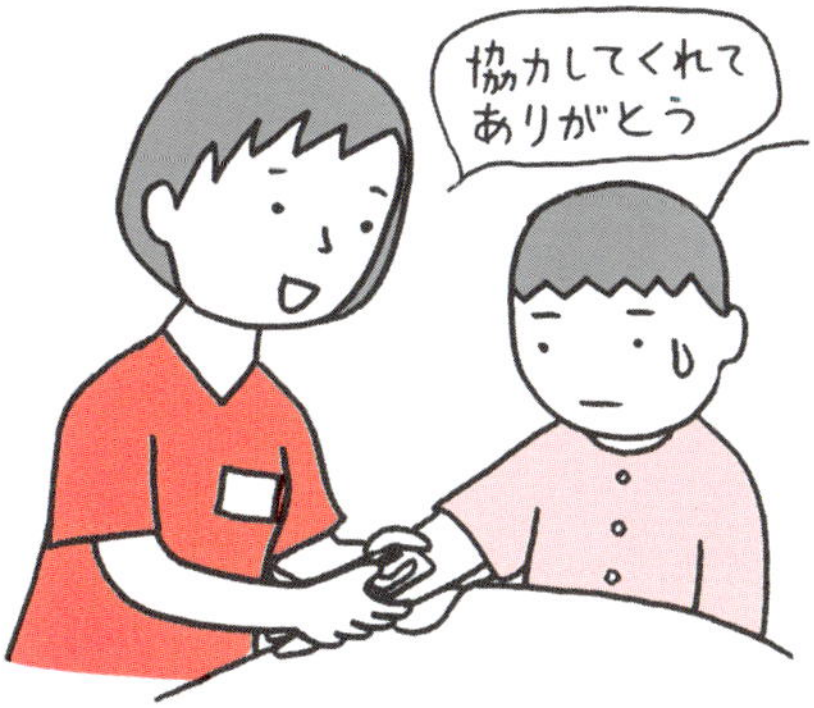

テーブル上の物品の位置などの希望を聞く

ケアのあとオーバーベッドテーブルの上の物品の位置や、布団の掛け方などの確認をしていますか？　ケア後の環境づくりを大切にしましょう。

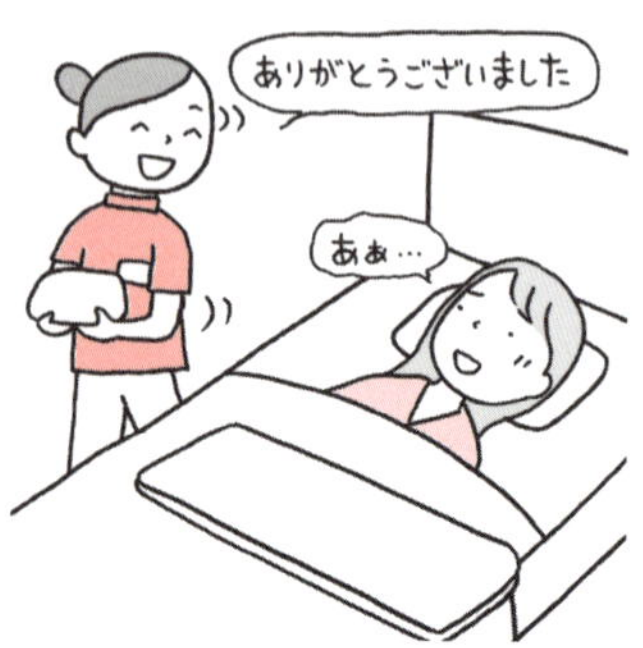
ありがとうございました
あぁ…

ケアが終わったら片付けをして、忙しそうに帰ってしまっていませんか？

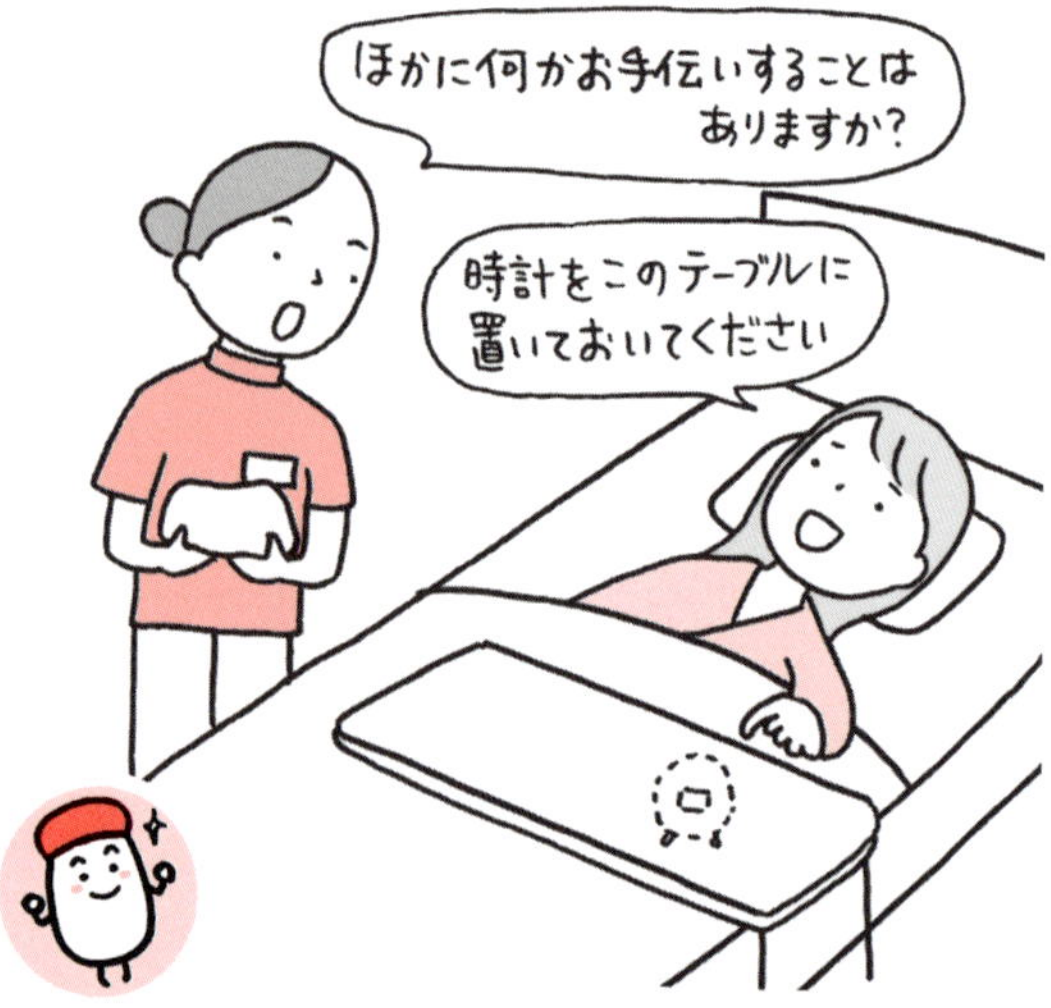
ほかに何かお手伝いすることはありますか?
時計をこのテーブルに置いておいてください

ケアが終わったあと、患者さんに、動かしたオーバーベッドテーブルや掛け布団の位置などについて、確認をしましょう。ほかにも何かリクエストがないかも聞くといいでしょう。

後輩 ケアが終わるとホッとしてしまい、そのまま出て行こうとしたら、ペアの先輩が患者さんに「ほかにも何かご用はありませんか？」と聞いていました。

先輩 患者さんは何と言っていましたか？

後輩 「タオルを１枚、借りたいんですけど」と言っていました。

先輩 患者さんにとっては看護師からの声かけがあったことで、お願いしやすくなり、よかったですね。

後輩 はい。あのタイミングで、患者さんに声かけするといいのだということを知りました。

先輩 我慢している患者さんもいるから、できるだけこちらから声をかけて、お願いや質問をしやすい雰囲気をつくれるといいですね。

ケア後の環境整備は患者さんの希望に合わせる

患者さんのケアが終わったあと、動かしたものを元に戻すことはマナーの一つですが、患者さんにとってそれが快適であるかどうか、確認することが大事です。

もしも布団をめくってケアをしていたら、ケアが終わったところで元に戻しながら、「布団の掛け方はこれでいいですか？」と確認します。オーバーベッドテーブルも動かしたのなら、同じようにこの位置でいいかを確認します。そして、ほかにも何か患者さんからの希望がないかも聞いてみましょう。

「間仕切りカーテンはどのくらい閉めたらいいか、時計の位置やテレビの位置は今のままでいいのか、ナースコールの位置はここでいいか、ということも一つ一つ聞くようにします。また、患者さんの状況に合わせて、たとえば『お水はいりますか？』といった、してほしいことを聞くといいでしょう。ここで希望を聞いておくことができれば、患者さんにも落ち着いて過ごしてもらうことができ、ナースコールの回数も減ります」（吉村浩美さん）

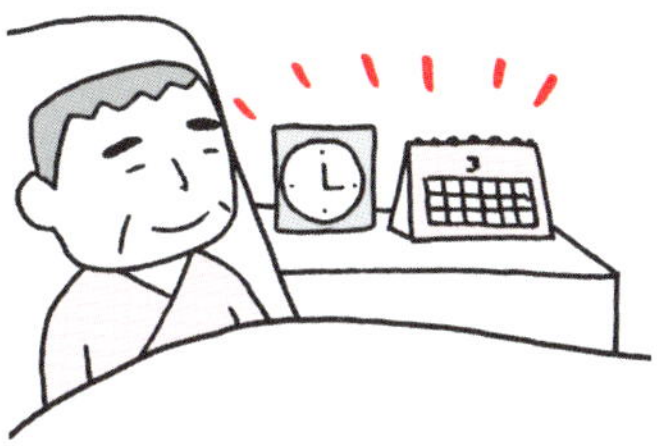

患者さんにとって見えやすい場所に、時計やカレンダーが置かれていますか？

くふう

患者さんのベッドサイドを訪ねるたびに環境の確認を

患者さんを訪ねたとき、患者さんがベッドにいても過ごしやすい環境になっているか、よく確認するようにしています。たとえば、ティッシュペーパーが手の届かないところにあるとか、時計やカレンダーが見えないところにあることもあります。その不便さに気づいたときにナースコールを押すのを遠慮される患者さんもいます。どのような環境なら療養生活が安楽になるのかということを、患者さんを訪ねたときに見て考え、尋ねて、整えるようにしています。そのような配慮は、患者さんを知るきっかけにもなります。（赤井信太郎さん）

ナースコールは取りやすいところに置く

動けない患者さんにとって、ナースコールが押せない状態にあることは、辛く不安なことです。取りやすい場所にあるか、訪室のたびに確認しましょう。

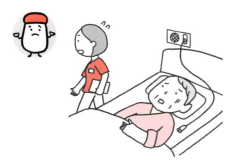

ベッドサイドを立ち去るとき、ナースコールの位置を確認していますか？

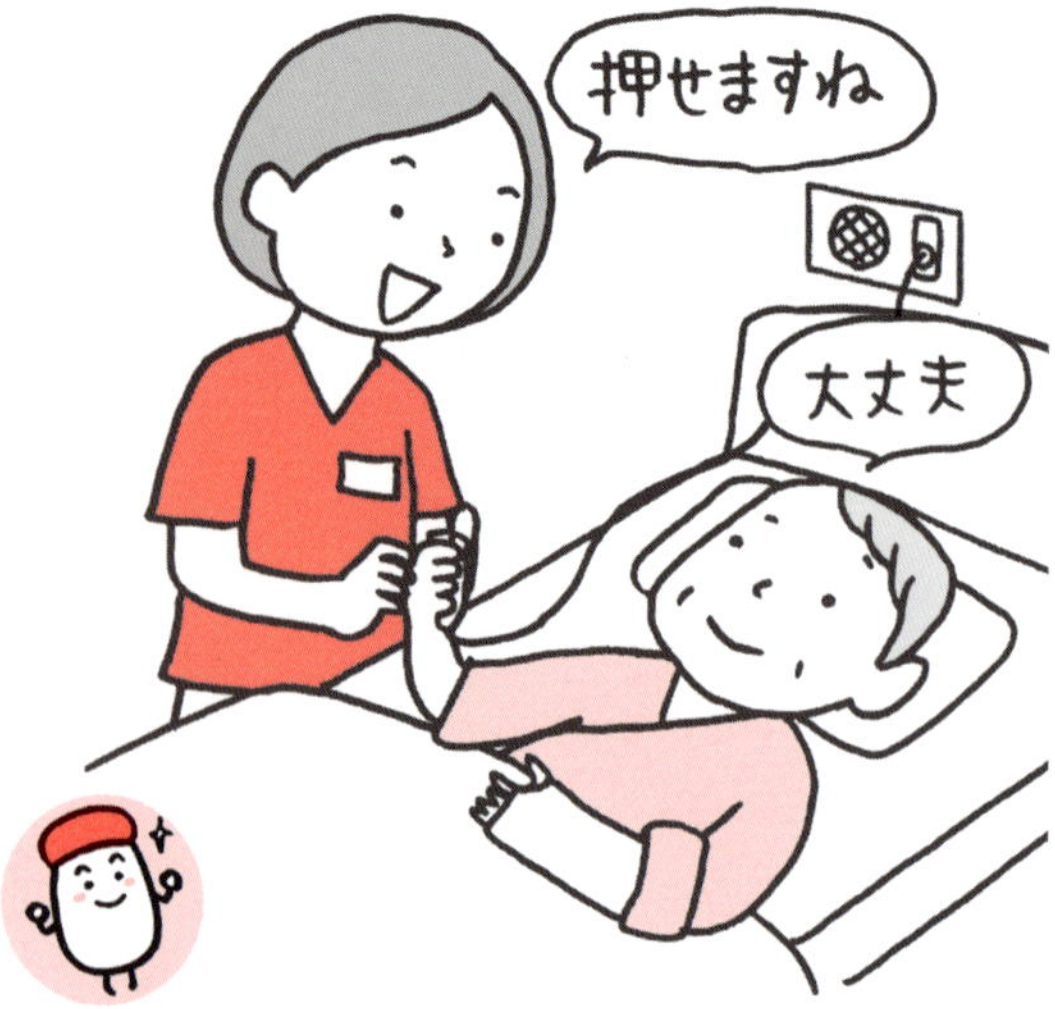

ベッドサイドから離れるとき、ナースコールの位置を確認しましょう。患者さんの手に取りやすい位置にあるか、実際に患者さんに持ってもらって確認してもらうといいでしょう。

先輩　もしも自分が足の骨折で入院をしているとき、トイレに行きたくて看護師を呼ぼうとしたら、どこを捜してもナースコールが見つからなかったとしたら、どうしますか？　ものすごく慌ててしまいますよね。

後輩　ちょっとパニックになると思います。

先輩　ナースコールが手の届くところにいつもあるという環境は、患者さんが安心して病院での生活を過ごしていくために欠かせません。

後輩　ナースコールを楽に取ることができる位置は人それぞれなのでベッドサイドに行ったときは「ナースコールの位置はここでいいですか？」と聞くようにしています。

先輩　ちょっとした拍子にナースコールが動いてしまい、患者さんが取れない位置に行ってしまうこともあります。患者さんの安楽を考え、訪室のたびに確認するのは必要なことですね。

ベッドサイドを訪ねるたびにナースコールの位置を確認する

ナースコールは、特にベッドから動けない患者さんにとっては命綱のようなものです。ベッドサイドを訪ねたとき、患者さんの手に取りやすい場所にあるか確認するようにしましょう。うっかり落としたり、何かの拍子に動いてしまったり、ということもあります。

「患者さんの処置やベッドまわりの整頓、患者さんが移動するときなどに、ナースコールを一時的によけておくことがあります。そのナースコールを、ベッドサイドから離れるときには元に戻さないといけないのですが、そこでPHSが鳴ったり、次のことに気を取られたりしているうちに忘れてしまったという例があります。患者さんが困りますので、必ず忘れないようにすることが大事です」（馬場直哉さん）

くふう

ナースコールを置く位置は本人に決めてもらう

ナースコールを置く位置を決めるとき、僕はまず本人にナースコールを持ってもらい「どこに置いておくといいですか?」と声かけをして、ご自身で置いてもらうようにしています。胸やお腹の上に置く方もいます。安心されるようです。「手に持っていたい」というときは持っていただいています。あくまでも本人が主体ですので、「ここがいい」と本人が言うところに置いておくのが一番だと思います。（馬場直哉さん）

気をつけて！

ナースコールを押さない理由に合わせた対応を

ナースコールを押さない患者さんもいます。「こんなことで看護師さんを呼ぶのは悪い」という遠慮や配慮、自分でできることは人の手を借りずにやりたいという思い、言われたことを忘れてしまうなどその理由を見極め、そこに応じた声かけをします。

まずはナースコールを押してほしい理由を伝えつつ、押さない理由に合わせて「お仕事なのでお手伝いさせてもらえませんか」と伝えてみたり、「今だけはお手伝いさせてください」とお願いしてみたり、忘れないように患者さんの同意を得たうえで張り紙をするなど工夫をしましょう。（佐藤晶子さん）

どうする？

ある患者さんのナースコールが続くので困っています

点滴の確認で（実施時）訪室したとき、部屋を出る前に「ほかに何かお手伝いできることはありませんか？」と伝えて対応することもナースコールを減らすことにつながります（P74参照）。

対応の仕方を振り返ってみる

最初のナースコールでの対応はどのようであったかを振り返ります。

患者さんからのメッセージはナースコールから始まります。丁寧にしっかりと患者さんと向き合うことができていたでしょうか。最初からないがしろにしたりすると、患者さんはその時点で不安や不信感をもってしまい、些細なことでも繰り返しナースコールを押すという行動につながることがあります。ゆっくりと向き合う時間をもつか、難しい場合は看護師が替わるのも一つの方法です。

気になる症状はないかアセスメントしていく

ナースコールを一日100回以上鳴らす方や連続して鳴らす方の場合は、せん妄、認知症の行動・心理症状、精神症状の影響がある場合も考えられます。丁寧にアセスメントをして、その点を見極めていくことは非常に重要です。気になる症状がある場合、その方のための対策をチームで検討していくことが必要になります。

離床センサーのコールが多くなるのは要注意

自分の病院のある調査結果では離床センサーからの通知（呼び出し）がナースコールの約3分の1を占めていました。ここには注意点が二つあります。一つは、鳴っているナースコールが離床センサーからの通知だという思い込みです。たとえば、転倒リスクのある患者さんからのナースコールですぐ駆けつけるべきなのにその判断がにぶることが起きます。もう一つは、離床センサーからの通知が続く患者さんに対してセンサーをつけることが適切かというアセスメントをしていく必要があることです。看護師一人一人が考えるべきこととチームで考えていくべきことがあると思います。（佐藤晶子さん）

体験

飲食を我慢している患者さんへの言葉の反省

看護師1年目のころ、イレウスの治療のために絶飲食をしている患者さんを訪ねたときのことです。体調確認のために「お腹痛いですか?」「気持ち悪くないですか?」といった質問をする中、「今日、嘔吐はされましたか?」という質問に対して患者さんが「それはないです」と言われたあと、私は「食べてないですものね」と言ってしまったのです。そのとき、患者さんは「え!」と驚いたような不快なような顔をされて、これはいけないことを言ってしまったと気づきました。治療のために我慢を強いられている状況や患者さんの思いを考えずに言ってしまったことをすごく後悔しました。患者さんの我慢や努力という協力があって治療は進んでいくので、そのことを忘れずに声かけしていきたいと思った経験でした。(本地葵さん)

痛みの感じ方は人によって違う

まだ看護師になって間もないころ、本当に小さな傷なのに痛いという患者さんを見ていて「本当なのかな」と思っていたことがあります。「もうちょっとしたら痛くなくなると思いますよ」と、心無い感じの言葉をかけていたように思います。でも、看護師を経験してきて、痛みの感じ方は人によって、またその時々、違うということに気づきました。

何度か手術を経験してきた患者さんは、手術後に「前よりは痛くなかった」と言っていました。その人の中での痛みの程度というのは、経験によっても変わってくることを知りました。

体調や状況によっても痛みの感じ方は変わってきます。今では、小さな傷でも、人によって感じ方が違うことが理解できます。「痛い」と今、患者さんが感じていることをきちんと受け取り、ケアしていくことが大事だと思っています。(木村晴香さん)

不安があると痛みを強く感じることがあると言われています。心の状態も痛みに影響しているのですね。

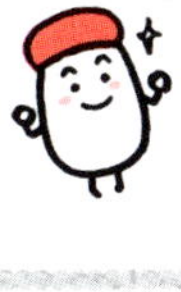

「上から目線」にならないようにする

人を見下すような態度で患者さんと接することはありませんか？　ケアをスムーズに進める過程での大きなデメリットになりますので気をつけましょう。

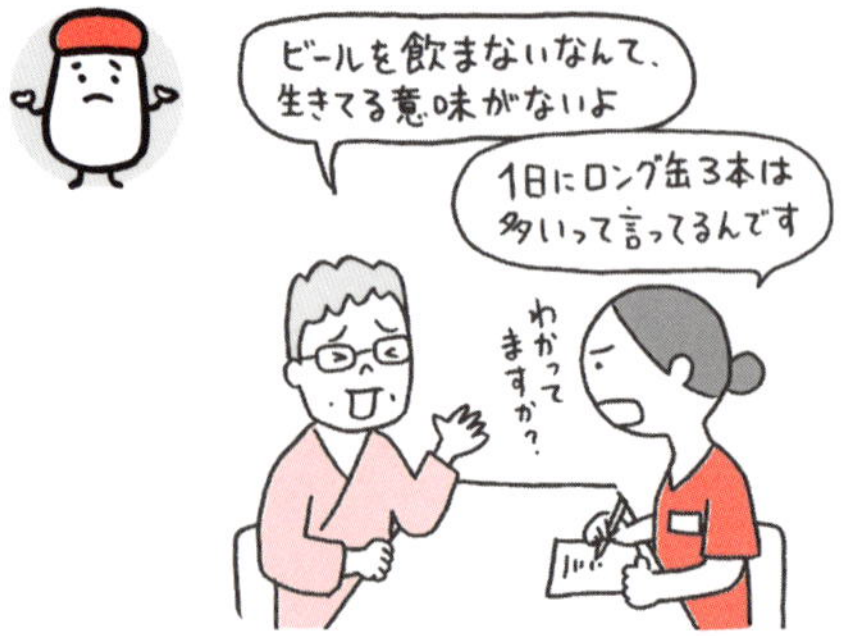
ビールを飲まないなんて、生きてる意味がないよ
1日にロング缶3本は多いって言ってるんです
わかってますか？

「わかってますか？」と患者さんを責める言い方になっていませんか？

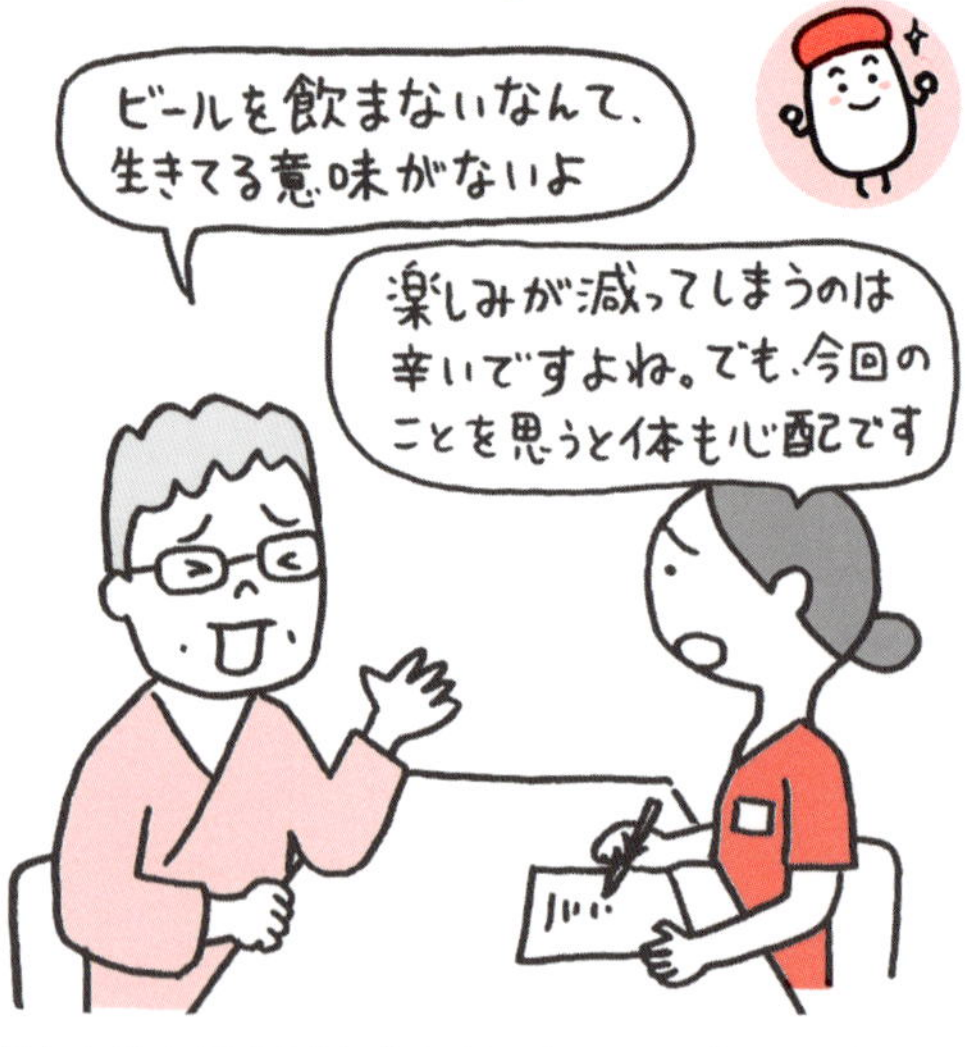
ビールを飲まないなんて、生きてる意味がないよ
楽しみが減ってしまうのは辛いですよね。でも、今回のことを思うと体も心配です

「今よりも量を減らすなど、楽しみと体の両方を維持できる方法を一緒に考えませんか？」と、患者さんの思いを受け止めたうえで、押し付けではなく、提案をしてみるのもよい方法です。

先輩 まだ看護師1～2年目のころ、患者さんの生活指導を担当することになり、なんとかこの患者さんの意識を変えたいと思い「するべきこと。してはいけないこと」を力説したら、患者さんが黙ってしまって。やり方を間違えてしまったと反省しました。

後輩 患者さんにとっていいと思うことは伝えたいと思いますよね。

先輩 そのときの私はそう思っていたのです。
でも、正しいことも患者さんにとってできないことであれば、聞いていて耳が痛いというか、受け入れられないというか……。なので、それからは、まずは患者さんの思いや暮らし方を聞かせてもらうようにしています。

後輩 確かに、その正しいことができないから、患者さんは困っているので、それをどうするか、患者さんと一緒に考えていかないといけないのですね。

こちらの思いだけを一方的に伝えないように

患者さんに伝えている話の内容が正しかったとしても、口調が命令的であれば、「上から目線」でものを言っていると思われるかもしれません。

また、生活指導の場面で「なんでできないのですか?」「やらないとダメです」「間違っています」など、相手の思いに寄り添うことなく、正当なことばかり伝えていると、患者さんは責められていると思うでしょう。患者さんもダメなことはわかっているけれど、仕事など生活スタイルでできないこともあります。

ほかにも「忙しいので今は無理です」「病院のルールですから」などと、患者さんからの声に対してこちらの状況だけで返事をしてしまうと「偉そうに！」と感じると思います。

大切なのは伝え方だと思います。こちらの思いを一方的に伝えようと思うと口調も態度も強くなるし、冷たくなってしまいます。相手を尊重し、話し合う姿勢が大切だと思います。（中田貴子さん）

認知症がある人は何もわからない人ではない

医療者の中でも「認知症がある人は何もわからない人」と思い込んでいる人は、認知症の人に対して命令口調になることがあります。そうすると、それを聞いた本人はカチンときますので「なんだ、偉そうに言って」と、怒ってしまったり、不機嫌になったり、人によっては自信をなくし、言葉が出てこなくなったりすることもあります。そうなると、もっとも悪い評価としてはＢＰＳＤ（認知症の行動・心理症状）を起こしたことになり、ともすると必要のない治療が始まることもあります。

医療者も環境の一つです。その環境が悪いことでＢＰＳＤを起こすとなれば、「上から目線」の言い方は慎むべきです。（田中久美さん）

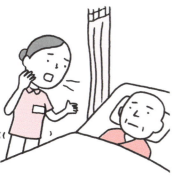

「上から目線」では思いは届きません。

どうする？

患者さんに向けての生活指導がうまくできません

定期的な介入により行動変容を支える

看護の援助の中に、行動変容を支えていくという技術があります。患者さんの体調を回復させていくために必要な技術で、生活指導はまさにこの技術が必要とされます。

たとえば糖尿病の人に対しては、医師は薬を処方し、その後のことは栄養士、看護師などの専門職に委ねられます。生活指導はその一つです。

知識を得れば人は健康的な生活に向かうのかというと、ダイエットでみなさんが苦労しているように、うまくいかないものです。運動が体にいいことはわかっていても、どの程度の運動をどのぐらいのボリュームでやれば自分にとっていいのかわからなかったり、継続するのに苦労したり……こうしたことを支援するためには、定期的な介入が欠かせません。それには薬は使わず、必要なのはコミュニケーションです。

自らの気づきを促すのはコミュニケーション技術

お話をしている中で、患者さんが「ああそうか」と気づき、「じゃあ、いつもエレベーターだったのを、朝は元気だから階段で行こうかな」と、行動を変えていくようなきっかけが生まれます。

たとえば、糖尿病の患者さんとこのようなお話をしたことがあります。

患者さん 今の自分の体の状況では、付き合い外食はあまりよくないですよね。

看護師 そうですね。週に何回ぐらい外食されるのですか？

患者さん 週3回、4回かな。中には行かなくていい集まりもあります。

看護師 そうなんですね。どうしても仕事上必要な回数って何回ぐらいですか？

患者さん 最低、1回かな。

このように、これからの目標を自分から口にできるような関わりをして、自らの行動変容につなげていくことを支える技術が必要です。

今の生活をよく知り折り合いをつけていく

ただし、行動変容にアプローチする前に、現実の生活をよく知ると、行動（生活習慣）を変えるのが難しいと感じることもあります。

たとえば、塩分制限がある一人暮らしの高齢者の方は、いつものように塩分が多い惣菜を買って食べる習慣を変えることができません。高齢になればなるほど、それまでの長い生活習慣を簡単に変えることは難しくなりますし、一人暮らしであるという環境もあります。この場合、夕食だけは宅配の弁当を利用する、介護保険を使えるならヘルパーに協力してもらうといった提案をしていくことになります。つまり、看護師が、その患者さんの生活習慣を理解し（活かし）、それに対する工夫を、医師も含め、栄養士、ケアマネジャー、地域の人たちなどと一緒に考えていくことになります。

疾患ごとに一般的に指導すべき内容や項目はある程度決まっていますが、それを全部するかということも含めて、何をゴールにするのか、またその方がその人が生活しやすい（行動しやすい、折り合いをつけやすい）内容にどのように変更していくのか、ご本人、ご家族と一緒に話し合いながら決めていくようにしましょう。（佐藤晶子さん）

行動変容ステージモデル

人が行動（生活習慣）を変える場合は、以下の五つのステージを通ると考えられています。

無関心期
6ヶ月以内に行動を変えようと思っていない

↓

関心期
6ヶ月以内に行動を変えようと思っている

↓

準備期
1ヶ月以内に行動を変えようと思っている

↓

実行期
行動を変えて6ヶ月未満である

↓

維持期
行動を変えて6ヶ月以上である

参考資料：厚生労働省e-ヘルスネット
https://www.e-healthnet.mhlw.go.jp/information/exercise/s-07-001.html（参照2024-11-1）

対話

遠慮される患者さんへは「自分が悲しい」と伝える

糀谷真理子さん（6年目）

赤井信太郎さん

糀谷　看護師1年目のときのことです。

骨折の手術前でベッドで安静を強いられている患者さんが、とても遠慮をされる方でした。おむつを替えるのに抵抗があるからというのも理由の一つかとは思うのですが、ケアのたびに、「すみません」「すみません」と謝るような方でした。

あまり気をつかわせたくないと思ったので、「遠慮されるほうが悲しくなるので、遠慮しないで、なんでも言ってください」と自分の思いを伝えました。

病気の治療や静養に集中してほしいのに、ほかのことに神経を注がなくてはいけないなんて、悲しいじゃないですか。

赤井　ちゃんとそこに気がつく糀谷さんは素敵ですね。

糀谷　実はこの伝え方は、自分が1年目のときにプリセプターだった先輩看護師さんの真似なのです。

患者さんが謝るのは、やはりトイレのときが多くて。ある患者さんが「こんな汚いこと、ごめんね、ごめんね」と繰り返し言っていたとき、先輩看護師さんが「お通じ、我慢されるほうが私、悲しくなります。だから我慢しないで、遠慮しないでナースコールで呼んでくださいね」と、とてもやさしい口調で患者さんに伝えていたのです。

「I feel」を使うと相手を傷つけず、気持ちが届く

赤井　いい先輩だ。宝の言葉だね。

「I feel」で、患者さんに自分の気持ちを伝えたのですね。

糀谷　そうなんです。「自分が悲しくなるから」と伝えたのです。

赤井　たとえば、

> そんなに我慢したら、あなたが辛いでしょう。

と言われたら、「上から目線」でちょっと腹が立ちますよね。それよりも、

> そんなに我慢したら、私が悲しい。

という言い方をすると、患者さんを傷つけないですみます。

「私には辛そうに見える」「心配です」と伝える

赤井　「私には、そういうふうに見えたから」というのも、僕はよく使います。

> ○○さん、今辛そうに見えるので、私はそれが心配なんです。だから遠慮せずに言ってくださいね。違っていたらごめんなさい。私はそう感じたので。

と言ったりします。

患者さんを傷つけないし、違っていたら「違う」と言って患者さんは自分で壁をつくることもできます。いきなり土足で自分の心に入り込まれた感じはしないですよね？

糀谷　はい、そう思います。

赤井　「痛いのを我慢しているように(私には)見えるのですが、大丈夫ですか？」と言ってみて、もしも違っていたら、「よかったです。ちょっと心配していましたが、安心しました。でも何かあったらすぐ言ってくださいね。いつでもいいです」と言うと、相手はいつも気にかけてくれている、と思ってくれますよね。

糀谷　看護師にお願いしやすくなると思います。実際、私もその方から、お願いされることが少し増えました。「すみませんけど」とやはり少し遠慮しながらも、してほしいことを伝えてもらえるようになったので、とてもうれしかったです。

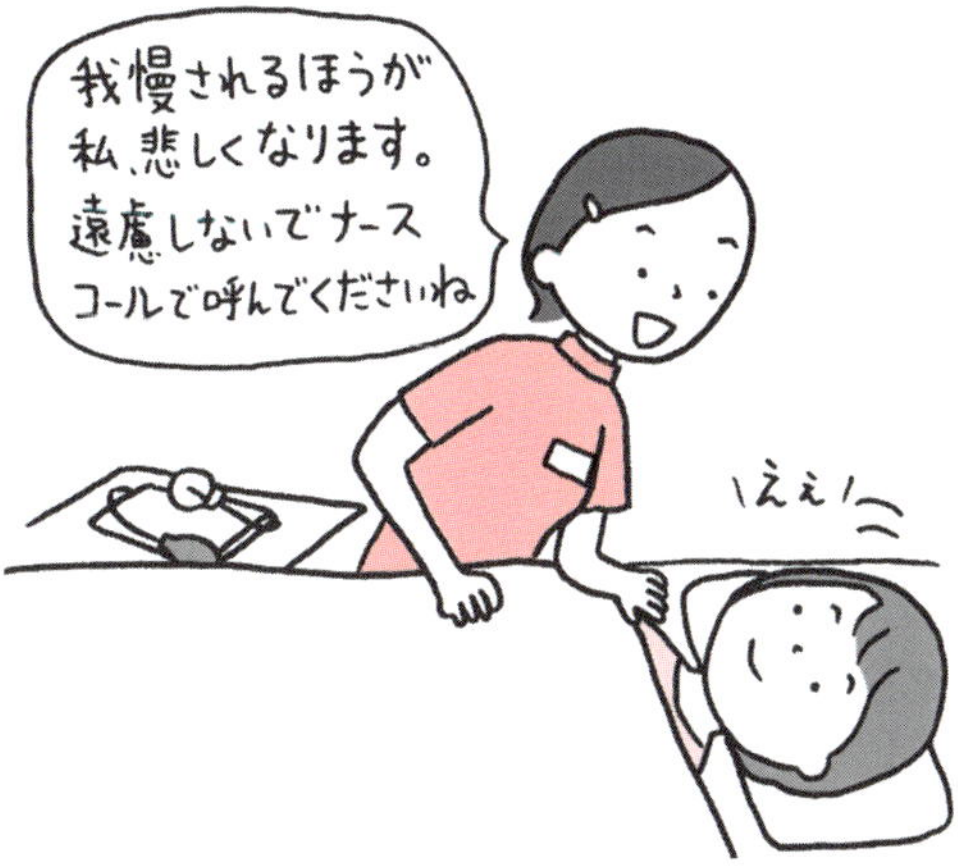
我慢されるほうが私、悲しくなります。遠慮しないでナースコールで呼んでくださいね

どうする？

拘束されている患者さんにかける言葉が見つかりません

拘束をしている理由とその期限を誠実に伝える

患者さんを訪ねたときに、同じ部屋の患者さんから「この手袋を取ってほしい」と言われる場合は、僕も一番困ります。

拘束をしている患者さんに対しては、二つの視点が大事だと思います。

一つは、患者さんに対して誠実であること。今、どうしてこのミトンが必要なのかをきちんと説明し、どのような状態になったら外すことができるのか、つまりミトンをしている期限を伝えます。「今はこの管がとても大事なので、この管が抜ける〇日後には、手袋も外します」といった具合です。そのときに外せる予定が具体的にわかっていない場合は、そのことも伝え、予定がわかったら患者さんに伝えるようにします。また、拘束をしていることで起こっている痛みなどを訴えているときは、その部分に対してケアをしていくことも重要です。

拘束をしたその日から拘束を外す努力をしていく

もう一つは、拘束を外す努力をしていくこと。拘束をしたのであれば、拘束を外す方法はないか、ということを常に問い続けていきます。

たとえば、私は、バイタルを測るときなど、患者さんの近くにいられるときは、一時的にミトンを外しています。このとき、手の色や関節の様子などを見ながら循環が悪くなっていないかも確認します。拘束により拘縮が起こったり、血栓ができたりする可能性があるためです。そして、電子カルテに、「巡回時にミトンを外したが、ドレーンに触れることはなかった。手の皮膚の色はよく循環もよい」などと、ミトンを外していたこと、そのときの患者さんの様子を記載します。

拘束に関する記録は、「拘束が必要である」という印象に偏りがちですが、後輩をはじめスタッフがこの記載を見ることで「拘束を外すことができるんだ」という認識になっていくのです。「それなら自分も、できる範囲で拘束を外すようにしてみよう」と思うスタッフも出てくるのではないかと思います。

また、この拘束は今、本当に必要なのか、ということを毎日チームでアセスメントしています。その中で、「○○さんの点滴は日中だけにして、夜は拘束を外すことができないか、医師に確認してみます」というようなアイデアも出てきます。実際に試してみて、その様子を電子カルテに記載し、共有することで、少しずつでも拘束をなくしていく自信や流れができてきます。

身体拘束は、患者さんの生命または身体を保護するための緊急やむを得ない場合に認められていますが、「切迫性」「非代替性」「一時性」の三つの要件を全て満たすことが必要です。常に、この要件を満たしているのかを問いかけながら、少しでも早く拘束が外れるように努め、患者さん対しては誠実に現状を伝えながらケアを行っていくようにしたいと考えています。（馬場直哉さん）

点滴を抜いてしまう場合

記憶力が低下しているため、点滴をしている理由を忘れてしまい、抜いてしまう場合は、点滴が気にならないような工夫をしましょう。たとえば、点滴の刺入部を包帯で隠し、チューブは寝間着の袖の中を通して見えなくしておく方法もあります。チューブが腕に触れて違和感を抱く方なら、肌着を着てもらい、肌着と寝間着の間を通すといいでしょう。

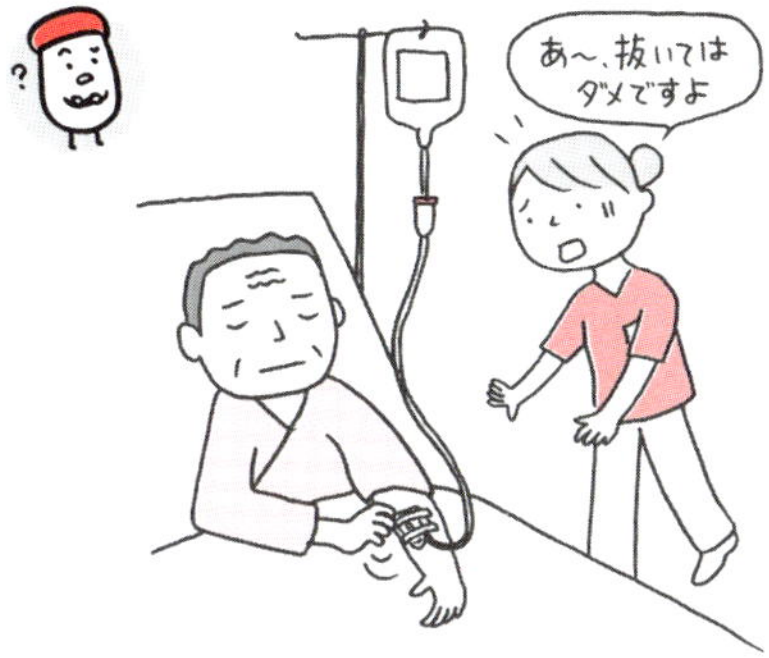
あ〜、抜いては
ダメですよ

点滴をしている理由を忘れて、たびたび抜いてしまう方は拘束の対象になるのでしょうか。

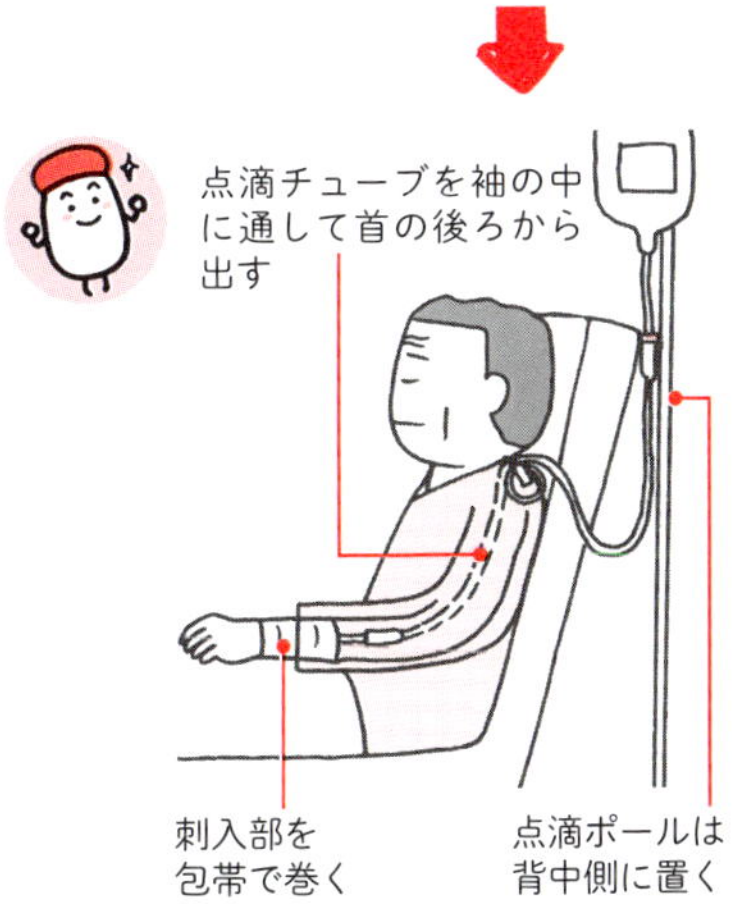
点滴チューブを袖の中に通して首の後ろから出す
刺入部を包帯で巻く
点滴ポールは背中側に置く

点滴が気にならないような工夫をすることで、点滴を抜くことがなくなる例はよくあります。

どうする？

患者さんが治療に対して後ろ向きです

有益であると考える医療者の思いは伝えていい

医療者が提案する治療を拒否する方はいます。丁寧に説明をしたり、ほかの治療の選択肢を提示したりしても、それが嫌だと本人が言った場合は、基本的には本人の意思が尊重されます。

しかし医療者として、この治療をしたほうが、たとえば病気が治るだろうとか、症状が楽になるだろうとか、本人に有益だろうと考えるところがあって治療をしてほしいという気持ちがあれば、それは患者さんに伝えればいいと思います。

「私は○○さんが決めたことは尊重します。でも、私はこの治療をすると、○○さんの体調がよくなるんじゃないかなと思うんです」とか「この治療をすることで症状がよくなると、お家に帰れるんじゃないかなとか思うんです」といったことは、伝え続けてもいいと思います。ただし、脅しや強制と患者さんが感じるような言い方にはならないように、十分な注意をします。

そして、最後に決めるのは本人です。医療者ではありません。当たり前のことですが、そこがもっとも重要です。

たとえば、点滴を嫌がる患者さんと看護師との対話例です。

看護師　点滴、嫌なんですね。

患者さん　やりたくない。

看護師　お気持ち、わかりました。よかったら嫌な理由を教えていただけますか？

患者さん　こんなの意味がない。

看護師　私はこの注射をすると、痛みが軽くなるので○○さんにはいいと思うのです。だから勧めますけど、どうですか？

患者さん　嫌だ。

看護師　そうですか、わかりました。でも、気持ちが変わったら、いつでも言ってください。いつでもできるし、先生にも伝えられますから。

人の気持ちは変わるもので、変わることは悪いことではありません。変わったときに伝えてくれればこちらは対応するということを必ず伝えておきたいです。また、今後、病状が変わると同じ治療ができないと考えられる場合は、先にそのことを伝えておくのも大事なことです。（佐藤晶子さん）

3 章

うまく
コミュニケーション
が取れないとき

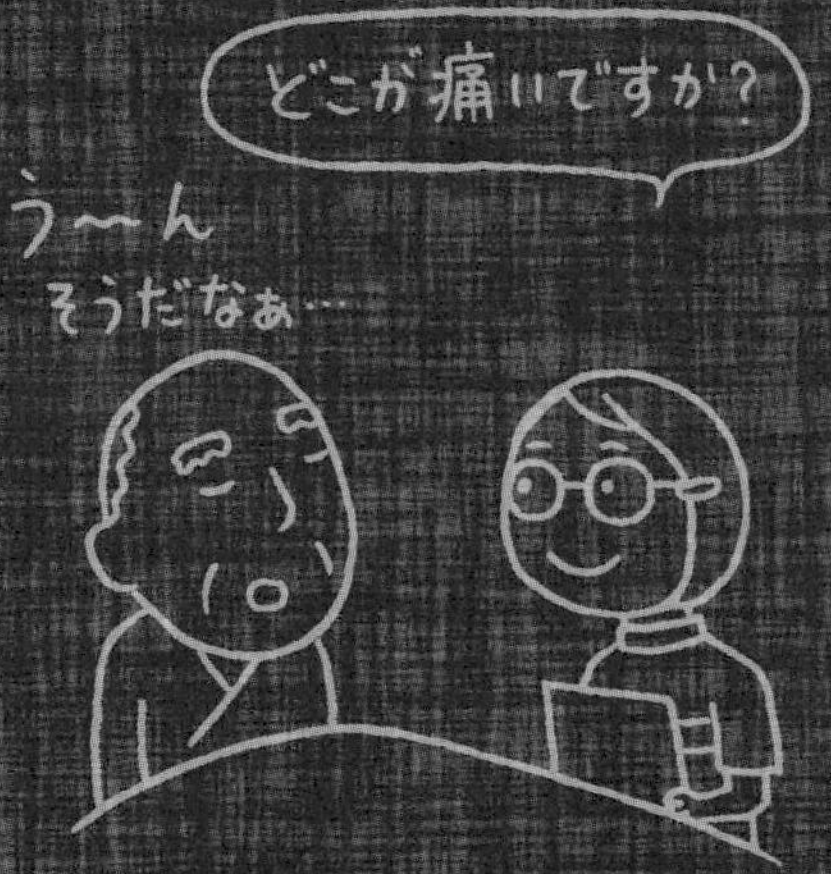

一度のコミュニケーションで患者さんと信頼関係を築くのは
難しいことです。「うまくいかないな」と思ったとき
先輩たちはどうしてきたのでしょうか。
大事なのは、目の前にいるその人に興味をもち
知ろうとする気持ちです。「なんとかしたい」という思いは、
その人の苦手を知ることになったり、アイデアが生まれたり、
非言語コミュニケーションとして現れたりすることもあります。

聞こえているか見えているかを確認する

文字が小さすぎる、老眼鏡がない、補聴器の電池が入っていないなど、その人にとって聞こえにくい、見えにくい環境になっていませんか？

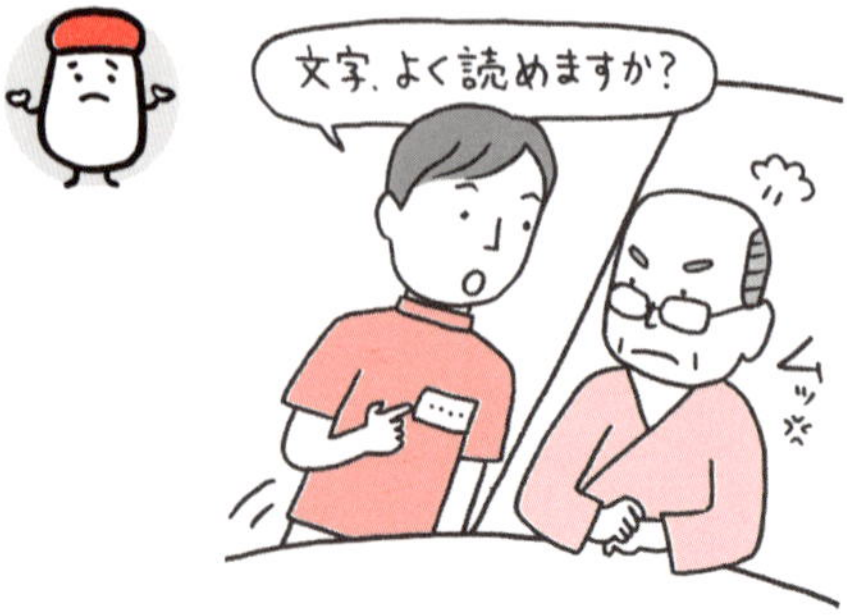

文字、よく読めますか？
ムッ

見えているかの確認をしたいからといって、ストレートな質問をすると、バカにされたと思い、怒る人は多いです。

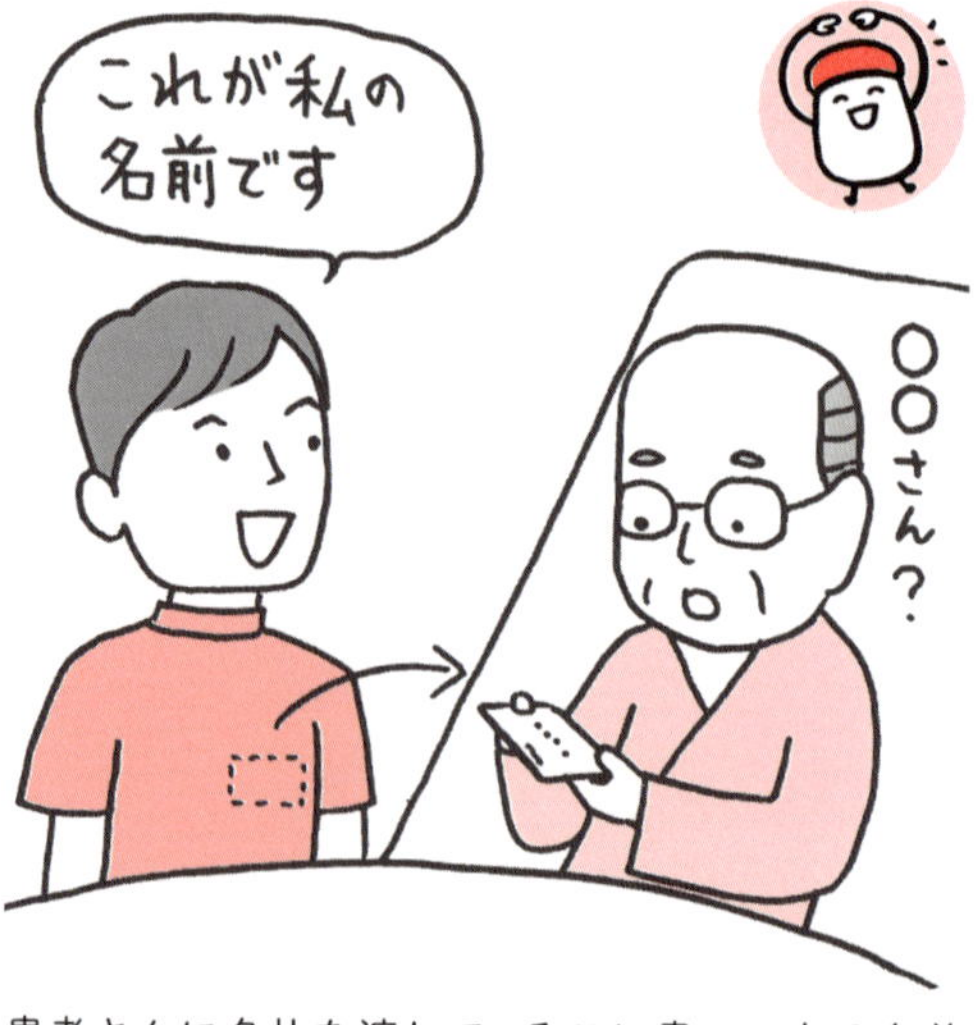

これが私の名前です
○○さん？

患者さんに名札を渡して、そこに書いてある名前や病院名などを読んでもらうのも一つの方法です。どのくらいの大きさの文字が読めるのか、知ることもできます。

後輩 ○○さんとお話ししていても、うまく伝わっていないような気がします。どうしたらいいのでしょうか。

先輩 ○○さんは、きちんと聞こえていますか？　見えていますか？

後輩 お話ししているとうなずいているので、わかっていると思っていたのですが、最後に「いいですか？」と許可をもらおうとしたら「え？」という顔をされたのです。

先輩 患者さんは理解できていないかもしれないですね。聞こえの問題か、説明の方法に問題があるのか……。まずは、きちんと聞こえているかを確認するといいと思います。たとえば難聴があれば、音が聞こえていても、きちんと聞き取れないことが考えられます。患者さんを怒らせたり、恥をかかせたりするような言葉や態度は避けて、自分なりの工夫で確認してみるといいですね。

コミュニケーションが取りにくい理由を考える

「あの方とうまくコミュニケーションが取れないという相談を受けることがあります。ある日も、相談されて本人のところを訪れてお話をしていると、もしかしたら耳があまり聞こえていないのかもしれないと思い、小さいホワイトボードに文字を書いて伝えたら、すぐに理解してくれました。いつも使っている補聴器がなくて、よく聞こえていなかったのです。そこでご家族にお願いして補聴器を持ってきてもらい使うようになってからは、コミュニケーションがスムーズになりました。

コミュニケーションがうまく取れないと思ったときに、まず考えたいのが『本人にとってコミュニケーションが取りにくい状態にしている理由は何か』ということです。本人に聞き、観察をしながら、探していくことが大事です。

看護師の中には、理由も考えず、探したりもせずに、『認知症だからコミュニケーションが取れない』と言う人がいますが、そのような間違った固定観念ゆえに、本人の辛さを理解することができず、その人を助けられる機会を失ってしまうことがあります。

コミュニケーションが取れないことは、本人にとってとても辛く、苦しいことです。それ以上に、コミュニケーションが取れないと勘違いされ続けることは、本人の尊厳を脅かすことにつながります。本当の理由を見つけるために、私たちは努めないといけないと思います」（赤井信太郎さん）

くふう

名札を使って見え方・聞こえ方を確認する

患者さんの見え方・聞こえ方を確認するためにも、自己紹介のときに「看護師の馬場です」と言って、名札を患者さんにお渡しします。すると私の名前を読み上げる方が多く、その方々はよく見えていることがわかります。

中には「文字が小さくて読めないわ～」とおっしゃる方もいます。聞こえていない方は首を傾げたりします。聞こえにくい方は、会話のときに聞こえやすいほうの耳を前に出されたり、「耳が遠いのでよく聞こえないんです」などとご自身から言ってくださることもあります。（馬場直哉さん）

考えてみよう！ 聞こえない理由・見えない理由

コミュニケーションがうまく取れないと感じたら、まずは本人が聞こえているか、見えているかを確認しましょう。聞こえない、見えない理由としては以下のようなことも考えられます。これをヒントにその人の理由を考えてみましょう。

聞こえていない

〈理由としては〉

- 補聴器がない
- 補聴器の電池が切れている
- 声が高くて聞き取りにくい
- 早口で聞き取りにくい
- 耳垢が溜まっている
- 自分に話しかけられているのかわからない

など

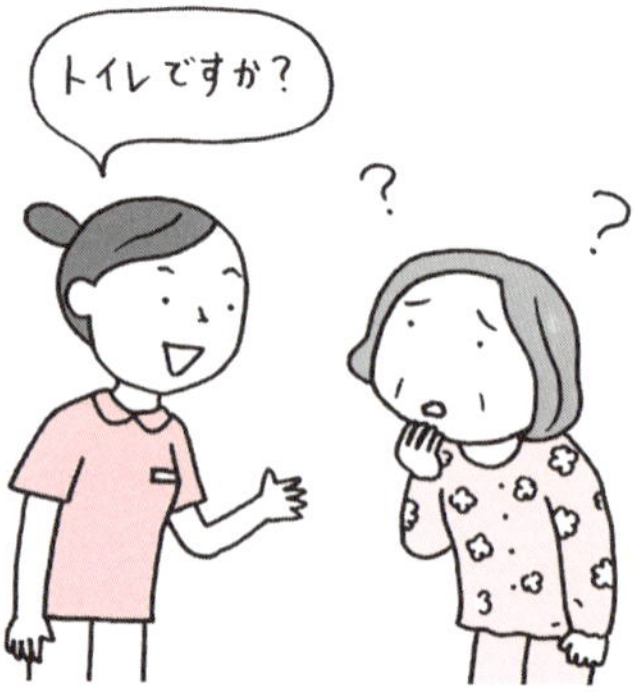

聞こえていない様子なら、理由を考えてみましょう。

説明書類などが読めていない

〈理由としては〉

- 眼鏡がない（老眼鏡がない）
- 視野が狭くなっていて、看護師がきちんと見えていない
- 文字が小さすぎる
- 書いてある文章が難しすぎる（理解しにくい書き方をしている）
- 書いてある文字の色が見にくい
- 周囲が暗い場所である
- 専門用語がわからない

など

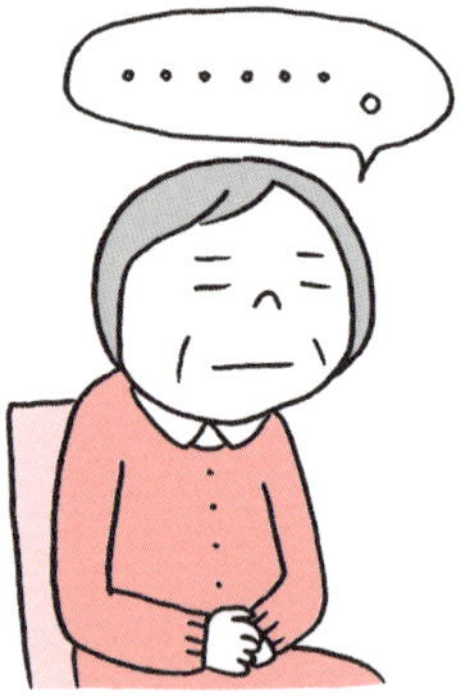

書類を見たあと、理解しているように見えなかったら、理由を考えてみましょう。

復習

難聴とは

難聴とは、音が耳に入ってから脳に伝わるまでのどこかの段階で障害が起こり、音が聞こえにくい状態のことを言います。

難聴の種類

伝音難聴

外耳や中耳になんらかの障害があることで起こる。外耳道炎、急性中耳炎などは薬物投与などで改善することが多い。滲出性中耳炎、鼓膜穿孔（慢性中耳炎）、耳硬化症などは手術で改善することもあるが、補聴器の使用により聞こえが問題なくなることも多い。

感音難聴

内耳、蝸牛神経、脳の障害によって起こる。突発性難聴や騒音性難聴、加齢性難聴、先天性難聴などがある。加齢性難聴の場合、補聴器で聞こえを補うことで、生活の質を改善させることができる。

混合性難聴

伝音難聴と感音難聴の二つが合併した難聴。症状に応じた治療や補聴器使用の選択肢がある。

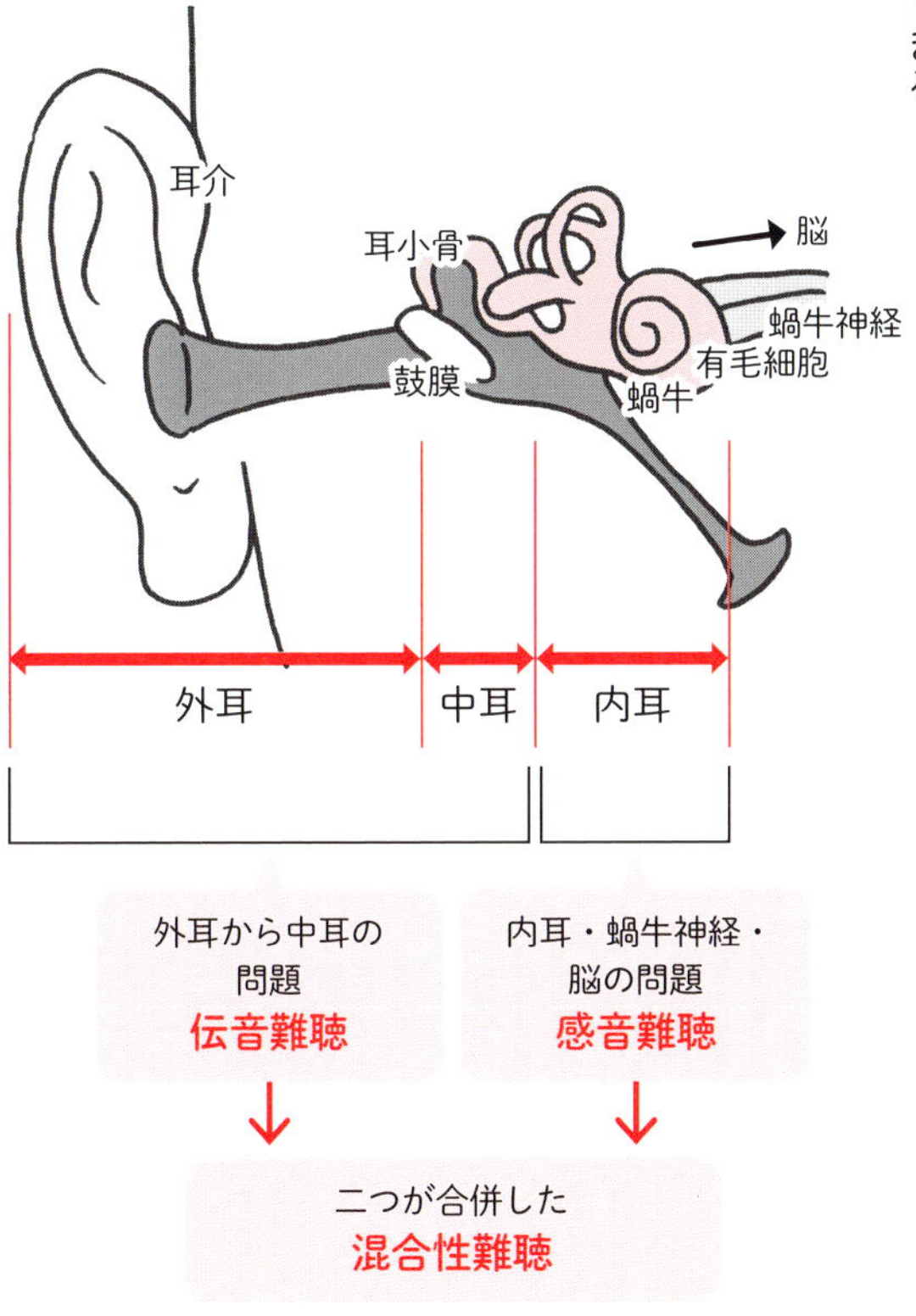

参考資料：一般社団法人日本耳鼻咽喉科頭頸部外科学会
https://www.jibika.or.jp/owned/hwel/hearingloss/（参照2024-11-1）

加齢に伴う難聴は40代、高音域から始まる

加齢による聴力の低下は40代から、一般的に高音域が聞き取りにくくなることから始まります。進み方は人によって異なりますが、60代になると、聞こえの悪さを自覚する人が急激に増えていきます。「軽度難聴」レベルまで聴力が低下する音域が増えるためです。70代になると「軽度難聴」から「中等度難聴」レベルまで、ほとんどの音域の聴力が低下します。難聴に悩む人は、65～74歳では3人に1人、75歳以上では約半数と言われています。このような、加齢に伴う耳の生理的変化によって起こる難聴のことを加齢性難聴（老人性難聴）と言います。基本的に感音難聴ですが、混合性難聴もみられます。

くふう

文節を区切り単語を際立たせる

難聴の人と話すときは、文章を文節で区切ります。たとえば「リハビリに行きましょうか？」は「リハビリ、行きましょうか？」と区切り、区切ったところの間を少し開けます。すると「リハビリ」という単語が際立ち、聞き取りやすくなります。（赤井信太郎さん）

- リハビリに行きましょうか？ ← リハビリ、行きますか？
- ごはんを食べませんか？ ← ごはん、食べますか？
- 薬を飲む時間です。 ← 薬、飲みますか？
- ご家族がお見えです。 ← ご家族、来ましたよ。

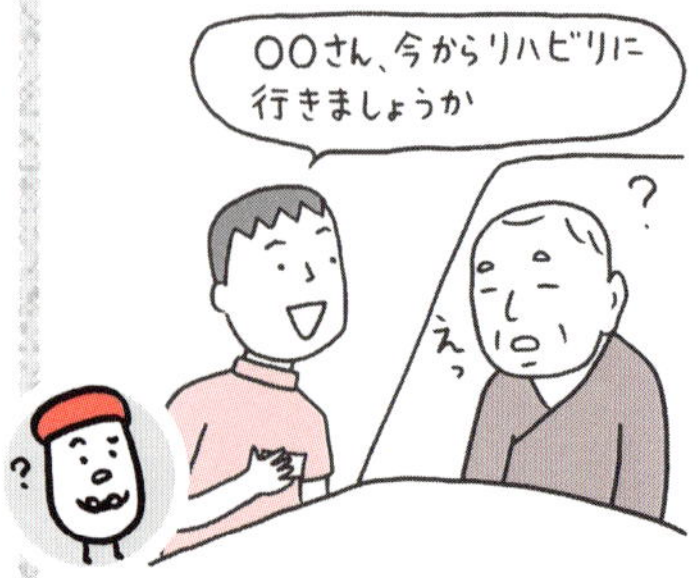
○○さん、今からリハビリに行きましょうか
?
えっ

人によってはなめらかに話をすると、音だけが響いて、言葉として聞こえないことがあります。

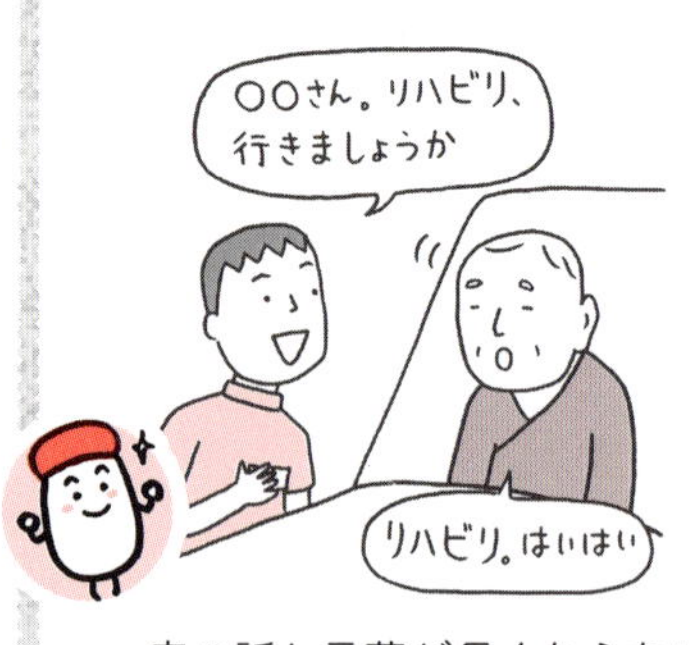
○○さん。リハビリ、行きましょうか
リハビリ。はいはい

一度の話し言葉が長くならないようにし、さらに文節で区切ると、単語が聞き取りやすくなります。

難聴の方のために話し方を工夫する

難聴の方が少しでも聞きやすいように話し方を工夫しましょう。おもなポイントは以下の四つです。

1 高すぎず、低すぎない声で話す

聴力の低下は高音域から始まりますが、次第に低音域も低下していきます。話し声は高すぎず、低すぎないくらいを意識するようにしましょう。

2 はっきり、ゆっくりと話す

カ行、サ行、タ行の音は、聞き間違えやすいため、特に言葉の頭はしっかりと発音するようにしましょう。はっきり、ゆっくりと話すことが大事です。早口では、音と音の区切りがわからなくなります。声だけでなく、文字やジェスチャーなどを使って、伝えていくようにしましょう。

3 大きすぎない声で話す

大きすぎる声はかえって聞き取りにくくなります。少しだけ大きめの声で話すようにしましょう（P19参照）。

4 できるだけ静かな場所で話す

小さな音は聞こえづらく、少し大きな音に対してうるさいと感じる人が多いです。賑やかな場所よりも静かな場所で会話するようにしましょう（P106参照）。

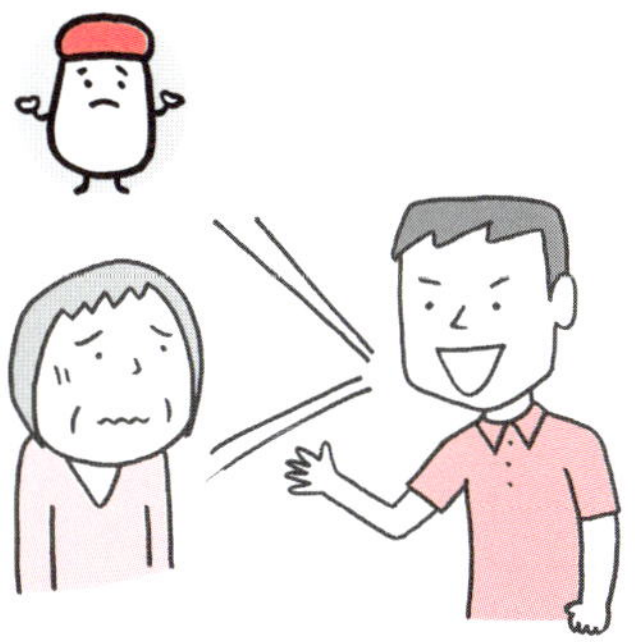

高い音は聞こえづらく、また人によっては不愉快に感じることもあります。

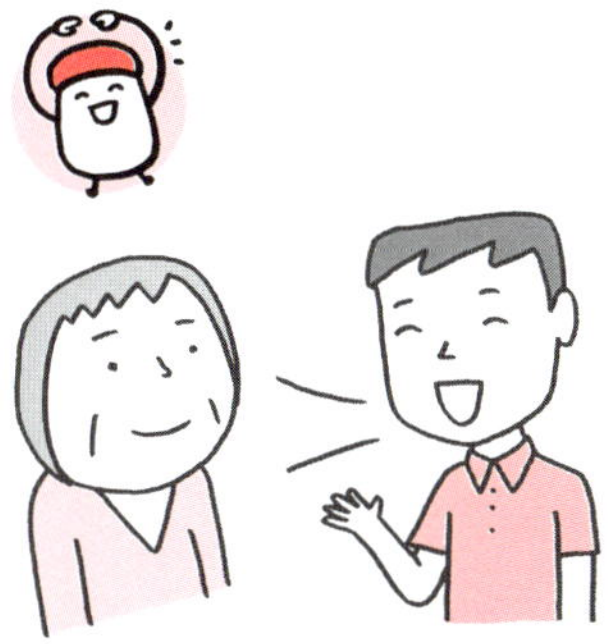

少しだけ低めの、落ち着いた声で話すようにしましょう。

マスクをしているときは、意識して目元の表情を豊かにするといいでしょう。

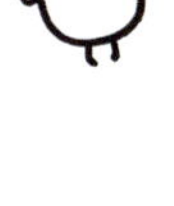

復習

失語症とは

失語症とは、脳卒中や脳腫瘍などの病気や事故が原因で、脳の中でも言葉をつかさどる領域に損傷を受け、「聴く」「話す」「読む」「書く」といったことが不自由になる障害（言語機能障害）です。

失語症のタイプ

損傷されている脳の部位によって、異なる失語症状が現れ、失語のタイプが分類されます。代表的なタイプは次の4種類です。

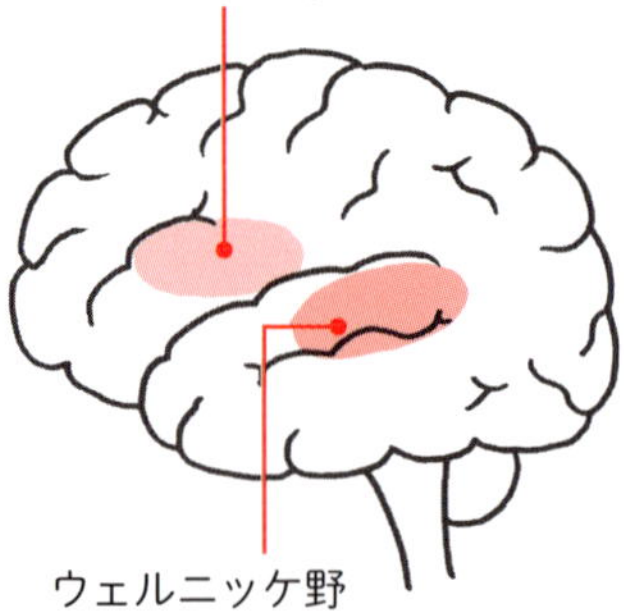

ブローカ（非流暢性、表出性、運動性）失語

相手の言う言葉を聞いて理解することはできるが、自分の思うことをすらすらとなめらかに話すことができない。特に、言葉の始めの音が出にくく、苦労する。書字障害（非流暢性失書［nonfluent agraphia］）

［原因病変の部位］左前頭皮質または前頭頭頂領域（ブローカ野を含む）における大きな病変

ウェルニッケ（流暢性、感覚性、感覚）失語

相手の言う言葉を聞いて理解することが難しい。なめらかに話せるが、言い間違い（錯語）が多い。会話が成立しにくい。読み間違い（失読）、流暢性失書（fluent agraphia）

［原因病変の部位］左側頭頭頂皮質（ウェルニッケ野を含む）における大きな病変

伝導失語

「りんご」が「きんご」「りんげ」になるような字性錯語（言葉の一部の言い誤り）が多く誤りに気づいて言い直そうとするため、発話の流れが妨げられる。聞いて理解する能力はある。読解はでき、書字は障害されない。

［原因病変の部位］左半球における皮質下病変（しばしば上側頭回の下または下頭頂葉の下）

全失語

「聴く・話す・読む・書く」の全ての言語機能に重度の障害が起きている。読み書きは強く障害される。発語は全くないか、無意味な一語を発するのみ。相手の言う言葉はほとんど理解できない。

［原因病変の部位］左前頭側頭頭頂皮質（ブローカ野およびウェルニッケ野を含む）における大きな病変

聞くとき、話すときに気をつけたいこと

その人の症状に合わせて、話を聞く、伝える工夫をしましょう。このとき、失語症により、今まで通りにいかないストレスや悲しみ、苛立ちを理解することが大事です。

失語症がある人の判断力や記憶は保たれています。その人らしさも変わりません。短く、単純な言葉を選ぶことから、まるで幼い子に話しかけるような言い方にならないように注意します。

話しやすい、聞きやすい環境を選び、相手の思いを少しでも知りたいという気持ちで聞き、話すようにしましょう。具体的には以下のことを大切にします。

聞くときの姿勢

- 言葉が出てくるのをじっと待つ
- 言葉を最後まで聞く（途中で先回りして、これから言いたいと思われることを話すのは、行きすぎるとその人の意欲を奪ったり、意思が正しく伝わらなかったりすることがある）
- 言いたい単語が見つからないときは、選択肢を挙げる（写真やイラストが役立つことがある）
- 体全体から発するメッセージも受け取る（身振り、手振り、顔の表情などからも伝えたいことを察する）

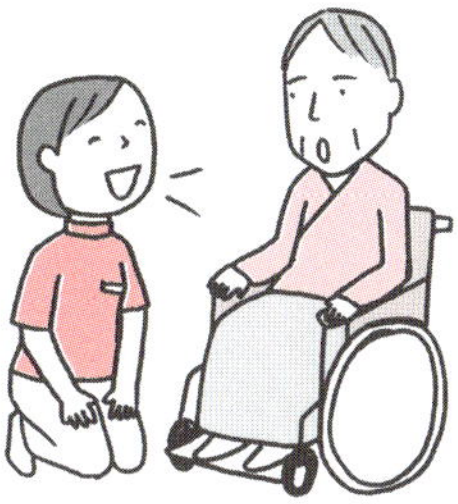

視線を合わせて話を聞き、「聞いていますよ」ということを伝えるために、相づちを打ちます。

話しかけるときの姿勢

- ゆっくり、はっきり、短い言葉で話す
- わかりやすい言葉を使う
- 表情やジェスチャーも使う
- 写真やイラストなども使う
- 平仮名よりも漢字を使うほうが意味が伝わりやすい場合が多い
- 意見を聞く場合は、「はい」「いいえ」で答えやすい質問にする

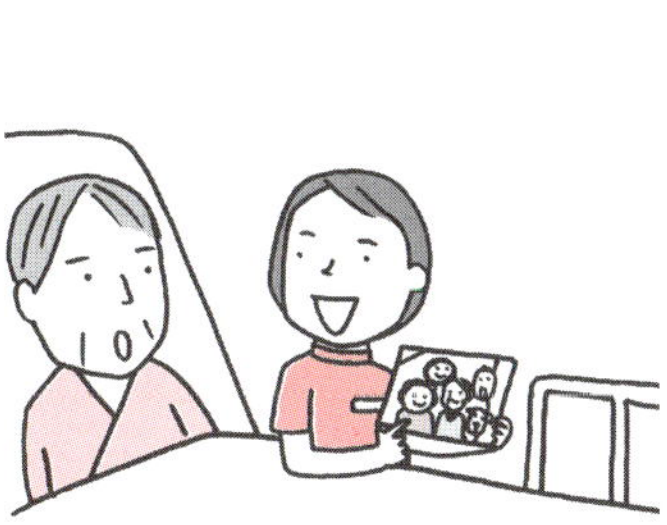

写真やイラストを使うと伝わりやすいことがあります。

参考資料：MSDマニュアル　プロフェッショナル版　失語　https://www.msdmanuals.com/ja-jp/professional/07-神経疾患/脳葉の機能および機能障害/失語#病因_v21855267_ja　東京都江東区役所　みんなで知ろう失語症のこと（令和５年度掲載）　https://www.city.koto.lg.jp/011501/kuse/koho/kuho/hakko/column/r5column2-1.html　鳥取医療センター　失語症　https://tottori.hosp.go.jp/section/cnt1_00024.html（参照2024-11-1）

できるだけ頻回にベッドサイドへ行く

ケアのときの会話だけでは、患者さんを知ることや、関係性をつくっていくことは難しいです。用事がないときでも、患者さんを訪れる機会をつくりましょう。

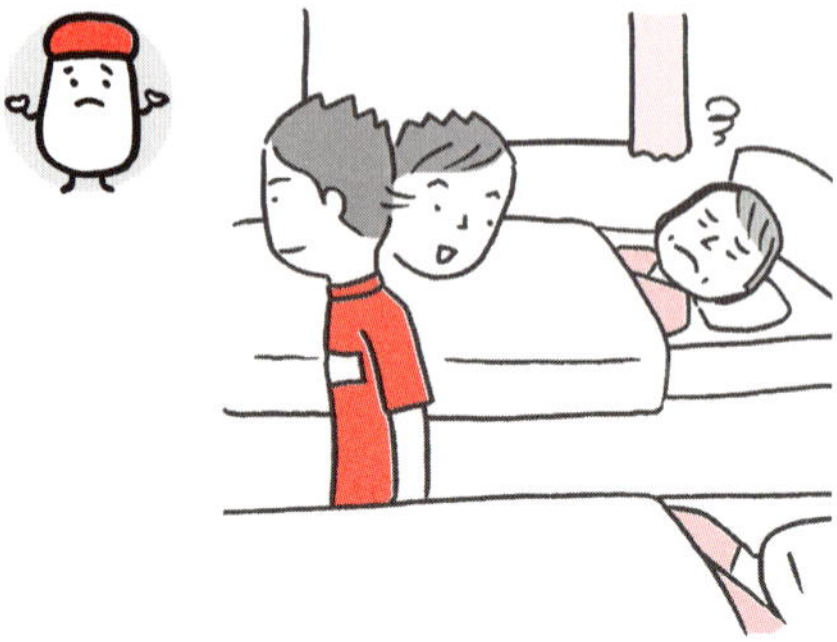

用事があり訪ねた患者さんと同じ部屋の、ほかの患者さんを素通りしていませんか？

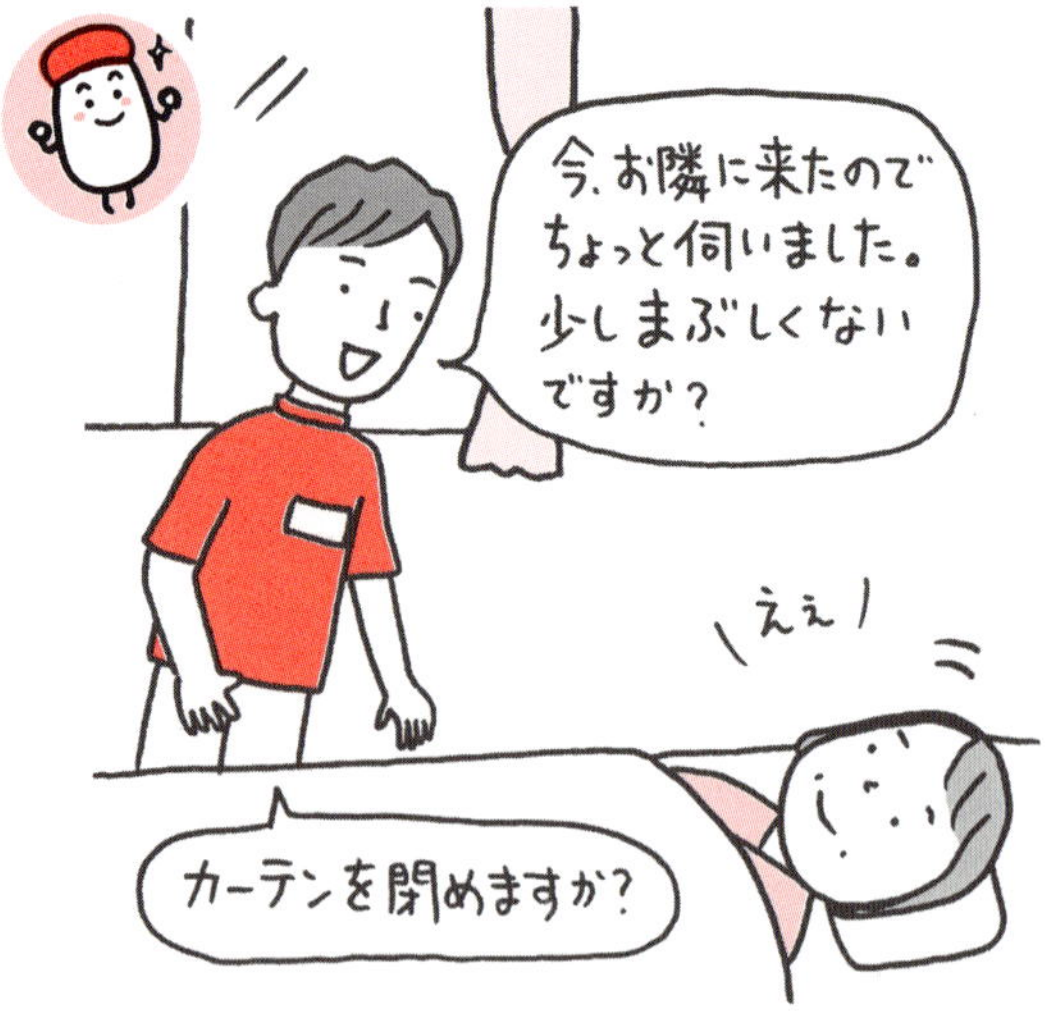

今、お隣に来たのでちょっと伺いました。少しまぶしくないですか？
ええ
カーテンを閉めますか？

うまくコミュニケーションが取れないと感じている患者さんが、用事があり訪ねた患者さんと同じ部屋にいたら、声をかけてみましょう。

後輩 もっとコミュニケーションを取りたいと思っている患者さんがいるのですが、なかなかお話しする機会がなくて……。

先輩 やるべきことがたくさんあって、なかなか時間がつくれないものですよね。たとえば、その方が大部屋にいるなら、同じ部屋の患者さんを訪ねたときに立ち寄るのはどうでしょう？

後輩 それはしてこなかったです。次にすることで頭がいっぱいで。

先輩 ほんの少しでも声をかけると、気にしているという思いが伝わると思います。

後輩 お話が長くなるといけないという思いもあって。その場合はどうしたらいいですか？

先輩 話が長くなりそうなときは「あとでまた来ます」と約束をして、あとで5分でもいいから時間をつくれるといいのですが、できそうですか？

後輩 やってみます。

頻回に訪れることで関係性を築いていく

「一度のコミュニケーションでいい関係をつくろうと思うこと自体が少し違うのではないかと思います。『コミュニケーションがうまくいかないのはどうしてかな』と思ったら患者さんと頻回に会う、頻回に声をかける、毎回視線を合わせることが大事です。

ただし、頻回に訪れて『また来たの？』と患者さんに言われるような方法は今ひとつです。

たとえば、『エアコンの温度を確認しに来たのですが、お部屋の温度、大丈夫ですか？』とか、『隣の方のところに伺ったので、ちょっと寄りました。少しまぶしすぎませんか？　カーテン閉めましょうか？』などと、環境を整える理由をつけながら、さりげなく訪れます」（赤井信太郎さん）

くふう

特に高齢者はゆっくりと丁寧な関わり方で情報を得る

入院してすぐの患者さんについては、カルテである程度情報が取れたとしても、ベッドサイドに行って本人と話をしたときに初めてわかることがたくさんあります。

まずは相手に合わせてコミュニケーションの方法を工夫します。たとえば、症状や高齢であることなどから、一度にいろいろな話をすると負担が大きくなる方の場合は、頻回に足を運び、患者さんの様子を見ながら、一つずつ丁寧に伝えたり、お聞きしたりしています。また「先ほど説明しましたが、明日からのリハビリについて不安はないですか？」「痛みはないですか？」など、気になることがないかもお聞きしています。そして得た情報は、その都度スタッフで共有することで、ほかのスタッフもその患者さんとのコミュニケーションのコツをつかむことができて、コミュニケーションしやすくなるように感じています。（永島昌子さん）

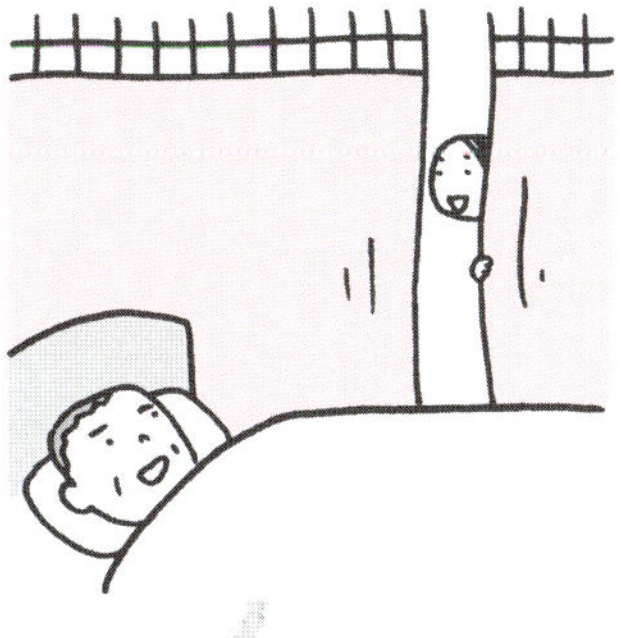

くふう

患者さんに興味をもち話題を広げ、退院支援も

患者さんと接するときに、体調の確認をするのは大事なことですが、そればかりだと「この看護師は私のこの傷のことにしか興味がないんだ」などと思われてしまうかもしれません。

私は患者さん自身を知りたいと思い、患者さんにまつわることを聞きながらコミュニケーションを取っていくようにしています。その積み重ねがあるからか、「あんたになら話してもいい」と言われることもあります。

話のはじめは「今日は晴れて、外は暑くなりそうですね」といった天気の話をすることもあります。そして、患者さんにとって興味のあることを話題にすると、よく話をしてくれます。

たとえば、環境整備のときに目に留まった趣味のものなどがあれば、それを話題にします。テーブルの上に本があれば「すごく難しそうな本を読んでいらっしゃるのですね」などと声をかけると、そこから話が広がっていくことがあり、患者さんの表情がやわらかくなることもあります。

そのような会話を続けていく中で、入院前の生活についてお話ししてくださる機会があれば、患者さんの退院後の生活のために、今どんなことをしたらいいのかということが見えてきて、退院に向けてのケアもよりスムーズに進んでいくようになります。（木村彩佳さん）

経過のよい患者さんでも声かけを忘れずに

入院が長くなってくると、最初のころよりベッドサイドに行く回数が減ることがあります。患者さんは、回復している証拠だとたぶん思ってくれているとは思うのですが、それでも「あまり来てくれないな」と思っているかもしれません。もしも急に違う症状が出たときに私たちに話しづらくなっていたら、気づくのが遅れてしまうこともあるかもしれない。そう思うと、なるべく朝1回だけでも訪室したり、用事がなくても訪ねて「変わりないですか？」「大丈夫ですか？」と聞いて、少しだけでも話す時間をつくるようにしています。（葉玉実莉さん）

対話

意思決定支援シートのための情報の集め方に悩む

後輩 西川麻奈美さん（7年目）

先輩 赤井信太郎さん

赤井　今、1年目の看護師さんからよく相談されることはどんなことでしょうか？

西川　私が所属している病棟では、意思決定支援が重要となる患者さんに対応する機会が多くあります。そのため、「意思決定支援シートを使って情報を集めるとき、どのようにしたらいいのか」という相談はよくあります。

赤井　1年目の看護師さんにはどうやって説明しているのですか？

西川　まず、なぜ意思決定支援シートを使うかということを患者さんに知ってもらう必要があると伝えます。そうでないと「なんで急に、過去、今、これからのことを根掘り葉掘り聞かれなければいけないんだ」「デリケートな部分をどんどん聞いてこられて嫌だ」という感情を患者さんがもってしまいかねません。殻に閉じこもって本心を言ってもらえなくなる可能性もあるので、話の入り方などのアドバイスはしています。

赤井　かなり具体的にアドバイスをしているのですね。

西川　はい。たとえば、がんの患者さんだったら、「今、〇〇さんが思っている気持ちを大事にしたいので、いろいろとお聞きしてもいいですか？　治療に対してどう思っているのか？　これからどうしていきたいのか？　といったことを質問させてください。この意思決定支援シートというのにそのような質問項目があるので、聞かせていただいてもいいでしょうか」と伝え、「このシートがあると、これからの治療や入院などでたびたび病院にいらっしゃるときに、〇〇さんが考えていらしたことを振り返ることができます。〇〇さんがこれからのことを考えるために役に立ちますので、ぜひご協力をお願いします」と、このシートの必要性をお伝えすると、承諾してもらいやすいです、と伝えます。

　また、繰り返し入院される方には、このシートを使って、「あのときはこのような思いがあったようです。今はどんなふうに思っていますか？」とお聞きするとお話ししやすいです、と伝えます。

そして、1年目の看護師さんには一度患者さんの立場になってもらい模擬練習をして「私の今の言い方、どうだった？」と振り返り、自分の練習体験を現場でのケアにつなげていくような取り組みをしています。

質問するタイミングは慎重に！

赤井　西川さん自身はどのようなタイミングで、意思決定支援シートにある質問を患者さんにしているのですか？

西川　そうですね、空気を読むというか……。

治療は今どの段階で、患者さんはどこまで病気を受け入れているのかを確認しながら質問させていただくタイミングを狙います。

たとえば、抗がん剤を使っての治療を行うと1週間くらいは副作用で辛いのでその時期は避けますが、ベッドサイドに行ってのコミュニケーションは取り続けます。副作用が落ち着いたり、退院など次のステップが見えてきたりしたところを一つのタイミングとして、意思決定支援シートをもってベッドサイドへ行き、「今後のことでちょっと今、聞いておいてもいいですか？」と声かけします。

ベッドサイドへ通うことで質問時間をスムーズにつくる

赤井　よいタイミングというのは、どんな患者さんにも共通する雰囲気や仕草から測ったりするのですか？

西川　私はよくベッドサイドに行くので、行くと患者さんから話しかけてくれます。廊下で会っても「おー」と挨拶みたいな雰囲気になってお話しすることもあります。

「意思決定支援シートに書き込む段階の方のベッドサイドには行きにくい」と言う看護師もいます。シビアな話になると避けてしまいがちなのですが、そこを避けてしまうとなかなか深いところの話まで患者さんとすることができません。私は、とにかくベッドサイドに行って話すことを一番大事にしています。

赤井　ベッドサイドにできるだけ行くことと、患者さんから廊下で

「おー」と話しかけられるような距離感が縮まったタイミングですね。

西川　そうですね。関係性ができたかな、というタイミング。それと、治療や病気の受け入れの状況と照らし合わせて、です。

　意識的に動かないとなかなかうまくいかないと思っています。1年目のときから先輩に「とにかく患者さんのところに行ってしっかり話をしないと何も始まらないよ」と言われてきました。病気の症状だけを見て精神的な面はフォローせずにいると、急に体調が悪くなったとき「今後、どうする?」という意思決定を本人がしていくための力にあまりなれないから、と。

赤井　看護師がベッドサイドに行くことを避けがちな患者さんの状況だからこそ、まずはベッドサイドに行くということが価値をもつと、先輩から教えてもらったということですね。そこで話すか別の場所で話すかはそれから決めるとして、まずはベッドサイドに行く。そして、ちゃんと視線を合わせて、挨拶をして。

西川　はい、基本的なこと。それが、大事だと思います。

　今日はお話できそうだなと思ったら、意思決定支援シートを使う理由をお伝えしてから質問させていただきます。全てを一度でお聞きできることもありますが、何回か通ってお聞きすることもあります。

　たとえば、患者さんが途中で泣き出してしまったり、これ以上話したくない様子を見せたりしたときは、決して無理に聞くことはしません。「またあらためてお話しさせてください」とお伝えして、次の日などにまた訪室するようにしています。患者さんが今の思いを素直に話してくださることが大事なので、できるだけ患者さんのペースにこちらが合わせながら、情報を集めていくようにしています。

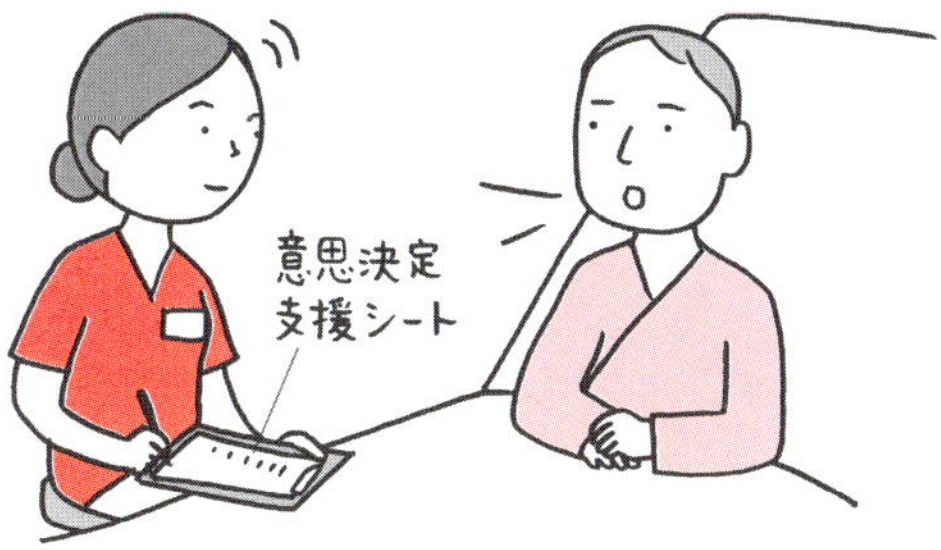

対話

患者さんと話す時間をどうつくる？

中田貴子さん

赤井信太郎さん

馬場直哉さん

川上喜久男さん

中田　気持ちの余裕をもって患者さんと接する時間をもつことがなかなかできないという声をよく聞きます。

赤井　でもできる人はしていますよね。

中田　その違いは何なんでしょうか。

赤井　時間の取り方だと思うのです。「3分間だけ焦点を絞って聞く」という技術があると、違うのではないかと思います。

　多分、みなさん忙しい中でも、今、どの方を優先して時間を使うのかという選別を自然にしていますよね。

　たとえば、寝ている方はあとにして、この時間ならあの方のベッドサイドに行こうと思って訪れます。そして患者さんには「今から、10時までの3分間ほどですが、お話ができますけど、いかがですか」と先に使える時間を伝えてからお話をして、時間になったら「10時になったので申し訳ないですけど、また午後の3時に来ます」と伝えて部屋を出ます。

中田　確かに、患者さんに「話してもいいんだ」と思ってもらえるような雰囲気を自分でつくることができれば、3分でも十分お話しできるのではないかと思います。

話しやすい雰囲気をつくり最後のお礼を欠かさない

赤井　あなただけの時間、というのを伝えていくということですね。

中田　はい。自分がすぐにこの場を去る人ではなく、留まる人だというのが伝わる雰囲気をつくっていきます。

　私は、ベッドサイドに行ったら、まずは自己紹介をして、頭を下げて、患者さんに心の準備をしてもらったあと、椅子があったら座ります。椅子がなかったら、しゃがんで話します。視線を合わせ、距離感は適度に保ちながら「今、私は、あなたのところにいて大丈夫なんです」という雰囲気を出していきます。

　そして話の最後には必ず「ありがとうございました」と言って、これで終わりですということを伝えます。特に、認知症がある人の中には、終わりがないとわからなくなってしまう方もいるので「これで終わります」と伝えています。

馬場　僕も、会話が終わるときにお礼を言うのは大事だと思っています。「この時間を僕のために使ってくれてありがとう」という気持ちで伝えます。すると「自分のために来てくれたんだ」と思ってくださるようで、患者さんがすごくいい顔をしてくれることも多いです。

「困りごとはありませんか？」の声かけがきっかけになる

馬場　患者さんが話しやすい声かけというのも大事にしています。たとえば、「入院すると困りごとがたくさんある人が多いのです。どうですか？」とお話しすると、大体の方が何かしら困っていることを教えてくれます。それが会話のきっかけになっていきます。

川上　僕も同じです。「急な入院だったので、いろいろわからなくて当然だと思います。そのために僕たちがいるのですから、遠慮なく使ってください」と言いながら、困りごとを聞いてまわっています。特に高齢の方は遠慮していたり、迷惑をかけたくないと言う方ばかりなので、「遠慮しないでください。これが仕事だから迷惑ではありません」と言わないといけないのです。

全員　（笑）

川上　「言いたいときは言わないといけないし、お腹が空いたらお腹が空いたって言わないといけません。本当に我慢したらいけません」と言っています。こんなふうにちょっとクッションを置きながら話をしていると、ほとんどの患者さんは話してくださるようになります。

赤井　やわらかい話し方を意識するというのはいいですね。

川上　中には何も困っていないという方もいますが、そういうときは「話すのが面倒なのかな」とか、「今は話す気分ではないのかな」ということを考えながらお話をして、最後に「質問して申し訳なかったです」という謝罪を入れながら、「聞かせていただいてありがとうございます」と気持ちを伝えています。

別室へ移動する

騒音の中では集中できない患者さんもいます。その場合は、静かな別室に移動することが、気持ちよく会話できるためのとても大切な条件になります。

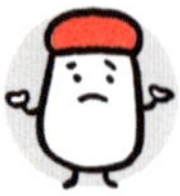

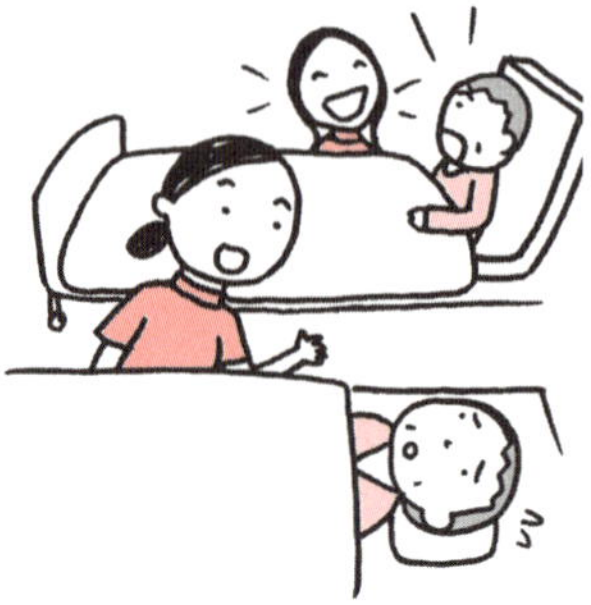

いろいろな音がある場所で、必要な音だけを聞く力が弱い人もいます。

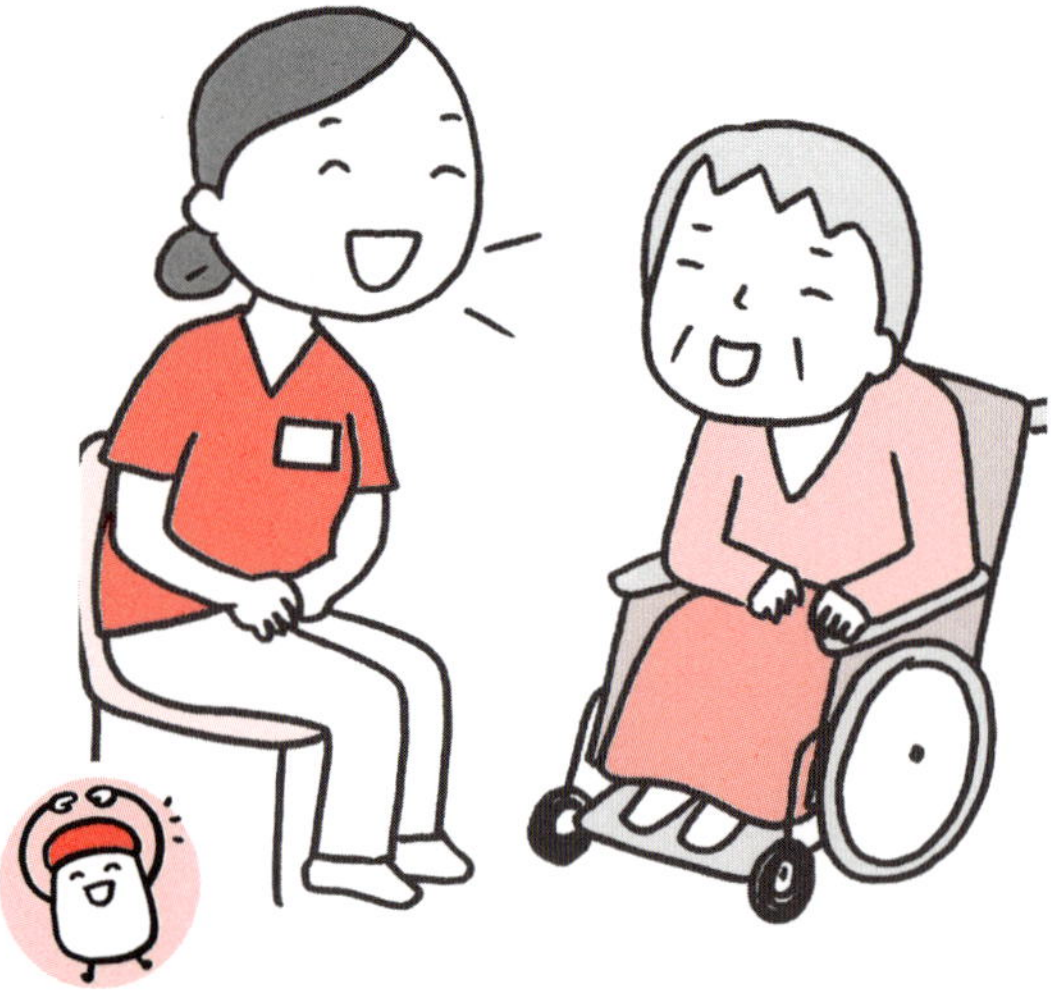

騒音が苦手な人にとって、たくさんの音がある環境は辛く感じます。そのような方と話をするときは、できるだけ静かな環境を選ぶようにしましょう。

いつもはスムーズに会話ができているのですが、まわりの音や人の動きが気になると、視線がキョロキョロしてしまい、話が耳に入らなくなってしまう患者さんがいます。
どうやったら話に集中してもらえるのでしょうか。

誰でも音や人の動きは気になるものですよね。つい意識がそちらに向いてしまい、話しかけられても耳に入ってこないこともあります。
もしも、大事なことを伝えたい、話したいときは、そのような音や人の動きが気にならない場所に移動したり、間仕切りカーテンを閉めて話をしたりの工夫が必要になります。

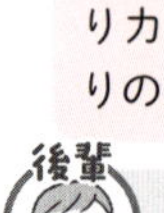

やってみます。

もしもその患者さんが聴覚過敏や複雑性注意障害などにより騒音が苦手である場合は、特に配慮が必要になります。集中できないことを悪いことと捉えるのではなく、その理由を探ることが大事ですね。

聴覚過敏の人などは静かな環境が必要

会話をするために環境を変えることが、患者さんにとって必要なときがあります。特に聴覚過敏の人、ASD（自閉スペクトラム症）の人、ADHD（注意欠如・多動症）の人、複雑性注意障害がある人などは、騒がしい環境の中では話に集中することが難しくなります。大部屋であるなど騒音が気になるところにいる場合は、患者さんの同意を得たうえで、静かな環境が保たれる別室へ移動しましょう。

移動できない場合はカーテンをしっかり閉める

また、大部屋に入院している患者さんと話をするとき、同じ部屋の人たちには聞かれたくないと思われる話題のときも、別室へ移動しましょう。移動が難しい場合は、間仕切りカーテンを閉めてお話しします。

「今後の治療について医師から説明があったあと本人がどのように受け止めているのかをお聞きしたい、といったデリケートなお話をするときは、カーテンをしっかりと閉め、患者さんの近くで会話するなど、ほかの患者さんには聞こえないような配慮をしています。それでも少しは声がカーテンの外に漏れてしまうので、本人の病名や薬の名前などは会話の中で使わないようにしています。

また、認知症がある人の認知機能検査（改訂長谷川式簡易知能検査）をするときも、本人の尊厳に関わることなので、必ずカーテンを閉めます。質問をきちんと伝えなくてはいけないので、声を小さくするのは難しいのですが、できるだけ本人の近くでお話しするようにしています」（川上喜久男さん）

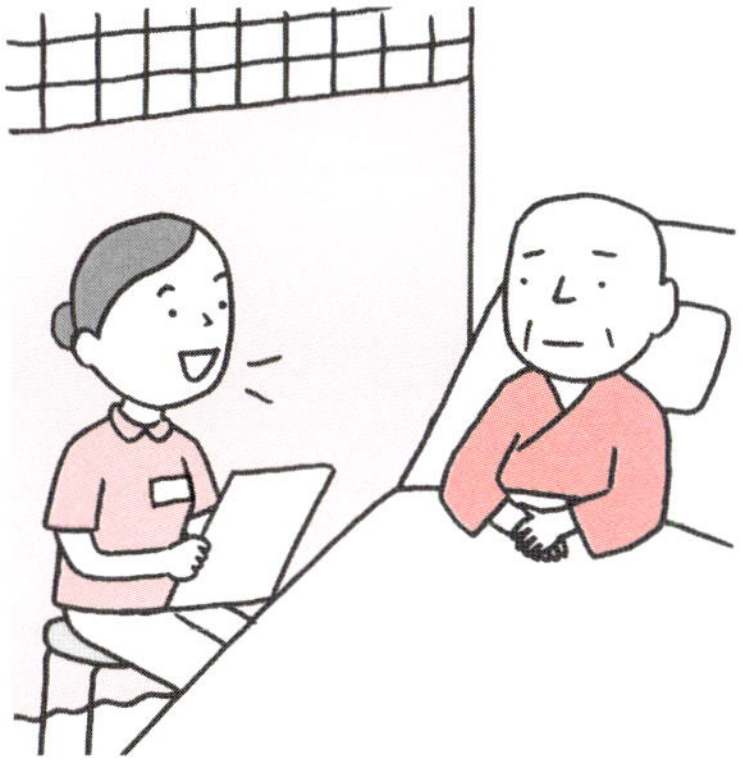

移動をするのがベストですが、それが難しい場合は、間仕切りカーテンを閉めて話をしましょう。このとき、デリケートなことについては、声に出さずに紙に書いて伝えるなど配慮をしましょう。

患者さんの言葉を待つ

日ごろから、患者さんの気持ちを聞きたいと思うのであれば、患者さんの話す機会を奪わないように、患者さんの言葉を待つ習慣を身につけましょう。

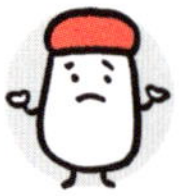

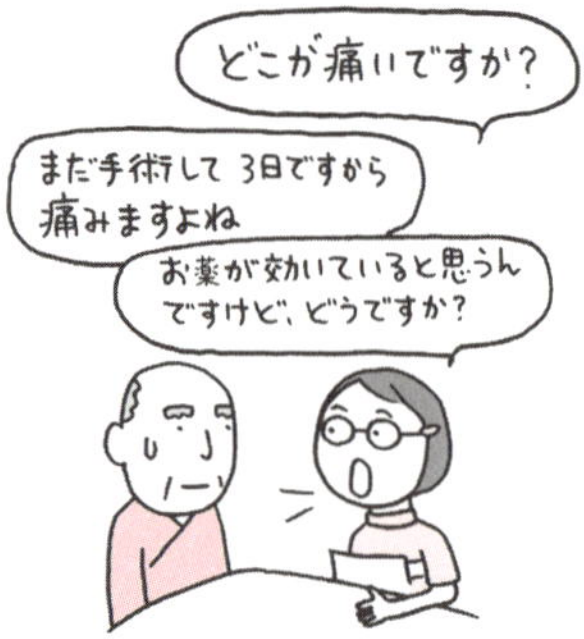
どこが痛いですか？
まだ手術して 3日ですから痛みますよね
お薬が効いていると思うんですけど、どうですか？

自分が話すことに夢中になって、患者さんからの返事を待つことなく、話し続けていることはありませんか？

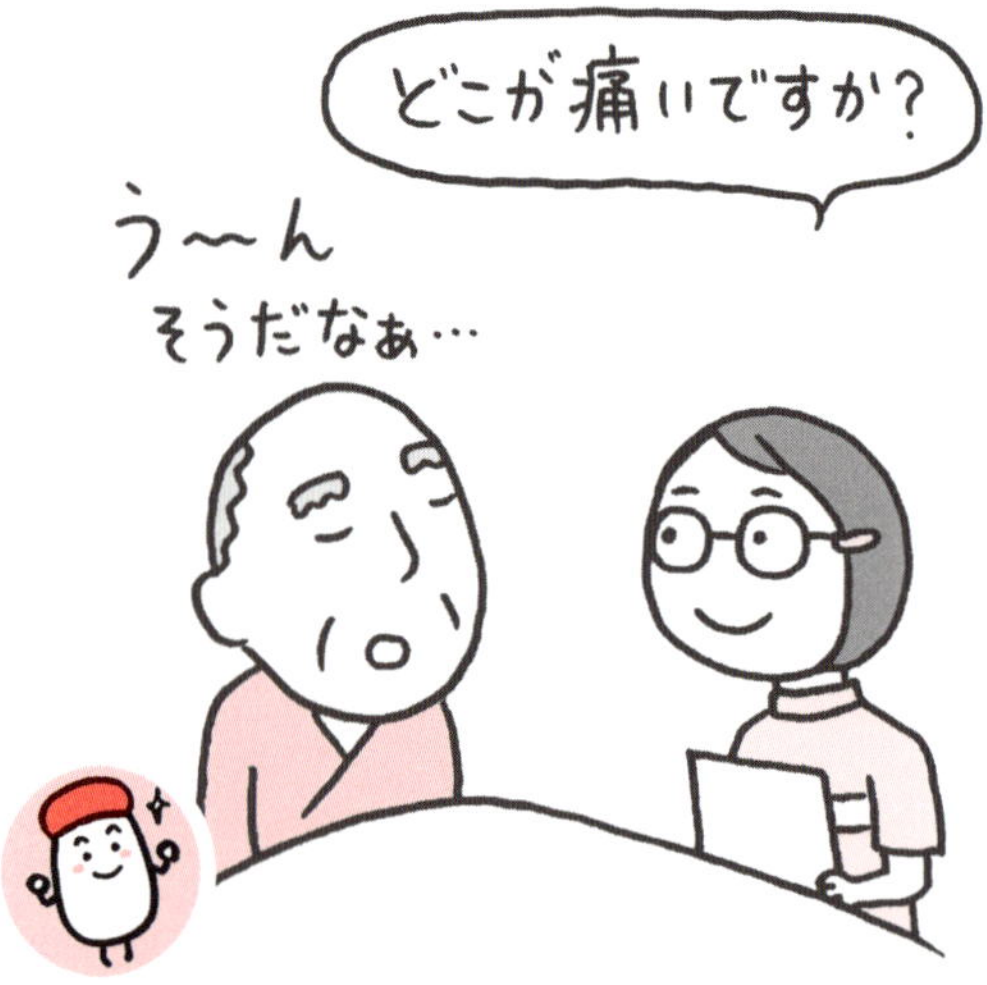
どこが痛いですか？
う〜ん
そうだなぁ…

質問するときはできるだけわかりやすく、短い言葉で伝えて、返事を待ちましょう。特に患者さんの気持ちを聞きたいときは、じっくりと待つことが大事です。

後輩 患者さんに質問をするときも時間が気になり、次から次へと質問をしていくので申し訳ない気持ちになります。

先輩 患者さんの気持ちを聞くというよりも、その後の処置のために聞くような決まりきった質問であれば、ある程度はテキパキと聞いていいと思います。
経験が長い看護師ならこれが何のための質問で、その答えによってはどうするのかなどということが想像できるので、質問の優先順位を考えたり、ときには質問をスキップしたりという臨機応変な対応ができているのかもしれません。

後輩 私もそんなふうになれるのでしょうか。

先輩 今後の積み重ねで同じような力がついてくるはずです。だから今は、そのままでいいと思います。ただ、患者さんが話をしているときは最後まで聞くことと、質問の最後に患者さんからの答えを復唱して間違いがないか確認するのだけは忘れないようにしてくださいね。

一つ質問をしたら返事を言い終わるまで待つ

患者さんからの言葉を待たずに、どんどん話をすることはありませんか？「たとえば、矢継ぎ早に症状についての質問をすれば、患者さんは考える余裕もなく『はい、大丈夫です』『痛くないです』などと返事をするだけで精一杯になってしまいます。あとで患者さんは『ああ、本当は聞きたいことがあったのに……』と思うかもしれません。それが繰り返されれば『忙しい看護師さんに話しかけるのは申し訳ない』と思うようになり、我慢することが出てくるかもしれません。一つ質問をしたら、患者さんがそれに対しての返事を言い終わるまで待つことが大事です」（河島智子さん）

患者さんの気持ちを一つずつ確認しながら進める

言葉（返事）が待てない大きな理由の一つに「焦り」が考えられます。

「1年目のときは、急性期病棟ということもあり、時間に追われていて、『これでいいですか』『いいですね』と、まくし立てて承諾を得るみたいな感じになっていたことがありました。しかし、10年くらい上の先輩が、患者さんの気持ちを一つずつ丁寧に確認しながら進めている姿を見て、とても刺激を受けました。『この患者さんのところで私が止まってしまうと次につながらない』という焦りもあり葛藤するのですが、まくし立てるような言い方はせずに患者さんの言葉を待つようにしたいと思っています」（本地葵さん）

ササッと答えだけを確認したときは必ず復唱を

「ルーティーンで聞かなくてはいけない質問などは、どうしてもササッと聞いてしまうことがあるかもしれません。その場合は、患者さんからの答えを復唱して、確認することが大事です。言い間違いや聞き間違いがあるかもしれないのと、復唱することで何か患者さんから一言伝えたいことが出てくる可能性があるからです。

たとえば『痛みはありますか？』との質問に『いいえ』と答えていたので、復唱のときに『痛いところはない、とおっしゃったけれど、それでいいですか？』と聞いたら、『痛いところはあります』と答えた方がいました。復唱のときに少し言い方を変えることで、

聞き間違いに気づくこともあるのです」（赤井信太郎さん）

「話せない」という偏見が患者さんの声をふさぐ

もう一つ、返事（言葉）が待てない理由として、その人が「理解ができない」「話せない」といった思い込みも考えられます。特に言語障害がある人、知的障害がある人、高齢者、認知症がある人などに対してそのような偏見から、返事を待つことなく進めていくことは、コミュニケーションを自ら放棄したことになります。

その人に伝わりやすい方法で話し、言葉をじっくりと待つようにします。

くふう

意図的に無言のまま一緒の時間を過ごす

昔はできませんでしたが、今は、患者さんと会話のない無言の状態を一緒に過ごすことに耐えられるようになりました。

たとえば、認知症がある人が長椅子に座って怒っていたとき、「お隣、失礼します」と声をかけてスッと座り、しばらくは無言のままでいます。時間にしたら2～3分ですが、人と一緒にいる2～3分の無言状態は、案外苦痛なんです。すると、ポツリポツリと相手から何か言葉が出てきます。「こんなところで何をしているの？」とか「（配膳を見て）飯か」とか。そこから話を始めます。

看護師は患者さんといるとき、無言でいてはいけない、何か話さなくてはいけない、という意識が自然と働くのではないかと思います。しかし、ときには意図的に、無言のまま患者さんと一緒に過ごすことは、効果的で大事だと感じています。

たとえば、医師からの診断や治療の説明のあと、「患者さんはきっとショックを受けているだろうな」と思うときは、ベッドサイドを訪ね「どんな声をかけたらいいのかな」と思うときは、ベッドサイドを訪ねたとき、患者さんのそばにいて、しばらく無言で患者さんからの言葉を待つことがあります。相手次第ではありますが、これも技術の一つだと感じています。（田中久美さん）

くふう

じっくりと待って本当の気持ちを聞く

たとえば「今からリハビリです」と声をかけたら、患者さんが「今日はあんまり……」と応えたとき、あなたならどうしますか？

「リハビリ、行かなくてはよくなりませんよ」と、少し怖がらせるような言葉をかけてしまいますか？「そんなこと言わずに、リハビリ、行きましょうよ」と、誘う言葉を言いますか？それよりも、まずは本人からの言葉を待ってみませんか？

患者さん 今日はあんまり……。
看護師 どうされたんですか？
患者さん （無言）
〈しばらくしてから〉
看護師 何かあったんですか？
患者さん （無言）
〈しばらくしてから〉
患者さん 今日はあんまり、どうされたのですか？
看護師 今日はあんまり……。
患者さん リハビリに行きたくない。よくならない。意味がない。
看護師 （カルテ情報から）お天気がいいときは、いつもお孫さんと近くのコンビニまで行ってお買い物されていたようですね。
患者さん そう。楽しみだった。
看護師 30分車椅子に座れたら、家からコンビニまでお孫さんと買い物に行って帰ってこられますね。どうしますか？　車椅子の練習……。
患者さん ……がんばってみる。

本人からの言葉をじっと待つことで、本当の気持ちを聞くことができた経験が今までにたくさんあります。（赤井信太郎さん）

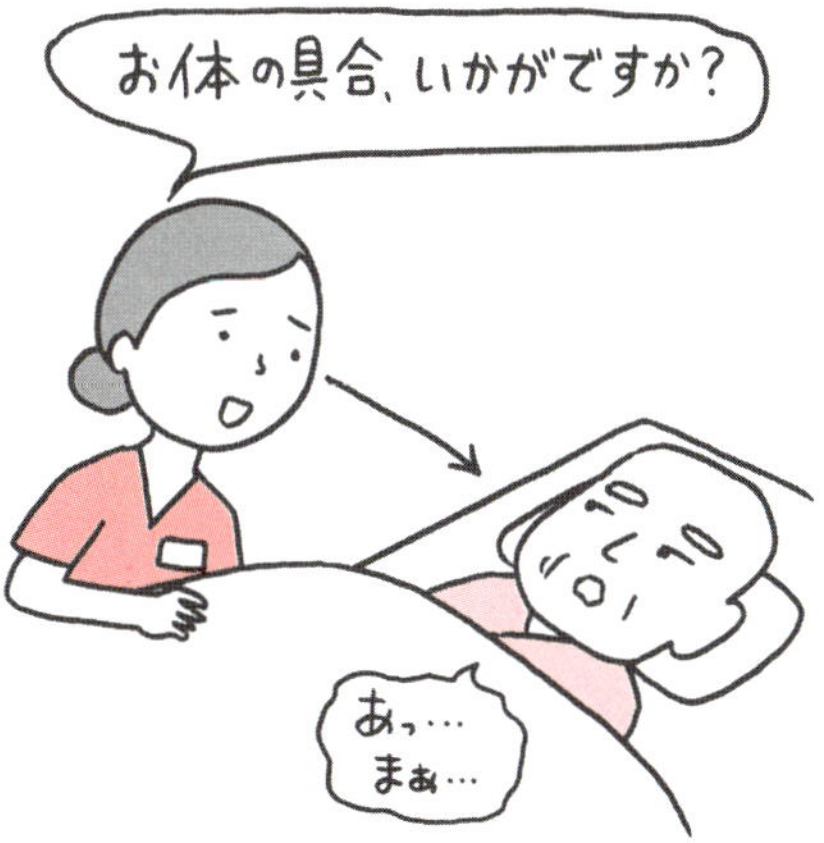

事例

ケアを受け入れてもらえず「受け身のスタイル」を試す

がんの治療のために入院している70代の三谷善治さん（仮名）。点滴やいろいろな管が体につながっているため、ベッドで過ごさざるを得ない状態です。

ケアの必要があっていろいろなお願いをしても、非常に強い口調で断られたり、怒られたりして「どうしようか」と看護師たちは困っていました。家庭ではいわゆる亭主関白で、乱暴な言葉をつかわれていた奥さまは、面会から遠ざかってしまいました。

病棟のスタッフたちで、三谷さんとどのようにコミュニケーションを取っていこうかと一緒に考えることにしました。ナースコールで呼ばれたとき、三谷さんが要望されることに応じると「ありがとう」と非常に喜ばれるときがあることをみんなは知っていたので、それなら少し受け身の姿勢でコミュニケーションをしていこうということになりました。こちらからのお願いは少し置いておいて、まずは三谷さんからのリクエストにきちんと応えていくというスタイルです。そのことを続けている中で変化があるのではないかと、みんなで期待しての結論でした。

部屋から出たいという希望を叶えたら、変化が

そうした中、自分が担当したとき、「今日は何がしたいですか?」と三谷さんにお聞きしたら、「とりあえず部屋から出たい」とおっしゃったのです。いくつものチューブ類が体についていたため、なかなかベッドから動けない状態でしたが、移動できるようにセッティングをして、車椅子に乗ってもらい、ご希望通り、部屋から出ることにしました。病棟内をぐるりと一周したあと、廊下の突き当たりにロケーションのよい大きな窓があるので、「窓のほうに行ってみますか?」とお聞きしたら「行きたい」とおっしゃるので、移動をして窓の近くで車椅子を止めました。

窓からは田園風景が見えるのですが、それを見ていた三谷さんは、ふわーっと顔がやさしくなって、とってもいい表情に変わっていくのがわかりました。三谷さんのそうしたやさしい顔は初めて見たので驚きました。そこで、話しかけることなく、三谷さんが何かお話しされるまで待ってみようと

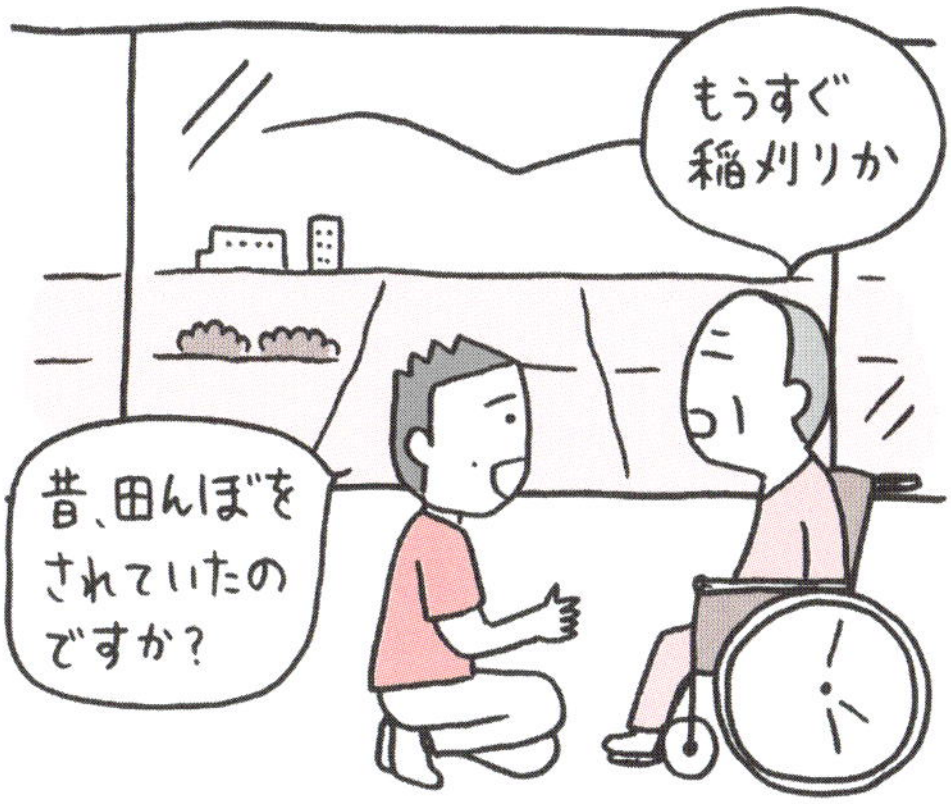

思いました。

しばらくすると「もうすぐ稲刈りか」と三谷さんが言いました。窓の外に広がる田んぼの稲には穂がついて、これから稲刈りになるという時期だったのです。そこで「昔、田んぼ（米作り）をされていたのですか？」とお聞きしたら「ああ。昔な」と返事をしてくださり、それからは、お仕事のこと、ご家族のこと、生い立ちのことなど、いろいろな話をしてくれました。

会話が生まれ、絆が強まり、ケアを受けてもらえることに

うれしくなり、すぐにそのことを病棟のスタッフと共有しました。そして、とりあえず今後、スタッフのマンパワーがある日でご本人が望まれるようなら、できるだけ車椅子で病棟内を散歩しようということになりました。代わる代わる、いろいろなスタッフが三谷さんと一緒に散歩をしているうちに、三谷さんの生活歴など、いろいろなことを知ることができるようになりました。三谷さんとお会いするときは、まずはその情報をもとに会話を始めることができるようになり、続けて「今日は体を拭きましょうか？」などと、こちらからのお願いをするとスムーズに受け入れてくださるようになりました。

こちらがしたいことに固執するのではなく、まずは患者さんがしたいことに耳を傾け、リクエストを実現していく「受け身のスタイル」が、信頼関係を築いていくためのステップになるということを実感した体験でした。（馬場直哉さん）

どうする？

患者さんがせん妄を起こしています

まず挨拶をして返事を待つ

せん妄を起こした方には一番初めに挨拶します。その挨拶に対してどのように返ってくるかで判断しています。

たとえば、「おはようございます」と言って「おはようございます」と返ってきたら、この方はもう大丈夫。いつもの挨拶に対して「ハッ」となる、我に返るような状態になる方は意外と多いのです。そのあと、「今日、話に来ました田中です」と、いつものような会話をすると、「ああ」と、せん妄を起こしている方でも切り替えられます。そのあと、5～10分お話ししている間に前の状態に切り替わることができる方が多いです。

ただ、そこで油断してスッといなくなると、また戻ってしまうかもしれないので、必ず一つ行為をしてから離れるようにしています。たとえば病棟を歩いていた方であれば、「お水、飲みましょうか」と言って、座ってお水を飲んでもらい、「大丈夫でしょうか」と話しかけて、落ち着いているようなら「行きますか」と言ってベッドまでお連れします。お水を飲む以外でも、昔話をするとか、日常会話をするのでもいいと思います。

「うるせー」などと興奮が見えたら寄り添う

「おはようございます」という声かけに「うるせーよ」と返ってきたら、私の「おはようございます」は耳に入るけれど受け入れられない段階だと判断します。本人は興奮しているので、落ち着いて挨拶をしている場合ではないのです。

そこで、たとえば「何か気に入らないこと、ありましたか？」とお聞きすると、「なんだよー」と興奮しながら言います。本人は嫌な感情をもっているけれど、理由は忘れていることがあるので、「嫌なこと、あったのですね」とその方の感情に寄り添います。本人が歩き回っている場合は、それに少し付き合っていくと、だんだんと受け入れてくれるような雰囲気になってくるので、タイミングを見て、お部屋に戻るお誘いをします。たとえば、

看護師 お家の人、もう少しで来るっ

て言っていましたよ。
患者さん　どこにいるんだ？
看護師　来るのがわかるようにお部屋で待ってましょう。
患者さん　そっか、どこで座っているんだ？
看護師　お部屋で座りましょうか。
といった会話ができるようになっていきます。怒っていても、だんだんと鎮静されていくのです。

返ってくる言葉が理解できないときは注意

気をつけなくてはいけないのが、「おはようございます」と挨拶をして、よくわからない言葉が返ってくるときです。せん妄の症状が強く出ている場合は、本人の安全を確認し、少し距離を置いて原因を探ります。状況によっては医師に相談するなどの対策が必要になります。（田中久美さん）

せん妄はこうして起こる

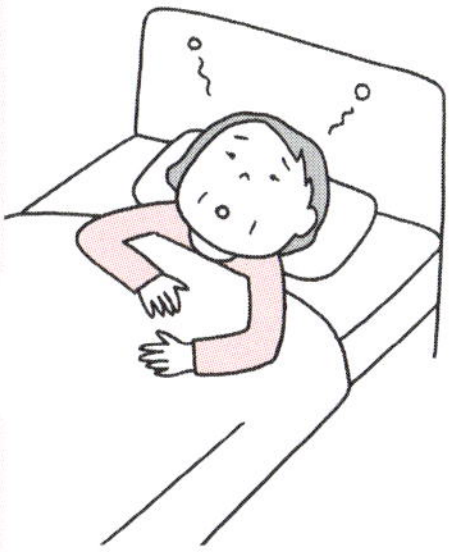

準備因子

- 高齢
- 認知症をもつ
- 脳血管疾患の既往
- 慢性疾患の既往
- 視聴覚障害
- 低栄養
- 脱水
- アルコール依存
- 薬物依存

＋

直接因子

- 中枢神経疾患（脳血管疾患、変性疾患、頭部外傷など）
- 代謝障害（脱水、水・電解質平衡障害、肝不全、糖尿病など）
- 心肺疾患（心不全、呼吸不全）
- 感染症（発熱、下痢、体力低下）
- 慢性疾患の増悪
- 悪性腫瘍
- 薬物（パーキンソン病治療薬、抗精神病薬、催眠・鎮静薬、消化性潰瘍治療薬、降圧薬、気管支拡張薬など）

誘発因子

- 環境の変化（入院、感覚刺激の減少、音や光や対人交流など過剰な刺激）
- 心理的問題（孤独感、喪失感、不安、ストレス）
- 体動制限（手術、ライン類の挿入、身体拘束）
- 不快症状（疼痛、かゆみ）
- 睡眠障害（不眠、昼夜逆転）
- 排泄トラブル（膀胱留置カテーテル挿入、尿失禁、尿閉、頻尿、便秘、下痢）

↓

せん妄発症

事例

奥さまを呼び続ける患者さん。奥さまの写真を飾ってみた

消化器系疾患のための手術後、ICUから回復期病棟に移ってきた80代の比嘉良生さん（仮名）。二日目にせん妄の症状が出てきました。落ち着かない様子で寝たり起きたりしていて、奥さまの名前を呼んでいます。奥さまを捜すためにベッドから起きて歩こうとするのですが、痛みがあり、点滴もしていますから、ベッドからは動くことはできません。

　比嘉さんの奥さまは少し前に病気で亡くなられています。スタッフはそのことを知っているので、「奥さまに会いたいのですね。奥さま、ここにはいないのです。ここは病院です」と比嘉さんにお話ししていました。比嘉さんにはアルツハイマー型認知症がありますから、今、奥さまと一緒にいた時間軸にいるかもしれないとスタッフは考えました。みんな比嘉さんのことが気になっていて、「比嘉さんは今の環境がとても不安だから、信頼している奥さまに助けを求めて、名前を呼んでいるのではないかな」と話すようになりました。

奥さまとご本人の写真を目が届くところに置く

　そこで、息子さんにお願いして、奥さまの写真を持ってきてもらうことにしました。奥さまの写真をきっかけに比嘉さんと会話していくようにしたら、安心してもらえるようになるのではないかと考えたからです。

　とても協力的な息子さんは、比嘉さんと奥さまが一緒に写っている写真を十数枚持ってきてくれました。それを、比嘉さんの見えるところに置いていきました。ベッド柵には拡大コピーをした旅先での写真。テレビの前、オーバーベッドテーブルの上、窓辺には額に入れた旅先での写真や記念日の写真など、ご夫婦で過ごした時間が感じられる写真ばかりです。写真の裏には撮影した日にちと場所が、奥さまの自筆で書いてありました。

　スタッフは比嘉さんのところに行くと写真を見ながら「奥さまと紅葉を見に行かれたのですか？」などとお話をするようになりました。「○○に見に行ってね」「△△で天ぷらを食べたんだよ」「うちの嫁、いい顔しているだろう」とうれしそうに話してくれるの

で、看護師だけでなく、比嘉さんを訪ねてくるいろいろな職種の人たちとの会話も弾むようになり、比嘉さんの表情が徐々に変わっていきました。奥さまの名前を呼ぶこともなくなり、環境にもどんどんなじんでいき、術後の回復もとても順調でした。

スタッフとの会話が弾み早期にせん妄からも離脱

せん妄に対して薬を使うことなく、早期に離脱できたのは本当によかったです。入院前に暮らしていた施設ではBPSD（認知症の行動・心理症状）が出ていたと聞いていたのでかなり懸念していたのですが、BPSDも出ませんでした。看護師とご家族がチームとなり、比嘉さんと心と心が通い合う会話ができるようになったことで、比嘉さんにとって安心できる環境をつくっていくことができたのではないかと思います。（河島智子さん）

3ステップで実践するパーソン・センタード・ケア

パーソン・センタード・ケアを実践するときに役立つ3ステップに合わせて、今回の事例を説明します。

STEP 1　思いを聞く

言葉では表現できないが、奥さまに会いたいと思っている。

（不安から、信頼している奥さまに助けを求めて名前を呼んでいるのかもしれない）

→

STEP 2　情報を集める

現在のもっとも気になる状況は以下である。

- 術後である
- 痛みがある
- 動けない
- 絶食・食べられない

↓

STEP 3　ニーズを見つける

❶ **影響を与えている状況は何かを考え、状況に対してニーズを見つけてケアする**

▶痛みをとる。口腔ケアやうがいをする

❷ **今の状況から比嘉さんの思いを考え、その思いに対してケアする**

▶不安があると考え、奥さまの写真を目に見えるところに飾る

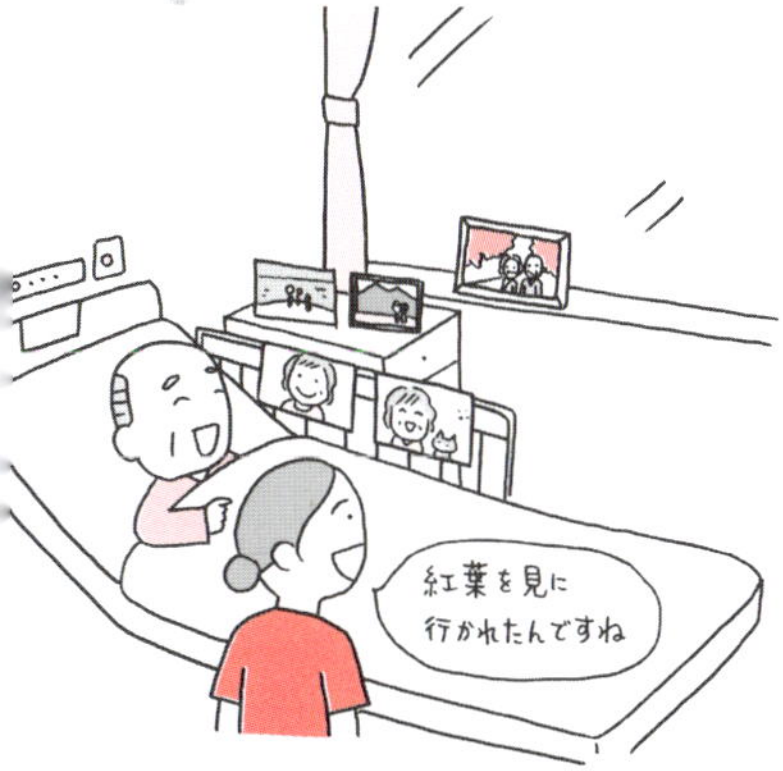

参考資料：『DCM（認知症ケアマッピング）理念と実践 第8版 日本語版第4版』ブラッドフォード大学保健衛生学部認知症学科認知症ケア研究グループ ドーン・ブルッカー、クレア・サー著 水野裕監訳 認知症介護研究・研修センター　『認知症の看護・介護に役立つ よくわかる パーソン・センタード・ケア』鈴木みずえ監修　池田書店

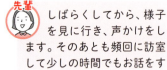

時間をおいて再度訪ねる

看護師がそばにいることがいつでもベストとは限りません。そのときの患者さんの心の状態に合わせて必要であれば一人になれる時間をつくりましょう。

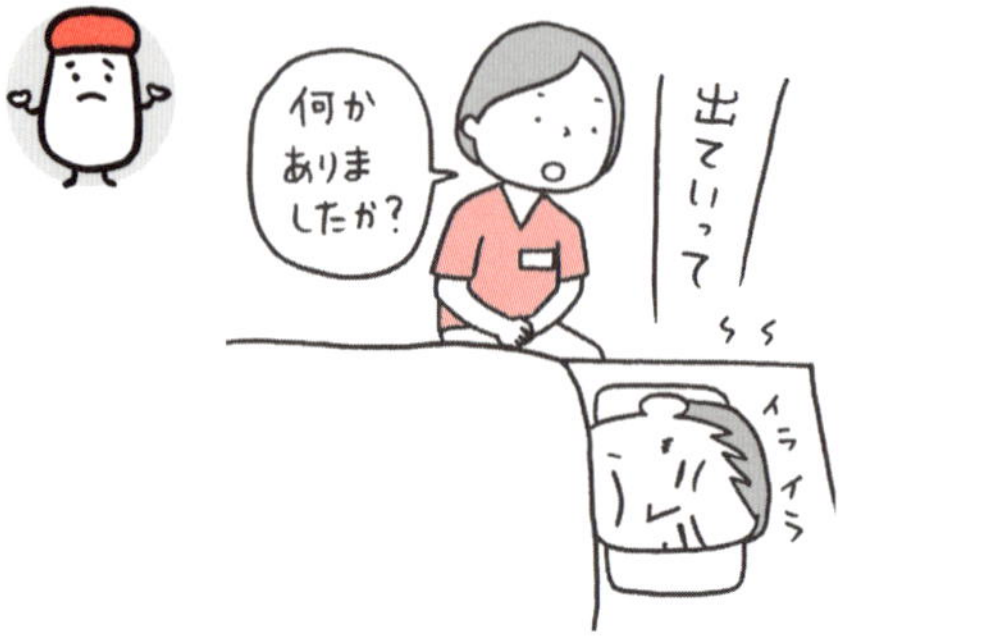

何かありましたか？
出ていって
イライラ

怒っていて「出ていって」と言っているのに、なんとかしたいという気持ちから、そばにいることが火に油を注ぐことに。

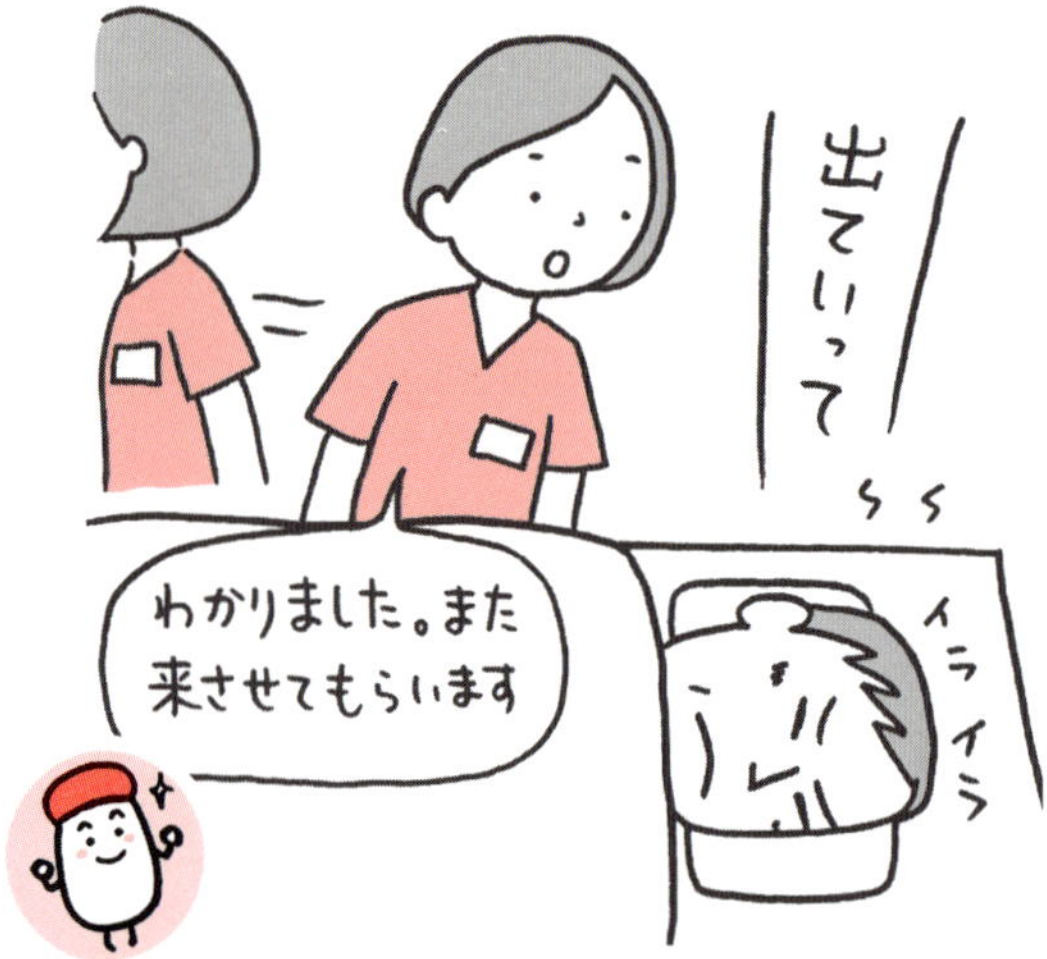

出ていって
わかりました。また来させてもらいます
イライラ

怒りで感情がたかぶり、患者さん自身でもどうしようもないようなときは、一度患者さんから離れるのも一つの方法です。離れるときには、自分が心配していることを一言伝えることが大事です。

後輩 怒っている患者さんを見ると、なんとか落ち着いてほしいと思って声かけをするのですが、かえって怒らせてしまうこともあって。

先輩 一度怒ってしまうと、それが静まるまでは待つしかないというときもありますよね。ほうっておけないという気持ちもよくわかるけれど、火に油を注ぐような結果になってしまうこともあるから、スッと離れることがよいときもあります。

後輩 そのあとは、どうするのですか。

先輩 しばらくしてから、様子を見に行き、声かけをします。そのあとも頻回に訪室して少しの時間でもお話をするようにしています。
怒りの感情はそんなに長く続かないと言われています。少し時間をおくことで、たかぶった感情が落ち着きを取り戻すというのは、経験からも感じていることです。

後輩 一度離れて、そのあと頻回に訪問することが大事ですね。

少し時間をおくことで怒りの感情を落ち着かせる

怒りをコントロールできないときや、ショックを受け止めきれずにいるときなど、患者さんにとって一人になる時間が必要なときもあります。

「患者さんが怒っているとき、一度、患者さんから離れるという選択をすることがあります。『今、私が来るタイミングではなかったですね。申し訳ありませんでした』と言って、一度離れます。離れる前には必ず一言、『ただ、すごく心配しているので、また時間を空けて来させていただきます』などと自分の気持ちを伝えます。そのあと2回、3回訪ねていくと、怒りもおさまっていき「仕方がないな～」などと言って受け入れてくれるようになります。

患者さんから離れるときに伝える一言を通して、心配してくれている人がいるということが心の中に残るのだと思います。たとえ認知症がある人でも、です。何回か訪ねているうちに、ここは安全な場所で、次に来てくれる人は受け入れてもいい、と思うようになっていくのではないかと思います」（田中久美さん）

ショックを受けているときも一人の時間をつくり出す

病気の診断を受けたあとや、治療についての選択を迫られているときなど、ショックで、受け入れられなくて、何も考えられないような状態のときも、しばらく一人になりたいと思う人がほとんどではないでしょうか。

「そのようなときは、直後にベッドサイドを訪ねてお話を伺ったとしても、そのあとは少し時間を空けて、一人だけの時間を意図的につくることが必要かもしれません。しばらくして、少し落ち着いてきたころを見計らって（人によっては当日ではなく1～2日後かもしれません）、『医師からお聞きになり、どうでしたか？』というような声かけをしてみましょう。もしも、落ち着いた様子が見られたら、『今、何か気になっていることはありますか？』『もう一度、医師にお聞きしたいことはありますか？』などとお話しするのもいいかもしれません。少し気持ちの整理がついてくると疑問が出てくることがあります。こちらからお声がけすることで質問しやすい雰囲気になります」（馬場直哉さん）

どうする？

「傷口を見せてください」と言ったら、患者さんが怒ってしまいました

後輩　傷口の確認をしに○○さんのところに行ったのですが、なかなか傷口を見せてもらえなくて。最後には見せてもらえたのですが、ずっと患者さんは怒ったままです。

先輩　傷の観察はできたのだから、看護師としてやるべきことはきちんとできましたね。でもなぜ、患者さんは怒ってしまったのでしょうか。患者さんとどんな会話をしたか、教えてもらえますか？

（以下、そのときの会話を再現）

看護師　傷口を見せてください。

患者さん　もう治っているのに？　なんで脱いで見せなくてはいけないの？　2日後にはもう退院なのに。

看護師　傷の様子を知るのに、確認をしないといけないので、見せてください。

患者さん　昨日の看護師さんは、もうガーゼもないと言ったら見なかったし、一昨日も見なかったのに、なんで？

看護師　確認することになっているのです。見せてください。

先輩　なるほど。あなたが患者さんに伝えた言い方での主体は「私」ですね。

主体　私が傷の様子を知るのに、確認をしないといけないので、見せてください。

先輩　同じ内容でも、主体を患者さんにすると、このようになります。

主体　患者さんの傷が悪化するといけないので、見せてください。

先輩　違いがわかりますか？

後輩　違いますね。わかります。主体を患者さんにすると、患者さん自身が、なぜそのケアが必要であるかが、わかってくるのですね。

先輩　そうなんです。私たち看護師の必要なこと（傷の観察）は必ずしも患者さんの必要なことでないときがあります。そのとき患者さんへ必要性をわかりやすく説明して同意を得て、ケアを進める必要があります。

主体を患者さんにして説明すると同意を得やすい

先輩　私なら、具体的にはこんな感じで言います。

「今日からシャワーですね。今、傷口に薄いテープが貼ってあるのですが、お気づきですか？　これ、かぶれることがよくあるんです。それに、このテープが剥がれかけていると、シャワーのときに水が傷口のほうまで行ってしまうこともあるので、心配ですよね。（患者さんの）傷が悪化するといけないので、傷口に貼ったテープの状態を確認させてもらえますか？」

主体が患者さんになっていると、患者さんにとってこのケアが自分にどんな影響を与えるのか、必要性があるのか、大事なことなのかということが伝わるので、同意を得て、協力してもらいやすくなります。反対に主体が自分（看護師）になっていると、ケアは看護師のためにするという印象になり、「なぜしなくてはいけないのか」という思いにもなり、納得できず、同意を得るのが難しくなります。ケアは患者さんのためのものなので、説明をする際には、主体を患者さんにしてお話しするようにしましょう。

（河島智子さん）

つい看護師の都合で話をしてしまうことはありませんか？　困ってしまうのは私（看護師）と感じているかもしれませんが、それは患者さんにとって困ることでもあります。患者さんにとっての利益・不利益をきちんと説明することで、患者さんは納得し、同意し、協力してくれるようになります。

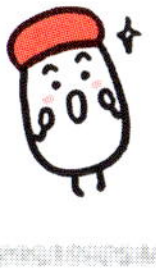

体での表現を見逃さない

患者さんからのメッセージは、言葉からだけではありません。つい見逃しがちな表情や態度といった非言語によるメッセージを受け取るようにしましょう。

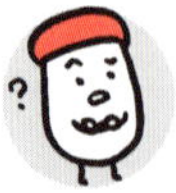

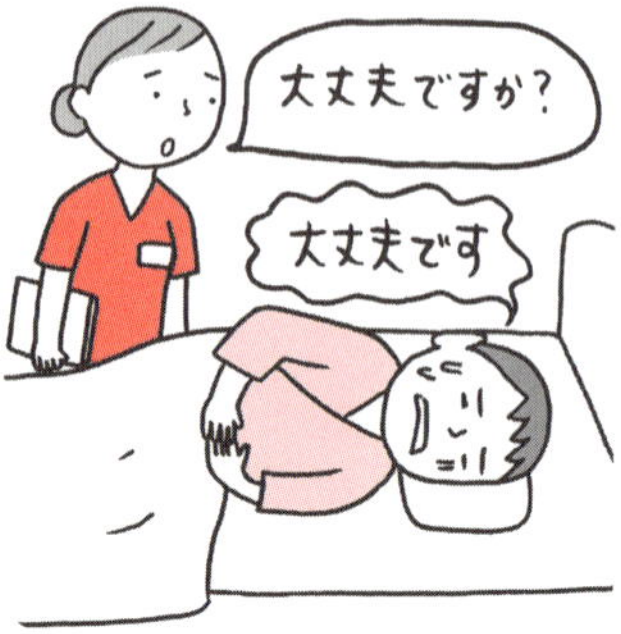

「大丈夫です」という言葉だけを受け取るのではなく、全身からのメッセージにも注目していますか？

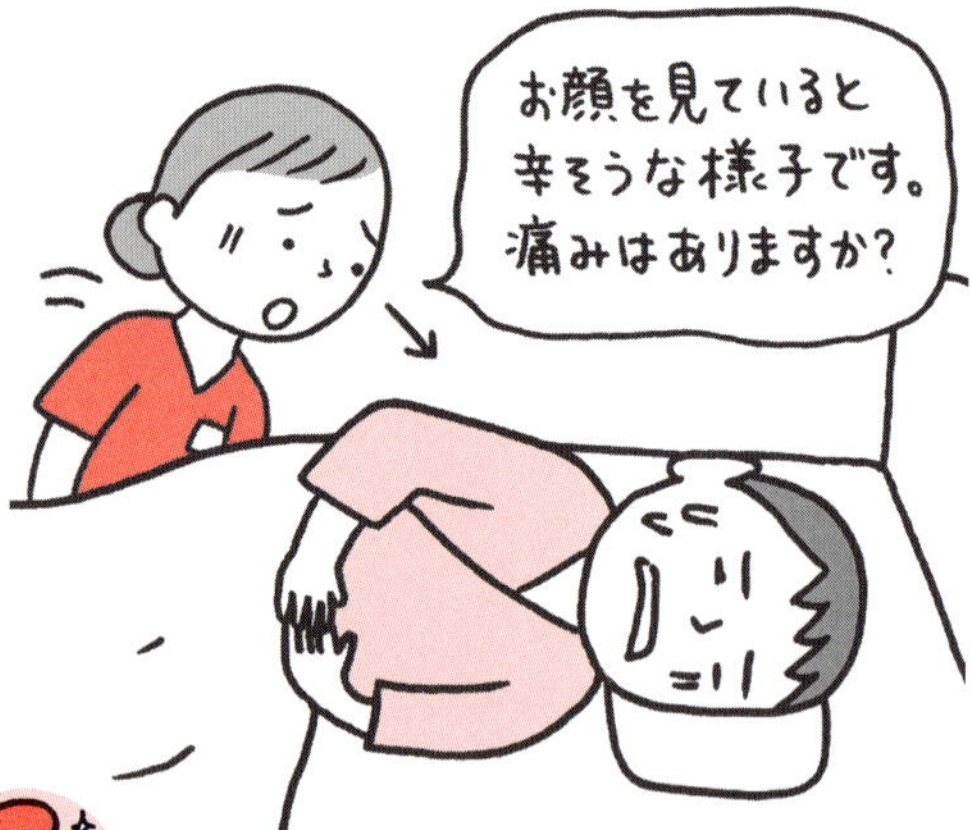

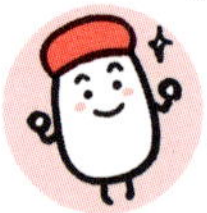

視線、汗のかき方、手足の状態などをよく観察して、全身からのメッセージを受け取ります。そこに、言葉とは裏腹なメッセージがあれば、適切な声かけをしてみましょう。

後輩：背中を丸めて少し辛そうにしている患者さんの姿が痛みを我慢しているように見えるのですが、本人は大丈夫だと言います。

先輩：どんな声かけをしましたか？

後輩：「痛そうですけれど、本当に大丈夫ですか？」と聞いてみました。

先輩：次は、声かけの方法を少し変えてみたらどうでしょう。たとえば、「お顔を見ていると辛そうな様子です。痛みはありますか？　痛みを我慢していると体が休まらないので回復が遅れます。医師に相談して適切な薬の処方もできますので、もしも痛みがあったら教えてください」と伝えてみて、それでも「大丈夫」と言うときは「お薬を使うのが嫌ですか？　もしも痛みを我慢しているようでしたらその理由を教えてもらってもいいですか？」と聞いてみるのはどうでしょうか。

後輩：そのようにしてみます。

言葉と表情が違う場合は表情のほうが合っている

人はメッセージを送るときに、言葉を使うだけでなく、体全体を使うことができます。意識して使うこともありますが、無意識に表現の一つとなることもあり、それは言葉よりも本人の状態や気持ちをよく表します。それを受け取る技術は、看護師が早期に身に付けたいものの一つです。

「患者さんの言葉と、声のトーン、態度、仕草、表情にギャップがある場合は、声のトーン、態度、仕草、表情が本音を語っています。

たとえば、『怒っていない』と強く大きな声で言っていたら、本当は怒っているのかもしれません。『興味ありますよ』と言っているのに、目をそらせて違うところを見ているときは、実際は興味がないのかもしれません。

小さい子が落ち着かない様子でそわそわしながら遊んでいる。トイレのサインではと気づいた人が声をかけ、本人は渋々トイレへ行くとスッキリとした気分で帰ってくるということがあります。つまり、全身からの表現は、本人よりもほかの人のほうが先に気づくことが多いように思います。そのようなとき『私にはとても辛そうに見えますが、いかがですか？』とか『私にはお一人で我慢しておられるように見えますが、大丈夫ですか？』などと声をかけてみると、患者さんは本音を語ってくれることがよくあります。このような気づきや、本人の本当の感情や状況を読み解く力が、よりよい看護のための力になっていきます」（赤井信太郎さん）

くふう ごくわずかな反応も見逃さない

どんな方とお話をするときも、自分からの声かけに対する顔の表情の変化や筋肉の動き、手の動き、足の動きをすごく観察しています。特に、言葉が出にくい方に対しては、言葉がけしたあとの、その方のごくごくわずかな反応を見ることが大事だと感じています。たとえば、嫌なときは力を入れて手を握りしめる、目をむいて歯を食いしばる、頬の筋肉がピクッと動く、瞬きが多くなるなど、人によってさまざまな身体的表現が現れます。患者さんと接しながら、その方にとってのサインを見逃さず、理解するところから、関係性の構築を始めます。（馬場直哉さん）

体験

「痛くない」と言っても痛みの兆候を見逃さない

患者さんに「痛いところはありませんか？」と聞いたときに「痛くないよ」と言うけれど、脈拍が速くなっていたり、血圧がいつもよりも少し高かったり、目がそわそわしてどこかへ向いていたりすることから、痛みがあるのではないかという情報をキャッチすることがあります。

たとえば、起き上がろうとしている大腿骨頸部骨折の術後のある患者さんに「痛くないですか？」とお聞きしたら、「痛くないよ。ありがとね」という返事がありました。バイタルを測ると脈もおかしいし血圧も高い。手術直後なのに起き上がろうとしていることからもせん妄の兆候が出ていると考え、「痛みがあるはずだから早めに薬を使って痛みを抑える」ことを医師に提案し、痛みを抑えることにしました。その後、患者さんは起きあがることもなくなり、落ち着いて治療を受けてもらえるようになりました。

また、ある患者さんは立ったり座ったりしていたので「何かありますか？」「痛みがありますか？」と聞くと「痛くない」と言います。でも、ベッドに横になったとき、お腹を見るとパンパンに張っていて、少し触れると「痛い」と言って、私の手をパッと払いのけます。「ここにおしっこが溜まっています。トイレに行きましょう」と伝えても、行こうとしません。そこで、ポータブルエコーで膀胱の様子を確認しながら「おしっこ、溜まっていますよ。300cc溜まっています」と伝えると「本当に？」「そんなことないと思うけど」と言いますが、「トイレに一緒に行ってみましょう」と誘導すると一緒に行ってくれました。

患者さんは、痛みなど「何か」あるとメッセージを発してくれます。それは言葉だけではなく、全身からです。その「何か」を探っていかなくてはいけません。体のことが隠れている可能性もあるので、専門的な知識をもって一つ一つ探っていきます。まずはお話ししながら手を触らせてもらって脈を測り、手の温かさを知るなどから体調確認をするのもいいでしょう。寂しさや不安など心の問題のときもあります。その場合はしばらく一緒にいてお話をするなど、その方の心の状態に合わせたケアをしていきましょう。（河島智子さん）

対話

会話が難しい患者さんと接するとき

後輩

浅野緒美さん（1年目）

先輩

田中久美さん

浅野　ICUで勤務しています。人工呼吸器を付けていて言葉を発せない方が多くいらっしゃいます。どうやったらその方に自分の言葉が伝わるのかなと、その方からのメッセージをどのように受け取ったらいいのだろう、と悩んでいます。

文字盤を使ったり、筆談してもらったりすることもあるのですが、なかなかコミュニケーションが難しいときは先輩に頼っています。

田中　文字盤や筆談での会話以外にも、その方からのサインをどうしたら受け取れるのか、私は考えるようにしています。

たとえば、手を握ることができる方であれば「今、言葉で話すのは難しいから、手を握らせてください。もしも、今から質問することが当たっていたら、私の手を握ってください。いいですか？」とお伝えして、質問したあと手を握ってくれたら「わかりました。『はい』というお返事はこの力ですね」と言って、手を握る・握らないでイエス・ノーを伝えられるようにします。

まばたきを使うこともあります。「当たっていたら目をギュッとつむってください。ギュッとつむってくれれば、普通のまばたきとは違うのがわかります」とお願いをして、実際に試してみます。

その方に合ったサインの出し方を探すと、「わかってくれようとしているのかな」と、患者さんは私の気持ちを受け取ってくれるように感じています。

浅野　やってみたいです。普通に話すことができない患者さんとの関わり方については、自分が入職する前には全然想像できていませんでした。

田中　患者さんからの反応に気づいたら、たとえば「手を握ってもらっているから、わかります」「うなずいているから、よくわかりますよ」といった言葉を使って、「しっかり意思が伝わっていますよ」とアピールすると、患者さんはとっても安心した表情になりますよ。

事例

流暢に話せない方も思っていることはたくさんある

緑川健さん（仮名）は、神経難病の一つであるプリオン病です。認知機能低下の速度が速く、ご本人もご家族も、その症状の進行に対して気持ちがついていけない……そんな辛い病気です。

診断されてから半年くらい経ったころに入院されてきました。そのときは会話ができていたのですが、時間と共にだんだんとお話しするのが困難になってきました。「もうオウム返ししかできなくなってしまった」と思っていたときに、驚くことがありました。

いつも体温を測るときに「今からお熱を測らせてもらってもいいですか？」とお聞きすると「いいです」と返事をされていました。しかし、その日は、「お熱、測らせてもらってもいいですか？」のあとに「どうですか？」という言葉を加えたら、「大丈夫です」と返事をされたのです。驚きました。オウム返しの返事しかできないというのは自分の思い込みだったのです。そして、お話がうまくできなくても、しっかりと理解ができていて、それなのに言葉が出ない苦しみがある方がいるんだということに気がつきました。返事がないからといって、わかっていないわけではないのです。

理解しているけれど言葉に出ない苦しみがある

その後、症状は進行していき、徐々に発語が難しくなり、表情も乏しくなっていきました。そして、体に何か触れると驚いたような表情になるような反応しかできなくなっていきました。そんなときに、息子さんが生まれたばかりのお孫さんを連れてきたのですが、そのときだけは顔をもたげて、ずっとお孫さんを見て「おおお」と、今までにない反応をされたのです。このときも驚きました。

「こんな病気になって悔しい」と症状が進行していく日々の中で、ご本人はおっしゃっていたそうです。コミュニケーションがうまく取れない方も、思っていることはたくさんあるということを、緑川さんから学びました。

（馬場直哉さん）

話せないからといって、わかっていないわけではないのです。

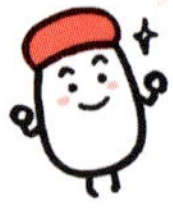

体験

終末期の患者さんに入り込みすぎて辛くなった

看護師4年目のころ、がんの終末期にある30代の患者さんを担当していました。今後の話になったとき、ご本人もご家族も狼狽していて、でも僕は担当だから患者さんのことを受け止めないといけないと思い、全部話を聞いてきちんとほかのスタッフに伝えていこうと思っていました。そのため、訪室すると1〜2時間は患者さんとご家族のお話を聞くという状況が続きました。

僕自身、何か役に立ちたいという思いがあって関わり続けたのですが、段々と辛くなってきました。

あるとき朝方、死ぬことを考えると居ても立っても居られなくなった患者さんを車椅子に乗せて、外を歩いたことがありました。「私が死ぬとき、あなたに看取ってほしい」ということも言われ、うれしい反面、重たすぎて抱えきれないという思いから、当時の看護師長に相談しました。「患者さんの話をお聞きすることは大事ですが、医療者としての一線は引いておかないといけない」と、感情移入のしすぎを指摘されました。それを聞いて「そうだな」と思ったのですが、その方は亡くなる運命にあり、ここまで関わらせていただいたので、最期のときには立ち会わせてほしいと思い、看護師長に伝えたところ特別に許可が出ました。そして僕は、最期に立ち会うことができました。

患者さんと自分との距離感を俯瞰しながらチームで支える

今、振り返ると、やはり患者さんに入りすぎていたと思います。個人で関わりすぎていました。

終末期の患者さんであればコミュニケーションをしながらも「この患者さんは死の受容過程においてはどの段階にいるのだろうか」というE・キューブラー・ロスの死の過程に当てはめていくような冷静な視点をもつことが看護師には求められていると思います。

現在患者さんが経験していること、自分との距離感を俯瞰しながら、ほかのスタッフとも情報を共有していくことで、チームでその方を支えていくケアを実践できるのではないかと、今では思っています。（川上喜久男さん）

体験

亡くなる前にしたいことを少しでも叶えられるように

抗がん剤での2回目の治療をしていたある患者さんは副作用が強すぎてとても辛そうにしていました。でも、その方の病状からすると、ここで抗がん剤の治療を諦めるということは死を受け容れるということになります。その決断をするのはものすごく辛いことです。

涙を流しながら辛そうにしている患者さんの近くに、しばらく無言でいたのですが、そのうち、気持ちをお聞きしたくなり、「今、どう思っていらっしゃいますか？」と声をかけてみたら「抗がん剤の治療はもうやめたいです」とはっきり言ったあと、大きな声で泣き出してしまいました。その当時、僕は看護師3年目くらいで、末期の患者さんと深くコミュニケーションを取っていくような経験がなかったので、どのような声かけをしたらいいのかわからず、ただただ近くにいることしかできませんでした。少し落ち着かれるのを待ち、医師に報告に行ったところ「わかりました」と返事をもらい、抗がん剤治療は終わることとなりました。

その後は緩和ケアに移りました。患者さんが決めたことを支えていくということは変わりませんので、今までと同じようにその日の体調をお聞きしたり、何気ない会話を続けていたりしました。ただ一つ、亡くなるまでにやっておきたいことを、タイミングを見ながら聞き出すようにはしました。叶えられることがあるなら、叶えてさしあげたいと思ったからです。その患者さんの場合は、以前住んでいた地方への外出を希望されたので、医師に相談しました。患者さんの体調はあまりよくなかったのですが、もう最後になるからと医師は、どの病院にも駆け込めるように宛先が書いていない紹介状を用意してくれました。そして外出し、会いたい方に会い、急変も起こらずに帰ってこられたことをご本人はとても喜んでいました。

患者さんが亡くなったあとデスカンファレンスを行うのですが、たとえば「今思えば、あのタイミングで家に帰れたよね」とか後悔することもあります。しかしそのようなときでも、ご本人やご家族の希望が少しでも実現できたり、ご本人に満足な様子が少しでも見られたりということがあると、看護師としての喜びとやりがいを感じます。

（川上喜久男さん）

4章

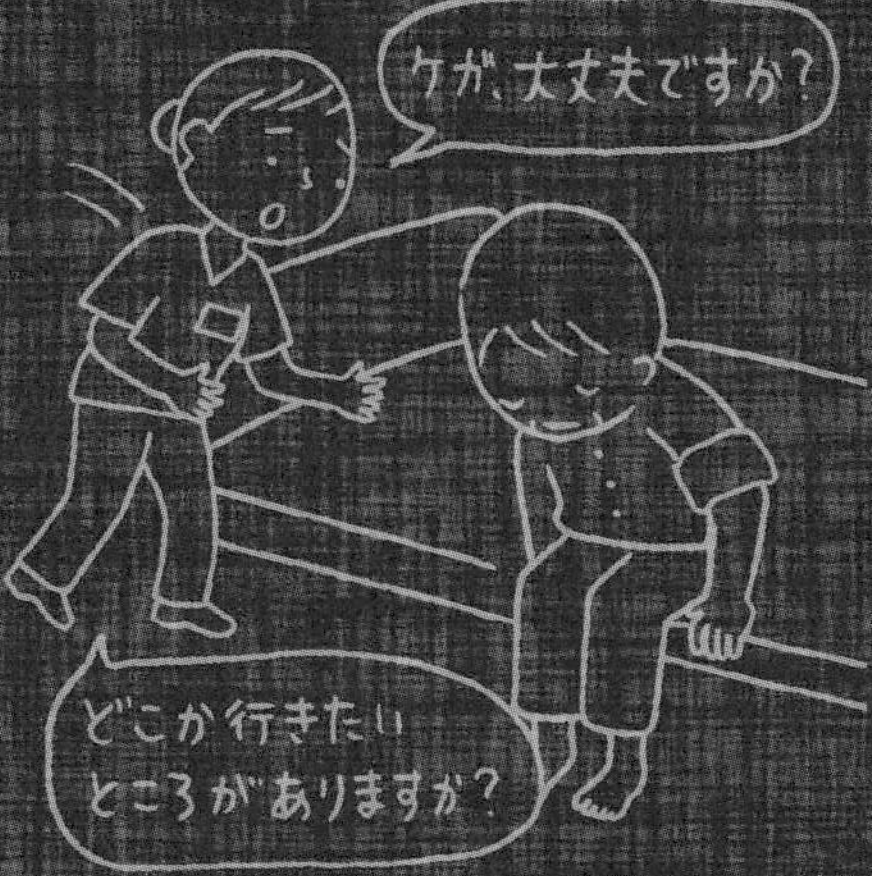
ケガ、大丈夫ですか？
どこか行きたい
ところがありますか？

認知症がある患者さんとのコミュニケーション

通常であればなんとかコミュニケーションを取ろうとするシーンでも、「認知症があるからどうせ無理」と間違った考え方から諦めてしまうケースが残念ながら見受けられます。ほかの疾患の人と同じように、その人と向き合い、症状をよく知って苦手を捉え、どのようにコミュニケーションをしていくといいのかを考えましょう。さらに、認知症がある人は心に不安をいつも抱いていると言われています。安心できる言葉づかいや態度は忘れないようにしましょう。

笑顔とやさしい声で安心感を生み出す

認知症になると不安をもち続けるようになります。お会いするとき、お話しするときは笑顔で、やさしい声で語りかけましょう。

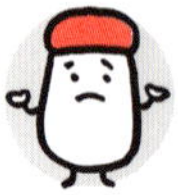

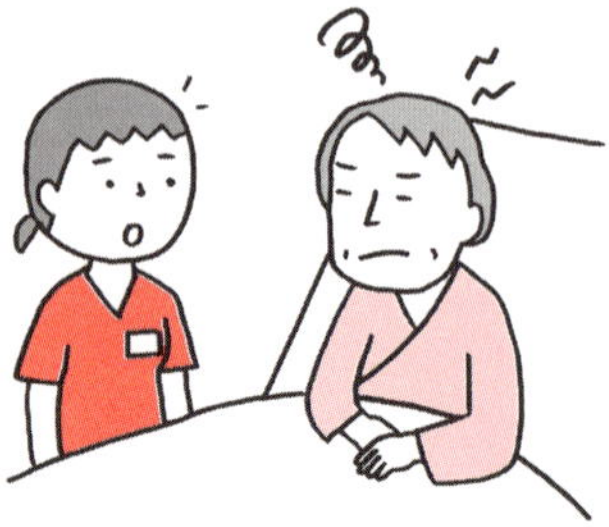

認知症がある人は不安を抱いているので、無表情で話しかけると顔の表情から不快を感じます。

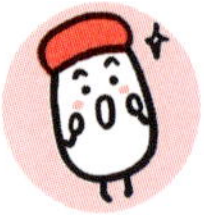

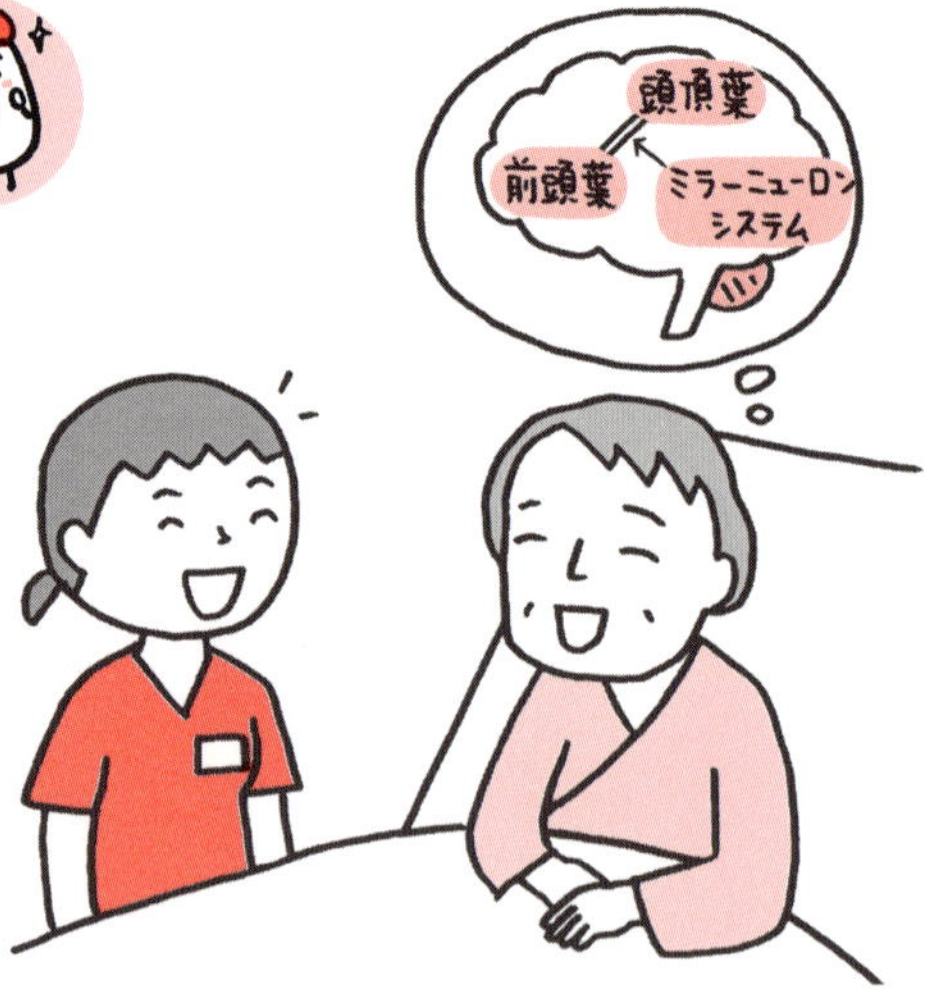

脳の働きにより、笑顔を見ると自然と自分も微笑むような気持ちになります。その働きを利用し、いつも不安をもつ認知症がある人には笑顔で、やさしい声で語りかけましょう。

先輩 認知症がある人は、今まで通りにできないことが増えてくるため、いつでも不安を抱えることになります。たとえば、記憶障害があると、忘れていることを自覚できなかったとしても「何かおかしい」と感じたり、怒られたり指摘されたりすることが増えたりすることで、なんとなくいつも不安という状況におちいりやすくなります。そのようなとき、病院という非日常の環境の中で訪ねてくる看護師が怖い顔や不機嫌そうな顔をしていると、怖い、嫌な印象をもつのではないでしょうか。

後輩 いつもと違う場所というだけで、誰もが不安になるのに、そのうえ、認知症があることでその不安はより大きいものになるのですね。

先輩 そうだと思います。

後輩 そのようなとき、訪ねてくる人が笑顔なら、ホッとすると思います。やさしく話しかけてくれると、安心感が生まれると思います。表情や声のトーンに気をつけます。

不安を感じさせない笑顔とやさしい声で

認知症がある人の症状は人によってさまざまですが、あいまいなことが増えたり、幻視が見えたり、歩行がいつものようにできなかったりといった、その人がもつ症状から何かしらの不安を抱えるようになります。そのため、コミュニケーションにおいては、不安を感じさせないような態度や言葉が重要です。

お話しするときは笑顔で、やさしい目で、視線を合わせることを基本にしましょう。これは、相手の仕草や表情を自分の心の中に鏡（ミラー）のように写しとる「ミラーニューロンシステム」という神経ネットワークの働きを利用するためです。笑顔の人を見たときは、自分の脳の中にも笑顔をつくる状態が生まれ、自分も楽しくなり、不安を軽減できる効果が期待できます。反対に、不機嫌な顔や怒ったような顔の人を見ると、自然と不機嫌になります（ただし、患者さんの今の心のあり方に合わせた態度や言葉は大事。P34参照）。

視覚から入る情報（笑顔）だけでなく、聴覚から入る情報（声の表情）も相手の心に強い影響を与えます。やさしい声で話しかけるようにしましょう。

非言語シグナルで語りかける

認知症（特にアルツハイマー病）が進行した段階でも相手の表情を理解、認知する能力はかなり保たれていると言われます（図参照）。ときにはジェスチャーも取り入れながら（P30参照）、視線を合わせ、笑顔で語りかけることにより、認知症がある人は安心感をもって話を理解しようと努めることができます。

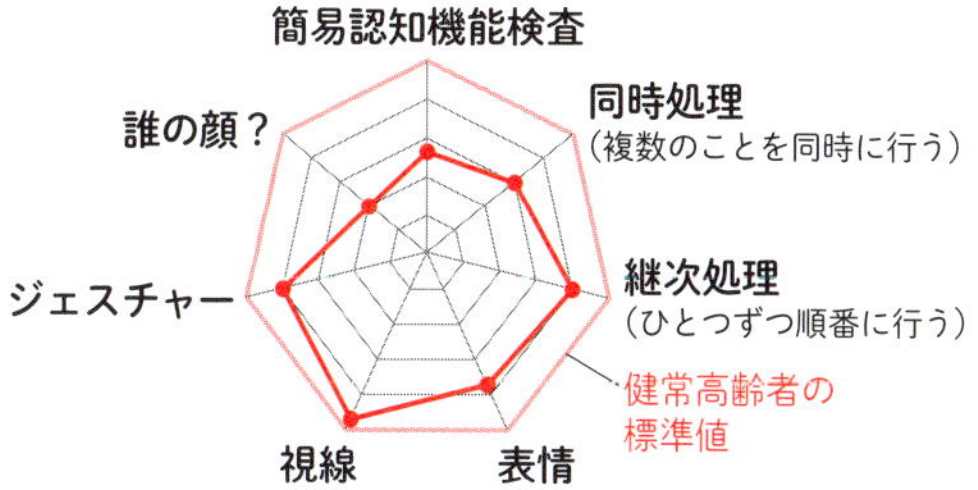

認知症高齢者に行った検査の平均得点率を、健常高齢者の標準点に対して相対的に表したもの。

参考資料：『にこにこリハ』で心もにっこり！　認知症介護研究・研修大府センター、国立長寿医療研究センター認知症先進医療開発センター編集　https://y-ninchisyotel.net/wp-content/uploads/nikoniko.pdf（参照2024-11-1）

復習
アルツハイマー型認知症とは

おもな原因

アミロイドβタンパク質やタウタンパク質が脳に蓄積、増加することで、神経細胞が破壊され、脳全体が萎縮する「アルツハイマー病」によって起こります。

よく見られる症状

記憶障害、見当識障害、実行機能障害、視空間認知障害、失語、失行、失認など。同じことを何度も尋ねたりしますが、これは記憶の障害による状況から起こります。視空間認知障害などで転倒しやすくなることもあります。

コミュニケーションのヒント

症状の特徴 記憶障害について

早い時期から、近時記憶（入力された情報を一度脳裏から消し去ったあと、数分から数日経ったあとに思い出す機能）とエピソード記憶（個人が経験した出来事に関する記憶）が障害される。

→ **ヒント**

耳（聴覚）からだけでなく目（視覚）も使って情報を得ることができるような工夫をする。本人の同意を得たうえで張り紙などを使って必要な情報を必要なときに何度でも、本人が手に入れやすくする。繰り返し伝える。忘れてしまったことを責めない。バカにしない。嘘をつかない。

症状の特徴 見当識障害について

見当識障害があると、時間や場所、人物など周囲の状況を正しく認知することが難しくなる。

→ **ヒント**

２度目以降の訪室でも、様子次第では自己紹介をする。配膳時に「お昼ごはんをお持ちしました」と今の時間がわかる言葉を加える。使い慣れた時計やカレンダーを置いておく。

症状の特徴 実行機能障害について

実行機能障害があると、行動するために必要な手順や段取りがわからなくなる。

→ **ヒント**

「何もできない」と本人が感じてしまうような声かけは、より自信を奪うことになるので避ける。たとえば、何かをしていて手が止まってしまったら、次にすることを伝え、それができたら、また次にすることを伝えていくと、最後までできることもある。

どうする?

いわゆる夕暮れ症候群で「帰りたい」と言っています

疲労が蓄積しないなど予防する方法を考える

夕暮れ症候群とは、日中は穏やかなのに、夕方になると不穏になり、急に「帰りたい」と言ったり、声を荒らげたり、対話がうまくできなくなったりする状態のことです。これが起こるのには、それなりに患者さんには腹が立つ苦しみがあるのだと思います。疲労が蓄積していたり、生理的な欲求（痛い、辛い、しんどい、喉が渇く、眠い、腹が減った、トイレに行きたい、便意があるなど）がうまく伝えられなかったりなどが原因で、苦しい思いをしているのです。

そこで、その日の日中の生活がどのようだったかを振り返ってみると、休息がなくずっと起きていた、車椅子に乗りっぱなしだった、という話を聞くことがあります。また、「尿は出ています」と報告があっても、実は前立腺肥大による排尿困難から尿がたくさん溜まったままで、現在、腹痛があるということもあります。

そこで、夕暮れ症候群が起きている場合、まずは生理的な欲求がないかを確認します。具体的には言葉で確認するだけでなく、身体的なコミュニケーションを行うのです。たとえば、お話をしながら手を触ってみて冷たいのか熱いのか確認する、脈拍を見る、呼吸を見る、お腹を触る……。このことからわかってくることもあるでしょう。

そして次の日の行動計画を立てます。たとえば朝6時に起きて、午前中は10～15分横になってもらい、お昼ごはんを食べてしばらくしたら30分以内のお昼寝をする。起きている間、ずっと車椅子に座りっぱなしにならないように、小刻みに横になってもらう。これにより、生活リズムを整えながら、疲労が蓄積しないようにすることを目指し、夕暮れ症候群の予防へとつなげます。

そのように予防をしていても夕暮れ症候群が起こる場合は、本人と向き合い、ゆっくりとお話をしながら、本当のニーズを聞くようにします。（赤井信太郎さん）

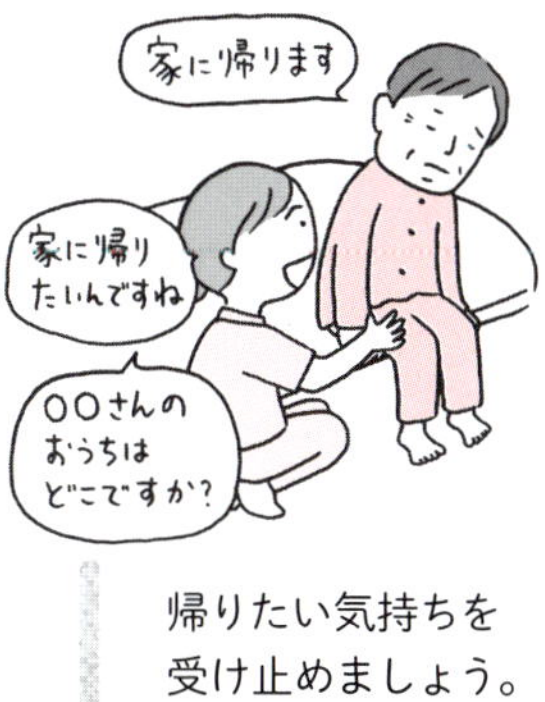
家に帰ります
家に帰りたいんですね
○○さんのおうちはどこですか？

帰りたい気持ちを受け止めましょう。

伝言ボードや張り紙で記憶をサポートする

記憶障害がある人とのコミュニケーションに役立つのが伝言ボードや張り紙です。本人の同意を得たうえで活用しましょう。

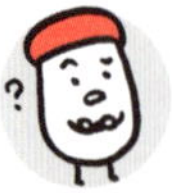

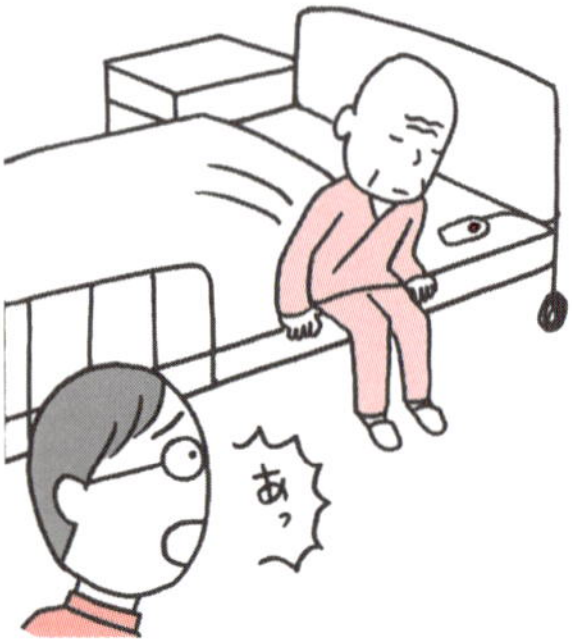
あっ

歩行に不安がある患者さん。ナースコールを使わずに、歩き出してしまいます。

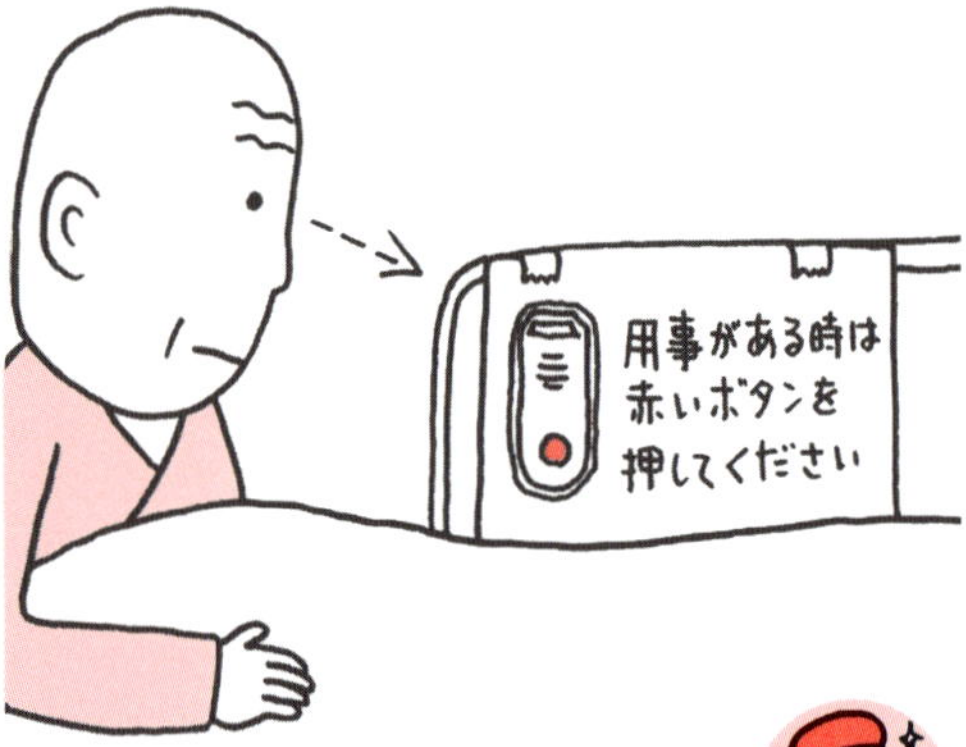
用事がある時は
赤いボタンを
押してください

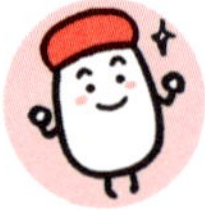

患者さんがナースコールを押せるようにする工夫の一つ。段ボールを切り抜いてナースコールをはめ込み、その横にコメントを書いたものを作成。患者さんの目に入るベッド柵に貼っておきます。

後輩　ベッドのまわりに、伝えたいことを書いた張り紙を見かけますが、記憶障害のある方にとって役立つものですか？

先輩　人によりますが、張り紙を見ることで理解して行動に移すことができる方もたくさんいます。
ただし、書いてある文章をその方が理解できなければ意味がありません。その点を事前に、たとえば本人に文章を読み上げてもらって全部読めるか、その文章を理解できているかを確認しておきたいです。

後輩　漢字にするか、ひらがなにするかも、その方の読みやすいほうにするといいですね。

先輩　そうですね。
読めたとしても理解できていないかもしれないので、たとえばナースコールを押す部分を「ボタン」という表現で理解できているのか？「赤い」という色の判断はついているのか？　といったことも一つ一つ確認しましょう。

張り紙をしておくことで自分でできることが増える

記憶障害がある人は、言われたことを脳に留めておくことが難しいため、伝えたいことを書いた紙をベッドサイドに貼っておくのも一つの方法です。

「ナースコールがあることを忘れてしまうときは『ナースコールを押してください』と書いた紙を、患者さんの目が届くベッド柵に貼っておきます。ほかにも忘れてほしくないことを書いた紙を貼っておくことで、繰り返し説明する回数が減り、ご自身でできることが増えました」（金田真実さん）

「張り紙を活用する際はプライバシーなどの配慮も必要だと考えます。患者さんに同意を得たり、文章を一緒に考えたりしています」（中田貴子さん）

入院直後に使用する伝言ボードの例

たとえば、入院直後、状況を理解できない患者さんに対して、現在の状況を伝えるために伝言ボードを使いましょう。患者さんの見えるところに置いておきます。そして、看護師たちが患者さんを訪ねたときに、この伝言ボードを使って繰り返し説明をします。

本人が読める文字
漢字、ひらがな、カタカナ、ローマ字など、どれなら読めるか、実際に紙に書いて確認をする。

短い文章
伝えたいことを短い文章で記す。

表面

1 肺炎で入院しました
2 さんそを鼻にしています
3 てんてきもしています
4 治療が始まっています

裏面

患者さんが安心できるように笑顔で、アイコンタクトをしながら、ゆっくりと声かけを。お話が理解できないご様子でしたら、再度さらにゆっくりお話ししてください。

1 「肺炎で入院しました」
2 （鏡で見せながら）「酸素を鼻にしています」
3 （点滴のところをなでながら）「点滴もしています」
4 患者さんは急な入院で不安です。「突然の入院でびっくりしましたね。治療しているので、安心してください」と、いたわる言葉をかけてください。

看護師たちに向けたメッセージ
声かけをするときに気をつけてほしい点を記す。たとえば「耳が遠いので話しかけるときは耳もとで」というような、その人とよりよくコミュニケーションを取るためのポイントも記しておくといい。

セリフと注意点
声かけをするときのセリフ。必要な動作も同時に記しておく。

くふう

入院時は病院にいることと、その経緯を伝える

救急病院の場合、みなさん急な入院のため、たとえば「目を開けたら病院だった」という患者さんが多くいます。

入院して意識が戻ってきた患者さんに対して、「覚えていますか？」と声をかける人も多いと思います。でも、ご本人が覚えていないと申し訳なさそうな顔で「覚えていなくてごめんなさい」と言うことがあるので、私は「入院してきたときは、すごく辛かったですか？」「今、病院です」「今、辛いですか？」というような声かけをしています。そして入院してきた経緯を説明して、これからのことをお伝えします。

もしも記憶障害があれば、言われたことを忘れてしまうかもしれませんが、それでも、自分がなぜここにいるのかということを知り、「そうか」「こうして入院してきたのか」と納得したときの気持ちは記憶として残る可能性が高いと思っています。「なぜ」がずっと続いているとずっと不安なままですが、このような対応をしていると、不安を安心に変えていくきっかけになるのではないかと思っています。（馬場直哉さん）

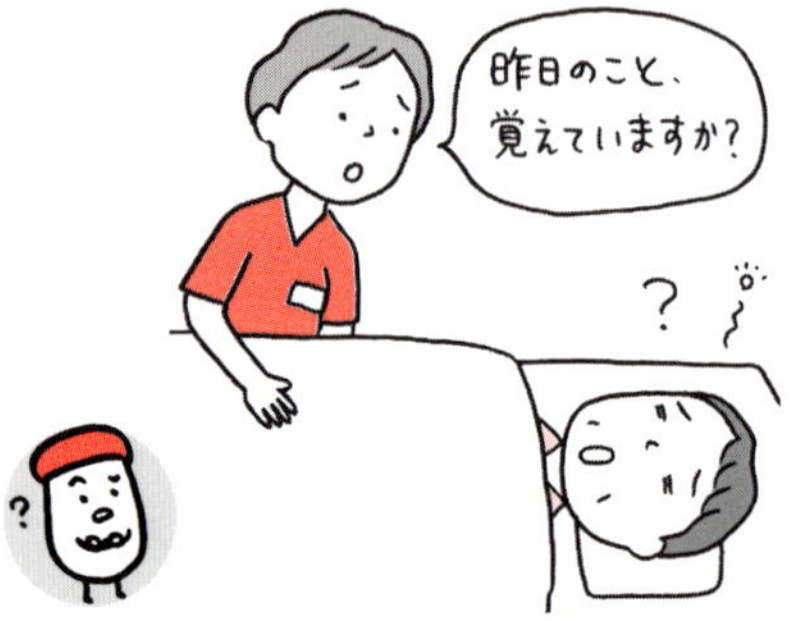

記憶を確かめるような問いかけは、患者さんが恥をかいたような思いになることもあります。

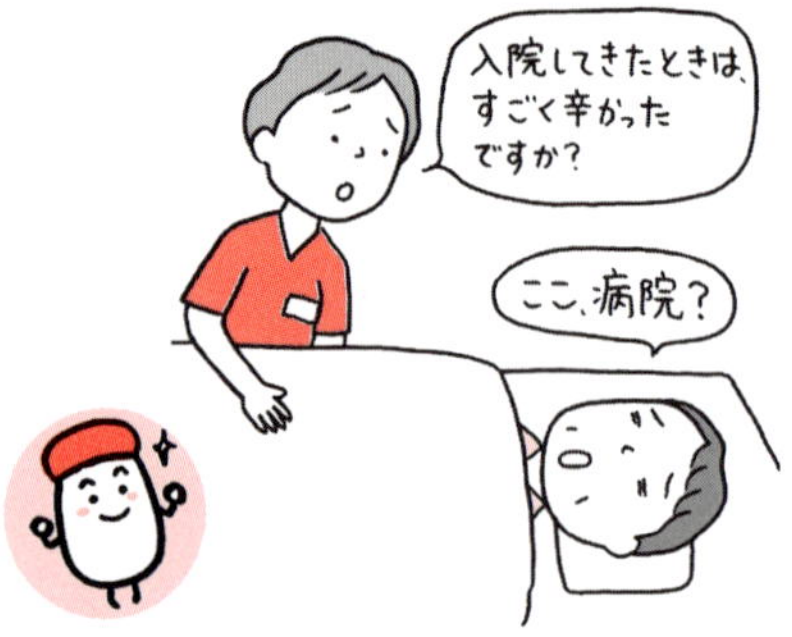

「入院」という言葉を使うことで、ここが病院であることが伝わりやすくなります。体調の確認をするなどしながら、現在の患者さんの状態を確認し、また患者さんには入院までの経緯を説明します。

事例

誰に対しても「姉ちゃん」と呼ぶには理由があった

ある日、「隣の人が、姉ちゃん姉ちゃんって言っていてうるさいわ」と患者さんから苦情が出ました。4人部屋にいる松木路子さん（仮名）が、人の姿を見ると必ず「姉ちゃん」と言うので、一日中うるさくて困るというのです。看護師たちに確認をすると、自分たちも「姉ちゃん」と呼ばれていて、カーテン越しに通り過ぎる人の姿を見ても必ず「姉ちゃんか？」と呼んでいるとのことでした。

松木さんは橈骨遠位端骨折の手術をしてから2日目です。アルツハイマー型認知症があります。できるだけ頻回に伺ってお話を聞くことにしました。

そのうち、障害をもっている息子さんのことが松木さんは心配で仕方がないということがわかりました。今まで自分と娘さんが息子さんの世話をしてきたのだけれど、自分が今ここにいるので、息子さんはどうしているのか心配だというのです。だから、娘さんから息子さんの様子を聞きたくて、娘さんを捜しているということでした。

そこで、まずは、間仕切りカーテンの外を通り過ぎる人の姿が見えやすいように、日中はできるだけカーテンを開けておくようにしました。少ししか見えないと、通り過ぎる人が誰だかよくわからずに、娘さんかもしれないと思い「姉ちゃんか？」と確認していると考えたからです。また、部屋に入るときは、最初に松木さんのところに寄って、「赤井です。隣の患者さんのところへ行きますね」と言い、「今日、娘さんは来ませんから、また来たら言いますね」と伝えるようにしました。これを看護師たちが実践しているうちに、「姉ちゃん」と言う回数は減っていきました。

よく、認知症になると同じ話をするようになることがありますが、そこには心配があったり、大事にしているものがあったり、その人自身の本来取り戻したいものがあるのかもしれません。何かそこに、ご本人の生き方のポイントがあるのでは、と思うときもあります。「認知症だから」という捉え方をするのではなく、その方がなぜその言葉を繰り返すのか、その理由を考えていくことは、その方を理解し、その方が安心できる環境をつくることにもつながります。（赤井信太郎さん）

認知症がある人の価値を下げるような行為をしない

認知症ケアの一つであるパーソン・センタード・ケア*を行うときの大事な視点となる「認知症の人の価値を低める行為」を知っておきましょう。

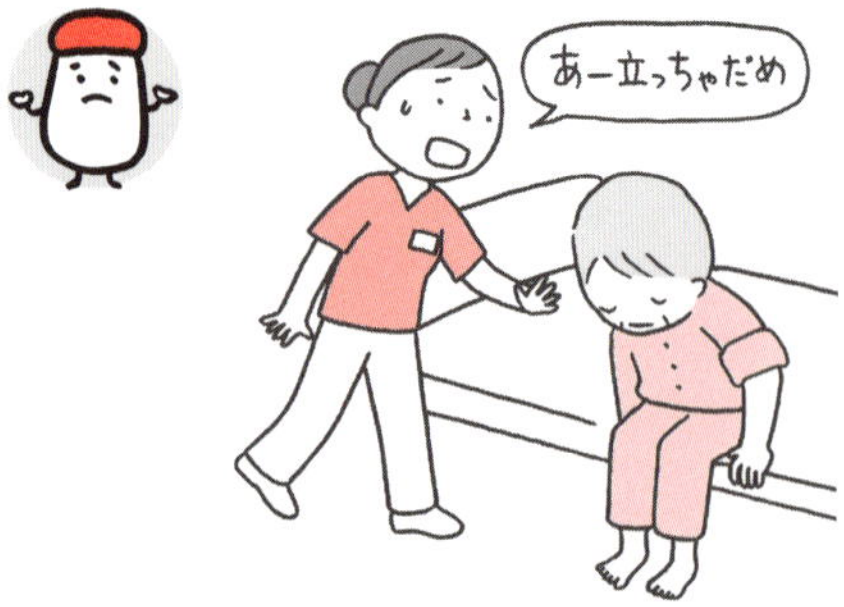
あー立っちゃだめ

点滴を取って立ち上がろうとする患者さん。まるで子どもに話しかけるような言葉づかいで対応していませんか？

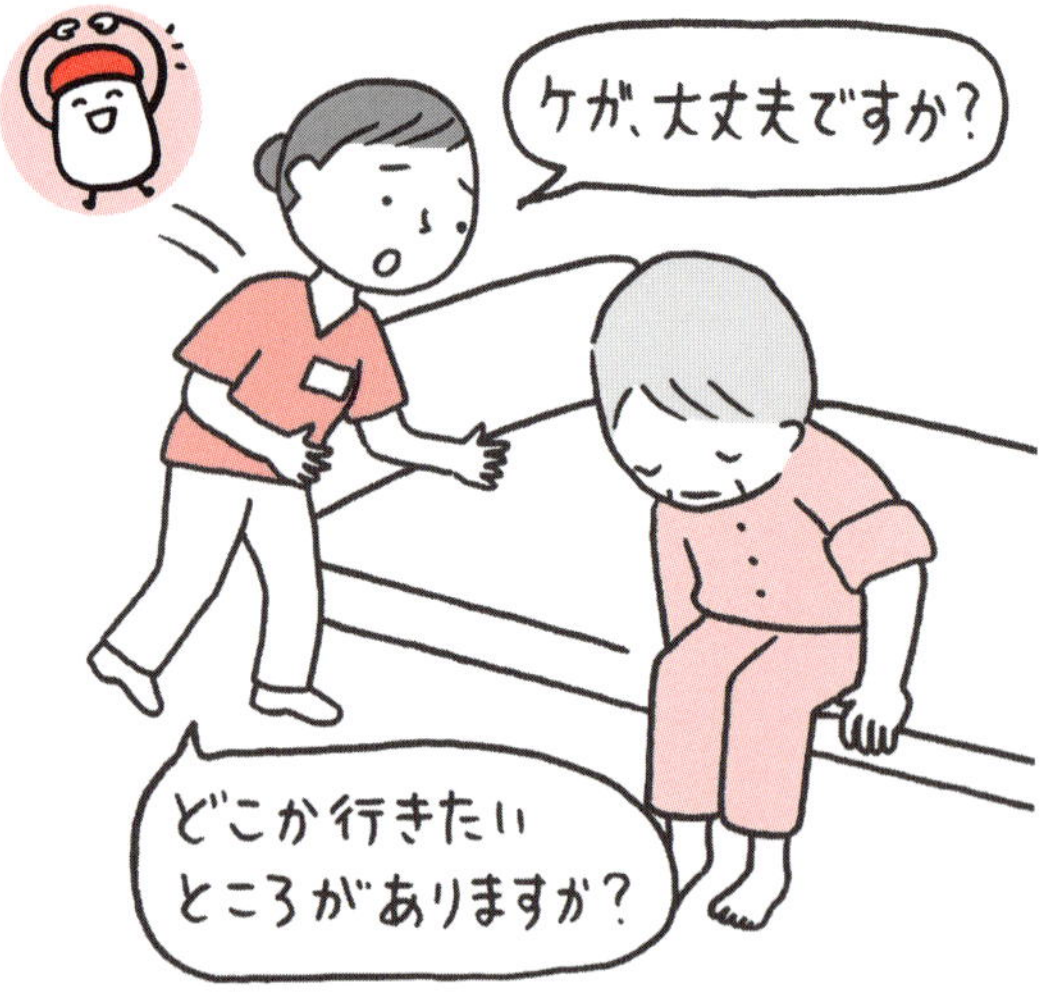
ケが、大丈夫ですか？
どこか行きたいところがありますか？

相手の年齢に見合った言葉や態度で、誠実な思いやりをもって接するようにしましょう。

後輩　認知症がある人とのコミュニケーションは悩むことが多いです。

先輩　パーソン・センタード・ケアという認知症ケアの考え方を繰り返し学んでおくことをおすすめします。

後輩　学校で学びましたが、詳しくは覚えていません。

先輩　認知症の人を一人の「人」として尊重し、ケアをするという考え方です。
認知症になるとなぜか尊厳を奪われるようなことが起こりがちです。何もできない人（能力がない人）、わからない人（理解できない人）と一方的に捉えられているからではないでしょうか。そうした考え方がコミュニケーションやケアに現れることが、BPSD（認知症の行動・心理症状）の大きな原因にもなっています。
パーソン・センタード・ケアには、一人の人として大事にされていると本人が思えるようなコミュニケーションを考えるヒントが詰まっています。

＊老年心理学教授であるトム・キッドウッドが1980年代末に英国で提唱。
参考資料：『DCM（認知症ケアマッピング）理念と実践 第８版 日本語版第４版』ブラッドフォード大学保健衛生学部認知症学科認知症ケア研究グループ ドーン・ブルッカー、クレア・サー著 水野裕監訳 認知症介護研究・研修センター

認知症の人の価値を低める行為をしていない？

パーソン・センタード・ケアは、認知症がある人を一人の「人」として尊重し、その人の立場に立って考え、ケアを行おうとする認知症ケアの一つの考え方です。

このケアを実践するうえでもっとも大切になるのは「パーソンフッド（一人の人として周囲に受け容れられ、尊重されること）」です。パーソンフッドを損なう行為を「認知症の人の価値を低める行為」と言います。

まずはこの行為に注目し、本人とのコミュニケーションにおいて、この行為を行うことがないようにしましょう。そして「認知症の人の価値を高める行為」へと変えていきます。

認知症の人の価値を低める行為と高める行為

「認知症の人の価値を低める行為」と、それに取って代わる「認知症の人の価値を高める行為」を対にしてご紹介します（ただし、おおまかな対となっています。実際にはもっと柔軟に考えていくことが大事です）。

認知症の人の価値を**低める**行為	認知症の人の価値を**高める**行為
怖がらせること ケアをするとき、脅したり怖がらせたりして、無理に従わせること	**思いやり（やさしさ・温かさ）** ケアを怖がったり拒否したりする人に、誠実な思いやりをもって接すること

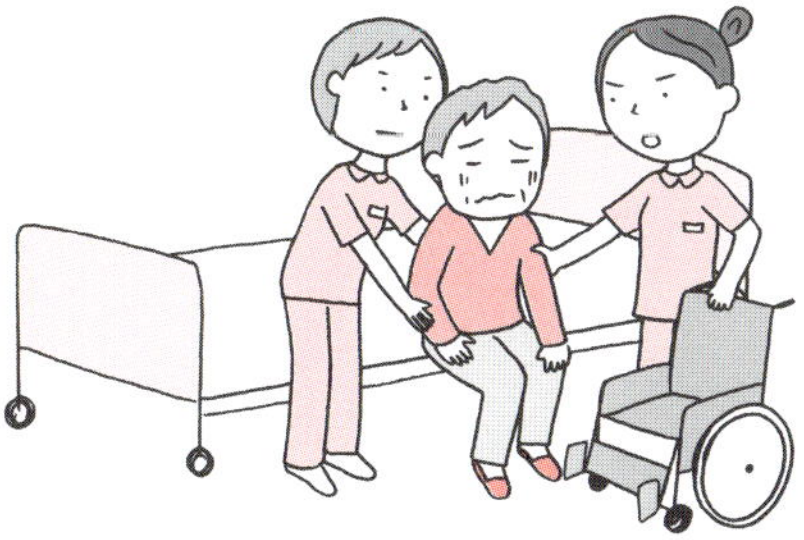

▶「怖がらせること」の例
褥瘡（床ずれ）の処置を拒否した人に対して、二人のスタッフが腕をつかみ、「今、（ガーゼを）交換しないと悪くなりますよ」と怖がらせて、処置室に移動させた。

後回しにすること

泣くなどして満たされない気持ちを訴えているとき、気がつかないふりをして、後回しにすること

包み込むこと

泣くなどして満たされない気持ちを訴えているとき、安心感やくつろぎ、安全を最優先したケアをすること

急がせること

能力や障害にまったく配慮せず、早くケアを終わらせることを目指すこと

リラックスできるペース

その人と息の合ったペースでケアをすること

子ども扱いすること

子どもにするような対応をすること

尊敬すること

相手の経験や年齢に見合った対応をすること

▶「子ども扱いすること」の例

排泄の介助時、オムツを触りたがる人に「おむつは触らないの。いつも汚しちゃうでしょ」と言った。

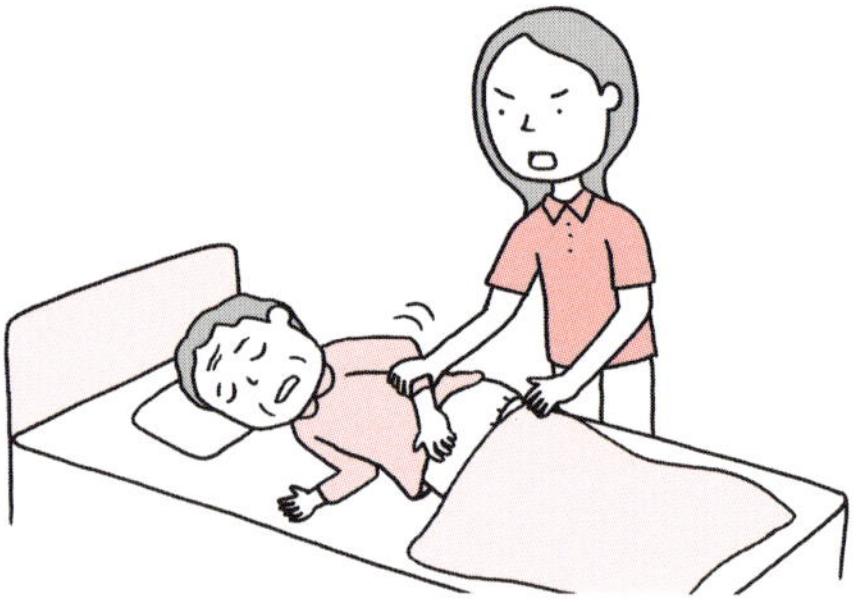

好ましくない区分け（レッテル付け）をすること

その人の特徴や、それとわかるような区分け（レッテル付け）で呼んだり、扱ったりすること

受け容れること

障害・行動・行為とは関係なく、一人の人としての価値を認める態度で関わること

侮辱すること

障害がある・能力がないという理由から、無能で価値がないと言うこと

喜び合うこと

できることを認め、能力があると実感できるようにケアし、共に喜ぶこと

非難すること

能力や障害を理解せず、できなかったことを責めること

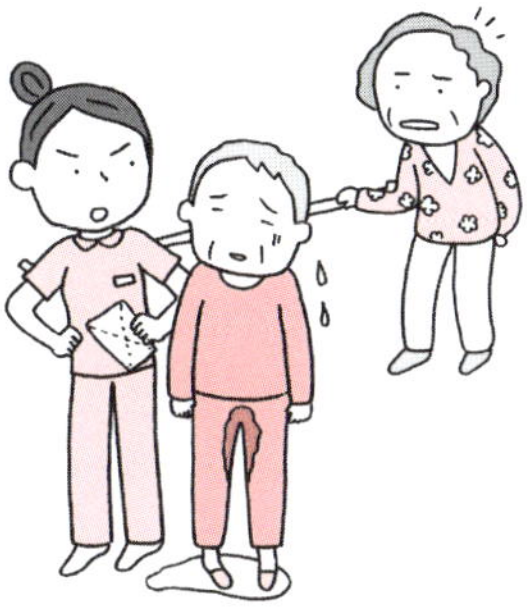

尊重すること

うまくできなかったことに対して理解し、一人の人としての自尊感情を維持できるように支援すること

▶**「非難すること」の例**
間に合わず、廊下で排尿してしまった人に「トイレに行きたいのなら、早く言ってくれればよかったのに」と言って非難した。

だましたり、あざむくこと

ケアを拒否するときなどに、うそやごまかしなどで無理やりにしてしまうこと

誠実であること

ケアを拒否するときなどに、その人が求めていることに対して誠実に対応すること

わかろうとしないこと

その人にとっての真実（現実）・感じていることをわかろうとしないこと

共感をもって わかろうとすること

その人にとっての真実（現実）・感じていることを理解し、支持すること

能力を使わせないこと

その人がもっている能力を全く考慮せずに一方的にケアをすること

能力を発揮できるようにすること

できることを見出し、自分なりにやり遂げたと実感できるようにケアをすること

強制すること

思いや意思を無視し、一方的なケアを強制的にすること

必要とされる支援をすること

必要性を見極め、主体性を尊重したケアをすること

中断させること

継続して関わる必要性のあることを無理やり中断させること

関わりを継続できるようにすること

継続して関わる必要性のあることを見極めてケアをすること

物扱いすること

あいさつや説明を全くせず、まるで物のように扱うこと

共に行うこと

私たちと対等な人として認め、意思を確認して一緒に行うこと

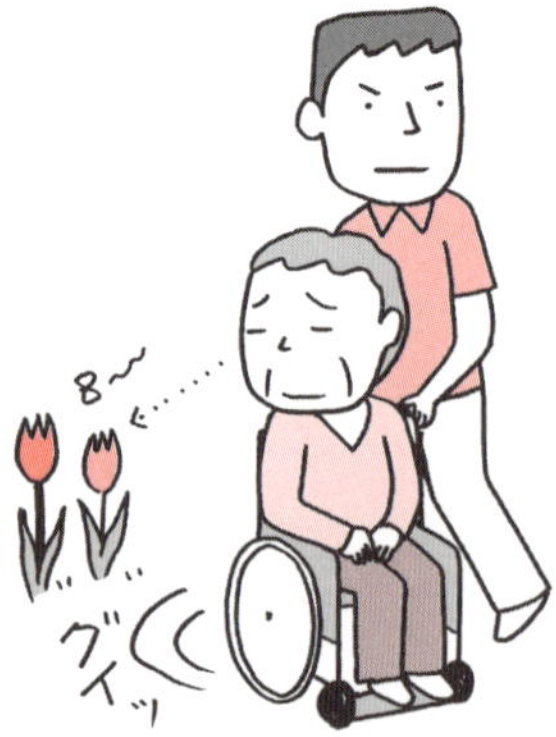

▶「物扱いすること」の例
声をかけたり、挨拶したりすることなく、その人が座っている車椅子の向きを急に変えて移動させた。

差別すること

価値のある人として認めず、能力や障害をその人の全てとして差別すること

個性を認めること

能力や障害で判断せずに人として尊重し、その人の個性や価値を認めること

無視すること

いるのに、まるでいないかのように無視してほかの人との会話や行動を続けること

共にあること

自分も会話や活動の輪に入っていると感じられるようにケアをし、励ますこと

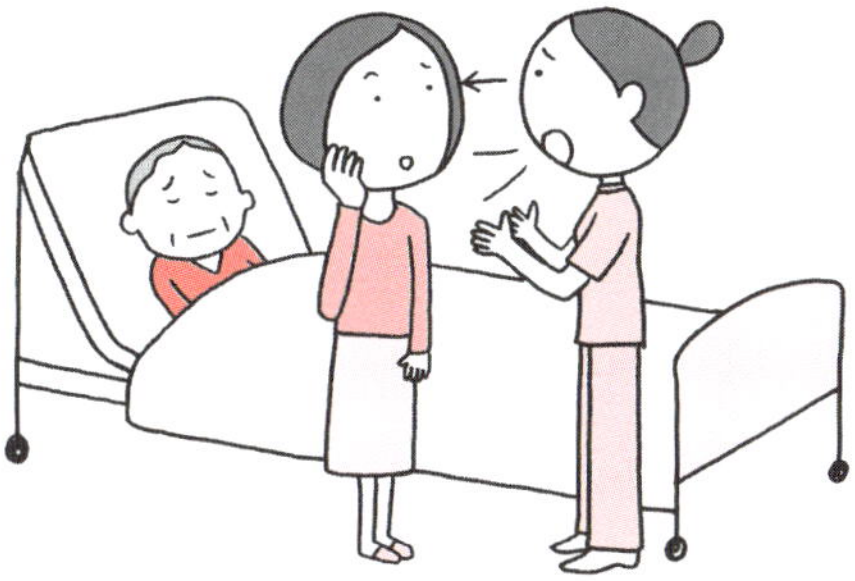

▶**「無視すること」の例**
当人がいるのに見向きもせず、その人のご家族に対してその人の機嫌や体調などについて話をした。

のけ者にすること

遠くに追いやったり、仲間はずれにしたりすること

一員として感じられるようにすること

能力や障害にかかわらず、その場の一員として 受け容れられていると感じられるようにすること

あざけること

その人をバカにしたり、あざけり笑ったり、屈辱を与えたりすること

一緒に楽しむこと

一緒に楽しんだり、創造力をもって ユーモアのあることを言い合ったりして過ごすこと

復習

パーソン・センタード・ケアとは

パーソン・センタード・ケアとは、パーソンフッド（一人の人として周囲に受け容れられ、尊重されること）を保つことを大切にしたケアを行うことで、認知症の人のよい状態を高めることができるという考え方です。具体的には、下の図にある五つの要素「パーソン・センタード・モデル」に基づいたケアで、これらが認知症の人の行動、感じ方、考え方に影響を与えていると考えられています。

認知症のパーソン・センタード・モデル

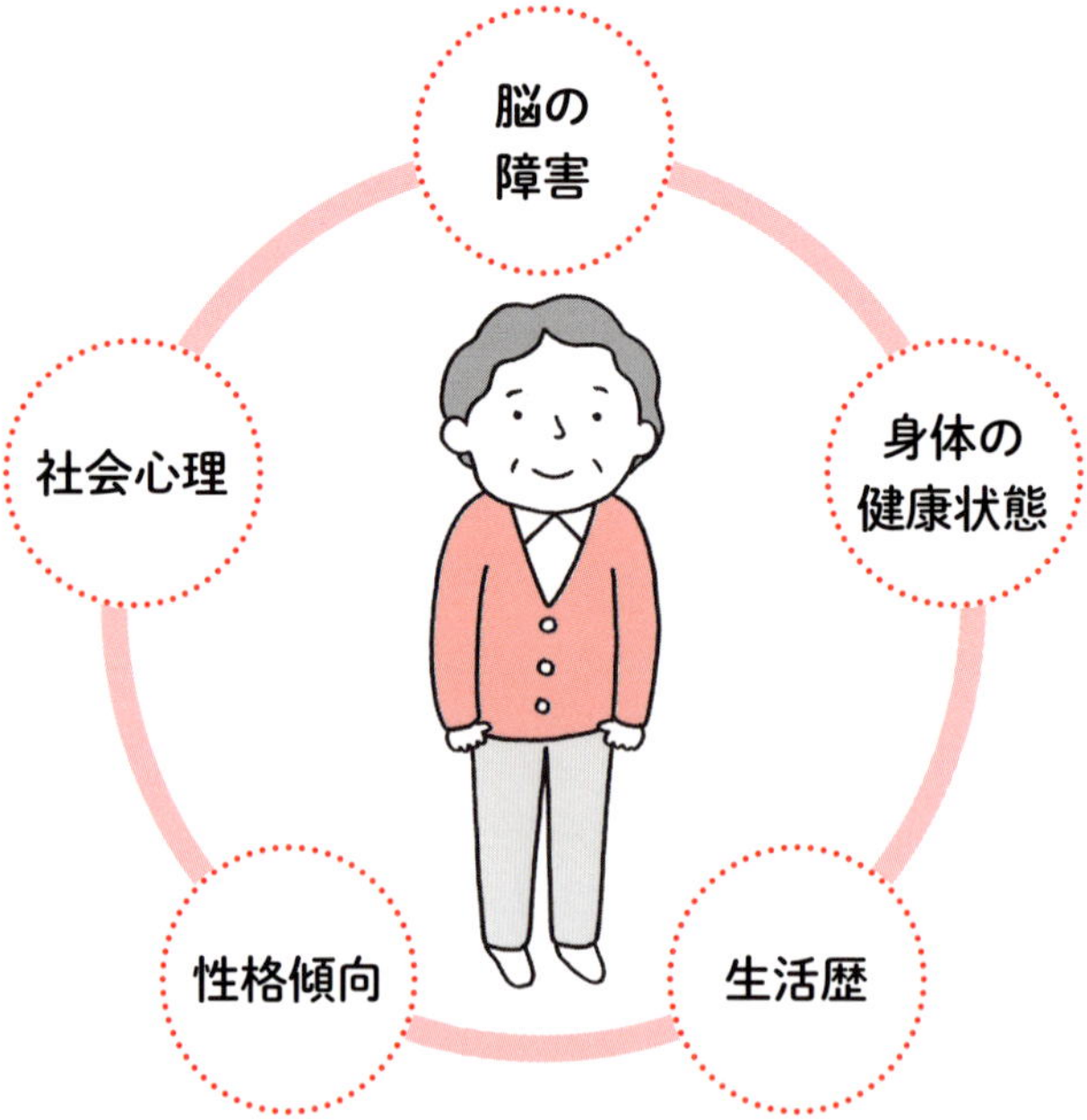

認知症の人の行動や気分は、パーソン・センタード・モデルと呼ばれる五つの要素が複雑に関連し合って生じている。

参考資料：『DCM（認知症ケアマッピング）理念と実践 第８版 日本語版第４版』ブラッドフォード大学保健衛生学部認知症学科認知症ケア研究グループ ドーン・ブルッカー、クレア・サー著 水野裕監訳 認知症介護研究・研修センター

よい状態・よくない状態のサインを見る

実際にケアをしていくときは、まずはその人と会話をするなど豊かなコミュニケーションを取りながら、その人がよい状態にあるのか、よくない状態にあるのかを確認します。指針となるのが認知症の人の「よい状態のサイン」と「よくない状態のサイン」です。

「よくない状態のサイン」が一つでもある場合は、その人にとって満たされていない心理的ニーズを探り、それを満たすためのケアを行いましょう。

認知症の人のよくない状態

「認知症と共に生きる人々の心理的ニーズ」のうち、満たされていないものがある

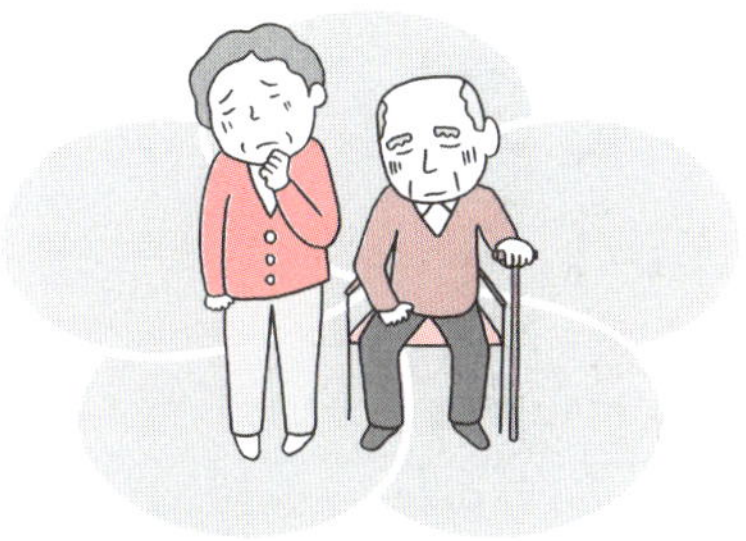

よくない状態のサイン

- 絶望しているときに誰からも相手にされない
- 非常に強い怒りがある
- 深く悲しんでいるときに誰からも相手にされない
- 不安がある
- 恐れがある
- 退屈している
- 身体的な苦痛、痛み、不快感がある
- 身体が緊張している
- 動揺している
- 無気力である

認知症の人のよい状態

「認知症と共に生きる人々の心理的ニーズ」が満たされている

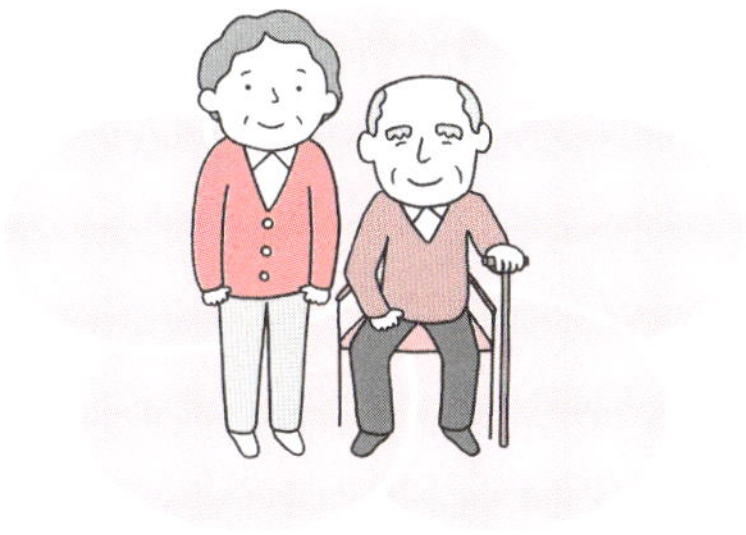

よい状態のサイン

- 自分に自信をもっている。自己主張が強くできる
- 身体がリラックスしている
- ほかの人たちのニーズに対して敏感
- ユーモアを返す、ユーモアを使う
- 創造的な自己表現をする
- 喜び、楽しさを表す
- 役に立とう、手伝おうとする（人に何かをしてあげようとする）
- ほかの人との交流を自分から進んで始める
- 愛情や好意を示す
- 自尊心を示す
- さまざまな感情を表現する

認知症と共に生きる人々の心理的ニーズと認知症の人の価値を低める行為
（パーソンフッドを損なう行為）

愛

くつろぎ（やすらぎ）
- 怖がらせること
- 後回しにすること
- 急がせること

共にあること
- 差別すること
- 無視すること
- のけ者にすること
- あざけること

アイデンティティ（自分が自分であること）
- 子ども扱いすること
- 好ましくない区分け（レッテル付け）をすること
- 侮辱すること

たずさわること
- 能力を使わせないこと
- 強制すること
- 中断させること
- 物扱いすること

愛着・結びつき
- 非難すること
- だましたり、あざむくこと
- わかろうとしないこと

認知症と共に生きる人々の心理的ニーズと認知症の人の価値を高める行為
（パーソンフッドを高める行為）

愛

くつろぎ（やすらぎ）
- 思いやり（やさしさ・温かさ）
- 包み込むこと
- リラックスできるペース

共にあること
- 個性を認めること
- 共にあること
- 一員として感じられるようにすること
- 一緒に楽しむこと

アイデンティティ（自分が自分であること）
- 尊敬すること
- 受け容れること
- 喜び合うこと

たずさわること
- 能力を発揮できるようにすること
- 必要とされる支援をすること
- 関わりを継続できるようにすること
- 共に行うこと

愛着・結びつき
- 尊重すること
- 誠実であること
- 共感をもってわかろうとすること

事例

家で楽しんでいた編み物を病室でも楽しむことでできることが増えた

大腿骨頸部骨折の手術後、地域包括ケア病棟に移ってきた佐藤幸子さん(仮名)。アルツハイマー型認知症があります。初めてお会いしたときは全くコミュニケーションが取れず、ご自分の名前だけは言えるという感じでした。トイレに行きたいというのも伝えられません。車椅子に座っていてもそわそわしてしまい、転倒防止のため仕方なく安全ベルトをしていました。その姿を見ていて「この方に何かできないか」と考えました。看護師1年目が終わろうとしていたときでした。

毎日面会に来ているご家族にお聞きすると、入院前はもう少し喋ることができていたそうです。手術後のせん妄、入院による環境の変化、骨折によるADLの低下により、今のような状態にあると思いました。そして「入院前に、何か家でしていたことはないですか？」とお聞きすると、「よく編み物をしていました」と言うので、編み物の道具を持ってきてもらうことにしました。

編み物の道具が届いた日から、佐藤さんはものすごく集中して編み物に取り組むようになりました。私は「編み物、一緒にやらせてください」と佐藤さんにお願いしました。言葉がうまく出ない状態でしたが、編み物初心者の私が佐藤さんに「これは？」と一つずつ質問をすると「これはなあ」と、言葉を詰まらせながらも教えてくれます。そして、最初は部屋に行くたびに「私、森岡です」と自己紹介していたのですが、編み物を教えてもらうようになってから数日後には顔を見せると「森岡さん」と呼んでくれるようになり、私が休みの日にはほかのスタッフに「森岡さんは？」と聞いてくれるようになりました。「トイレに行きたい」という思いも、言葉を詰まらせながらですが伝えられるようになっていきました。

佐藤さんは約50日間入院していましたが、その間にゆっくりとですが言葉も増え、編み物を教わりにいくと「これ上手ね」とほめてくれたり、歩行器で歩く練習も順調に進んだりしました。

入院前に家で楽しんでいたことを病院でもすることが、日常生活のサイクルを取り戻すのに役立ったのかもしれません。何よりも心を開いてくださったことをとてもうれしく感じた経験でした。(森岡愛奈さん)

体験している幻視を理解する

特にレビー小体型認知症の人の中には幻視が見える人が多くいます。その体験を否定するようなことがないようにしましょう。

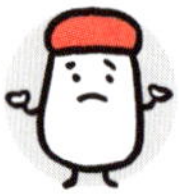

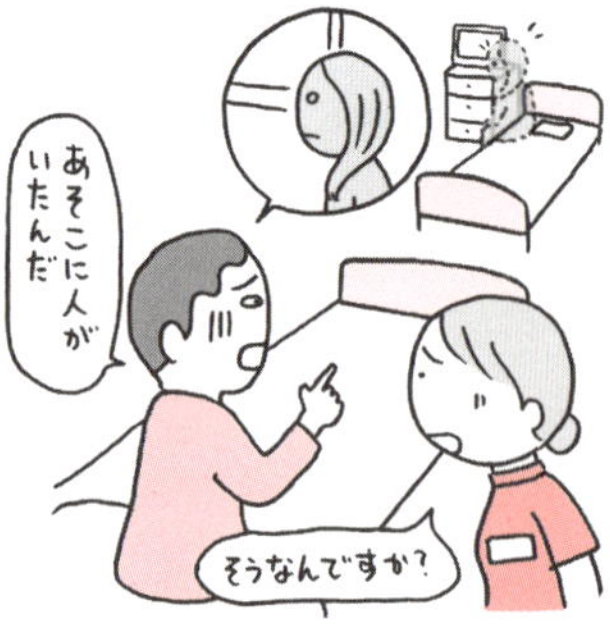
あそこに人がいたんだ
そうなんですか？

自分には見えないからといって、幻視が見えている本人の言葉に対して無関心ではいけません。

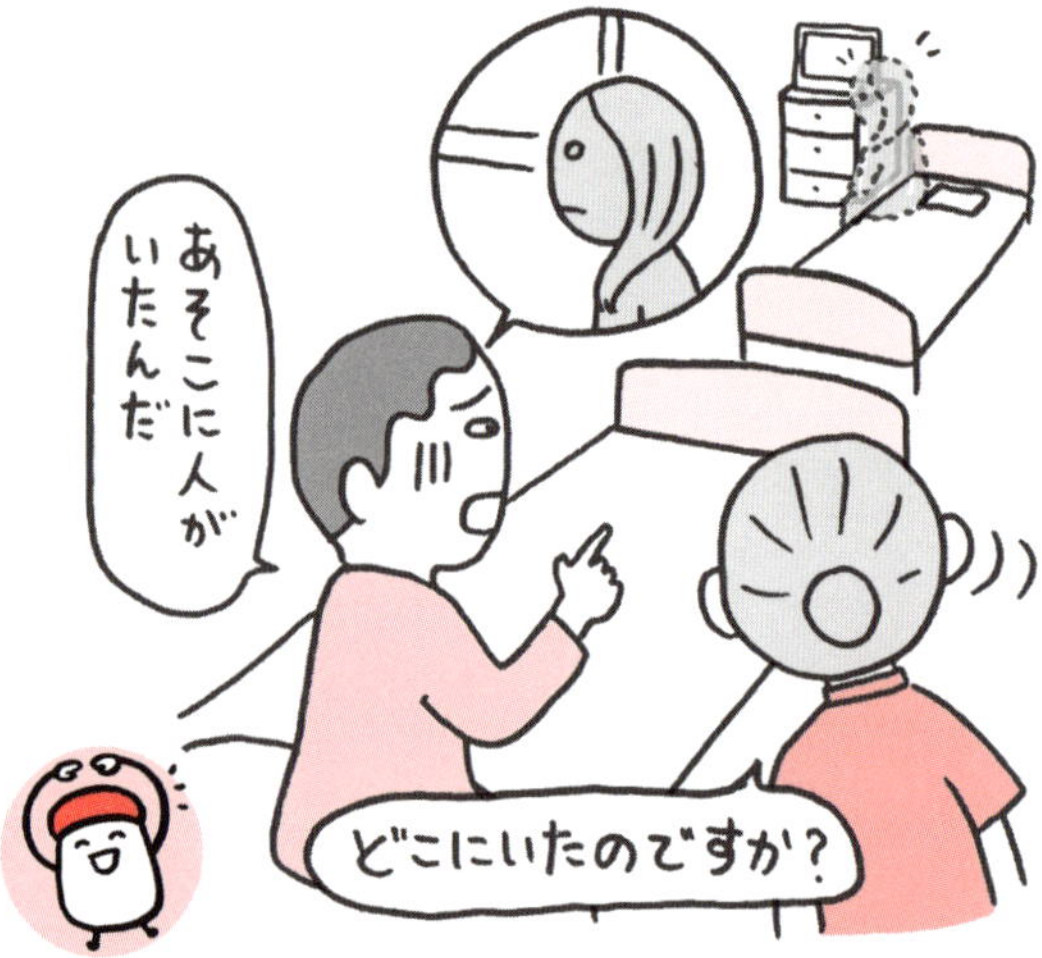
あそこに人がいたんだ
どこにいたのですか？

本人が体験していることを知ろうとし、今の思い（たとえば、怖い、辛い、うれしい、楽しい、眠れないなど）を理解しようと努めましょう。

後輩 「あそこに子どもがいる」と幻視が見えている本人がニコニコして言っているときは、どうしたらいいのでしょうか。

先輩 恐怖や不安を感じているようなときは、幻視が消えるように工夫をしたり、場所を変えたりして、少しでも安心してもらえるような対応をします。
でも、本人がニコニコして楽しんでいたり喜んでいたりするときは、見えている幻視を話題にゆっくりとお話をするのもいいでしょう。幻視がその方にとって心が温まるものであったり、気分を上向かせるものであったりすることもあるのです。

後輩 幻視だからと言って、必ずしも消すのがいいというわけではないのですね。

先輩 薬を使って幻視を見えなくすることができると知っても、それを嫌がる方もいます。見えなくなると寂しくなるから、というのが理由でした。人それぞれ感じ方は違うのですね。

本人の言葉を信じ否定も肯定もしない

「幻視は、本人にはとてもリアルに見えていて、妄想も関連して出てくることもあります。正直なところ、幻視についての話を患者さんから聞いていてどうしようかなと戸惑うときもあります。しかし、否定も肯定もせずに『そうなんですね。そういうものが見えるんですね』と本人に伝えています。

　部屋が暗かったり、木目があったりすると、幻視につながりやすいので、レビー小体型認知症の方がいる部屋では間接照明で少し明るくしたり、木目を隠したりするようにしています。

　また、今までの経験でその方の幻視につながるようなもの（たとえば人形）があるかを、事前に教えてもらっています」（川上喜久男さん）

不安を感じているときは力になれる方法を考える

　また、幻視や錯視（見間違い）をきっかけに妄想へとつながっていくことがあります。

「夜、消灯時間になっても眠らずに窓の外を見ている患者さんに声をかけると『あそこに泥棒がいるんだ。そいつがこっちに来ないように見張っているんだ』と言うのです。よく見ると、街灯が電信柱を照らしていて、それが人に見えているようでした。錯視（見間違い）です。そこで『困りましたね。でも寝ないと体によくないから、代わりに僕が見張っておきます』と伝えました。そしていろいろとお話をしているうちに、『じゃあ、兄ちゃんに任せるわ』と言って横になり、すぐに眠ってしまいました。本人にとって見えているのは現実で、それは本人の不安のサインかもしれないと、そのときは思いました」（川上喜久男さん）

　まずは、できるだけ幻視が見えないように、錯視が起こらないように環境を整えていくこと、そして本人が不安な様子のときは幻視や錯視をどのようにしたら解消できるのか、力になれるのかを考えていきましょう。

幻視は触ると消える（本人に見えなくなる）、（拍手をするなど）音を立てると消えることもあります。

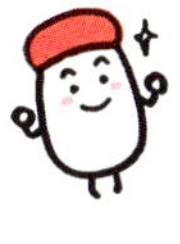

おもな原因

レビー小体というタンパク質が脳の大脳皮質に広がることで起こります。後頭葉の血流が悪くなることが特徴。

よく見られる症状

支持的特徴

抗精神病薬に対する過敏性
姿勢反射障害
繰り返す転倒
失神または一過性の意識障害のエピソード
嗅覚低下
顕著な自律神経症状
（便秘、起立性低血圧、尿失禁など）
過眠
幻視以外の幻覚
体系化された妄想
アパシー、不安、うつ症状

中核的特徴

認知機能の変動
レム睡眠行動障害
幻視
パーキンソニズム（パーキンソン症状）

中心的特徴（必須症状）

認知機能障害（進行性）

参考資料：レビー小体型認知症の臨床診断基準（2017）『レビー小体型認知症　正しい基礎知識とケア』内門大丈監修　池田書店

コミュニケーションのヒント

症状の特徴 **記憶障害について**

ほかの認知症の人に比べると、初期から中期にかけては記憶障害が軽い（少し前のことも覚えている人が多い）。

➡

ヒント

忘れてしまっていると勝手に思い込んで、だましたり、繰り返し話をしたりすると、本人は怒ったり、不信感を抱いたりすることになる。

症状の特徴 **認知機能の変動について**

認知機能の変動がある人には、活動期（しっかりと意思疎通ができるとき）と休息期（注意力が低下したり、会話しなくなったりするとき）が交互に訪れる。

➡

ヒント

休息期には本人が無理なくゆったりと過ごせるような声かけを。活動期には本人にとって心地よいこと、好きなことを増やしていけるような声かけを。

症状の特徴 **幻覚について**

幻覚には幻視、幻聴、幻臭、幻味などがあり、人により起こる種類は異なる。人により辛い経験であったり、楽しい経験であったりする。

➡

ヒント

その人の体験や思いを理解しようとする。否定はしない。

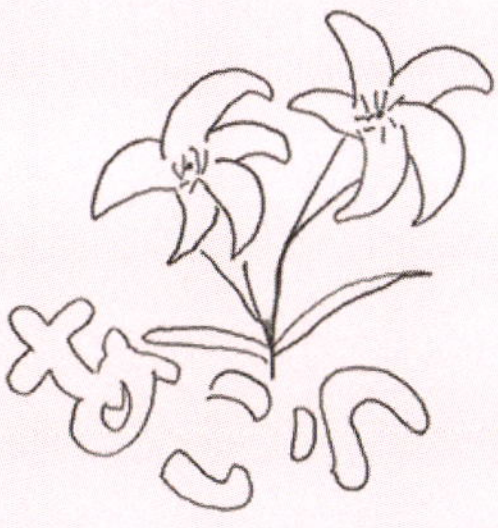

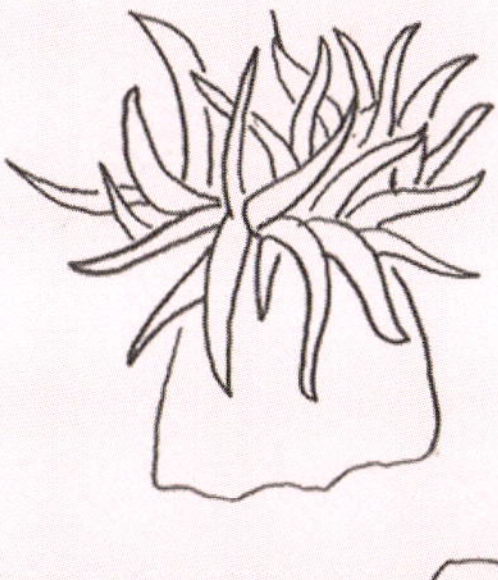

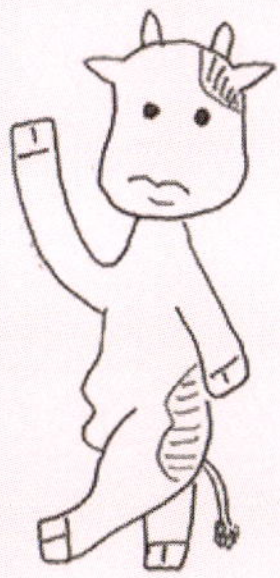

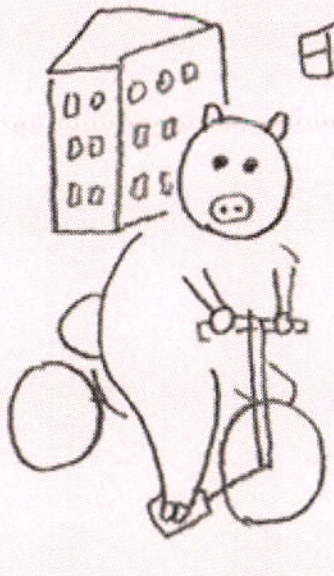

2019年にレビー小体型認知症と診断された三橋昭さん。最初のころは、数回、リアルで怖い幻視も見たそうですが、それ以降は毎朝何が出現するのか楽しみになるような幻視を見るようになり、その幻視をイラストにして記録しています。その一部がこちらの４点のイラストです。

症状の特徴 レム睡眠行動障害について

レム睡眠行動障害がある人は、眠っているときに大きな声を出して、手足を動かしたりする。

➡

ヒント

症状が出ているときは、声をかけたり、触ったりせずに見守る（ケガには気をつける）。

症状の特徴 パーキンソニズムについて

パーキンソニズム（パーキンソン症状）がある人には、筋強剛（筋固縮）、静止時振戦、姿勢反射障害、動作緩慢・寡黙・無動のいずれかが起きる（いくつか起こる場合もある）。また、表情が乏しくなる、小さな声になる、書いていると文字が小さくなっていくといった症状が起きる人もいる。

➡

ヒント

後ろから声をかけると転びやすいので注意。本人からのメッセージを言葉だけでなく全身から受け取るようにする。

症状の特徴 体温調整障害について

体温調整障害がある人は、寒さや暑さを感じても体温調整ができず、汗をたくさんかくこともある。

➡

ヒント

症状を人に言いにくい、気づきにくいこともあるので、声かけをするときは「暑くないですか？」「手が冷えていませんか？」といったことも聞く。

症状の特徴 感情コントロールについて

感情失禁など感情のコントロールができにくい。

➡

ヒント

本人が「できない」と諦めてしまっても、一緒にできることもあるので、本人の気持ちや行動を温かく見守る。

復習

血管性認知症とは

おもな原因

脳梗塞や脳出血などの血管性疾患によって起こります。血管障害が起こった部分の神経細胞が破壊され、脳の働きが低下します。梗塞などの発作を繰り返すたびに症状は悪化していきます。

よく見られる症状

血管障害が起こった脳の部位によって症状は変わります。歩行障害、構音障害、嚥下障害など。症状の変動が激しく、状態がよいときと悪いときがあります。病状については自覚していることが多く、自分の認知機能が低下した状態を悲観してうつ傾向になりやすいと言われています。情緒の制御力の低下が見られます。

コミュニケーションのヒント

症状の特徴 **病識について**

自分の今の病状について、よくわかっている人が多い。

→

ヒント

「このような体になってしまった」という衝撃から、現状を受け入れるまでにはさまざまな感情が表出される。とてもデリケートで、医療者の何気ない一言で傷ついてしまったりすることもある。

体験

こだわりから抜け出せないときは一度その場を離れる

アルツハイマー型認知症と血管性認知症を合併している方などで、物事に執着される方やこだわりが強い方に出会うことがよくあります。

たとえば、食事のときに「いらん」と言う方がいて、「食べましょう」と勧めていたら「いらん！」と怒ってしまいました。そこで一度ベッドから離れて一緒に病棟を一周散歩して戻ってくると、先ほどのこだわりが嘘のように食べ始められました。

このように、一度決めたことや、こだわりを持つことに対して考えを譲らず固執する方がいます。その場合、一度その場を離れるか話題を変えることで、固執していたことがリセットされて、こだわりが見られなくなることがあります。（馬場直哉さん）

おもな原因

前頭葉と側頭葉の両方の神経細胞が少しずつ壊れて、萎縮します。ピック病は、前頭側頭型認知症の一つで脳の神経細胞にPick球が見られるのが特徴。前頭側頭型認知症の約８割を占めると言われています。

よく見られる症状

前頭葉は判断力や抑制を司る部位。側頭葉は言語の理解に関する働きがある部位。この両方に障害が起こるため、脱抑制（社会規範に沿った行動ができず、感情や気分のおもむくままに行動する傾向）、常同行動（同じ行動を繰り返す）、注意力・集中力低下などが起こります。言葉の障害、自発性の低下、食行動異常（目についた食べ物を食べてしまったり、食べ物以外のものを勘違いして食べてしまったりする等）なども起こります。

コミュニケーションのヒント

症状の特徴 **常同行動**

同じ行動や同じ言葉を繰り返す、毎日同じ時間に同様の行動をとる、同じ食べ物（特に甘いもの）を際限なく食べるという常同行動が見られる人がいる。

➡

ヒント

いつもどのような行動をするかを確認し、その行動がしやすい環境を整える。たとえば、いつもの歯ブラシとコップを使って、同じ時間に洗顔と歯磨きをする人に対しては、家からいつもの道具を持ってきてもらい、セットをしておく。

前頭側頭葉変性症とは

前頭側頭型認知症は、前頭側頭葉変性症という神経変性疾患の一つです。前頭葉と側頭葉前方を中心にして病気が起こり、行動障害や言語障害が主な症状となります。ほかに、意味性認知症、進行性非流暢性失語症があります。これらは、病気の中心がどこにあるかによって分かれます。（前頭側頭葉変性症は指定難病）

前頭側頭葉変性症

前頭側頭型認知症	意味性認知症	進行性非流暢性失語症

参考資料：認知症の医療・介護に関わる専門職のための「前頭側頭型認知症&意味性認知症」　こんなときどうする？　改訂版　大阪市　https://www.city.osaka.lg.jp/fukushi/cmsfiles/contents/0000212/212765/ftd.2016.pdf　（参照2024-11-1）

事例

意味性認知症の人と伝え合うための工夫

意味性認知症は脳の側頭葉前方部の限局性萎縮に伴い、意味記憶の選択的かつ進行性の障害が特徴です。言葉の意味が徐々にわからなくなってきます。

53歳のときに意味性認知症と診断された夫とのコミュニケーションについて、妻である島内美加さんが夫（当時59歳）の通うデイサービスに渡した資料の一部をご紹介します。島内さんが、自身やほかの人と夫とのコミュニケーションを振り返りながら、デイサービスでもよりよいコミュニケーションを取ってほしいという願いから作られたものです。個人的なものではありますが、同じ疾患の方とのコミュニケーションのためにぜひ参考にしてください。

日常的によく使う言葉

●別のところ・別のやつ
場所を意味する。病院やトイレも「別のところ」と言う

●ヤバい
きれいでも汚れていても、なんでも「ヤバい」と言う

●すごいね
感激したときや立派なものを見たときに言う

●いただきます
挨拶をするときに元気よく言う「こんにちは」の意味

●りんご
ものの名前のほとんどを「りんご」と表現する

●ルル
我が家の猫の名前。一日に何度も呼んでいるので、人の名前を呼ぶときは誰でも「ルル」になる

理解しやすい言葉

●どうぞ
目の前に食べ物があっても「どうぞ」と言わないと、そのまま我慢して待っているときがある

●トイレに行く・おしっこする・うんこする
便所、お手洗い、小便、大便といった普段使わない言葉からわからなくなる

●ゴシゴシ
洗顔、洗髪時に「ゴシゴシして」と言えば自分で洗う

＊早口や甲高い声が苦手

動作

動くことに問題はないが、言葉が理解できないので何をしていいのかわからない。立って・座ってもジェスチャーで示したり、肩を叩いたり、腕をつかんだりすると理解しやすい

どうする？

認知症がある方が何を言っているのかわかりません

【回答1】言葉よりもその人の今の思いや感情に注目を

「何を言っているか」にあまり注目せず、「どんな気持ちで言っているか」「この方は今、どんな気持ちなんだろう」という患者さんの内側にある思いや感情に注目して、そこに対応していくことがとても大切だと思っています。

たとえば、怒っているのか、痛いのか、悲しいのか、寂しいのか。その方の言葉ではなくて、思いや感情に焦点を当てて「〇〇さんは今、怒っているんですね」とか「辛いですね」といった言葉を投げかけてみると、少しお話ができるかもしれません。

本人に質問をすることでわかりたい気持ちが伝わる

その内なる思いや感情が読めないときは、その方がしている話について質問するといいと思います。たとえば、「今って、もしかしたら夕方ですか？」「もしかしたらお家にいて誰かを待っていますか？」と質問をしながら話を続けているうちに、いつの時代の話なのか、伝えたいことが何なのかといったことに気づくときがあります。そこで、「お子さん、小学生なんですね」「それは寂しいですね」などと自分がわかったことを伝えると、「この人は自分の話を聞いてくれる」「わかろうとしてくれている」と感じ取ってくれるように思います。

どうしても話が支離滅裂で、質問をしてもそれに対しての答えが返ってこないときや、すごく落ち着かないとき、興奮しているときは、意識障害や妄想などの症状が出ていることもあります。その場合は、どうしてこの症状が出ているのかを考えながら、先輩看護師や医師に相談しましょう。（佐藤晶子さん）

「何を言っているのか、わからなかったわ」とだけ、ほかの看護師に伝えると、その患者さんにレッテルを貼ることになるので、気をつけましょう。

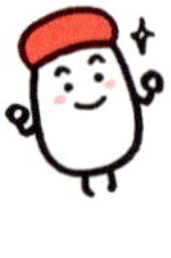

〔回答2〕
この方にとっての居心地のよさを考える

何を言っているのかわからないことは、「どう考えてもわからない」場合が多いです。でも、理解しようと思うことは、すごく大切で、その部分は諦めないでいるといいと思います。

ただ、聞いているのにわからないという時間が長く続くと、場の雰囲気は悪くなっていきます。こちらが気をつかっていたり、わからなそうにしていたりすると、相手はだんだんと居心地が悪くなっていきます。そうならないように「この方にとっての居心地のよさって何かな」と探るようにしています。そこで、最初に考えるのは、その方が私たちに何か求めることがあるかもしれない、ということです。会話の中で「こんなことですか」とお聞きしたりします。それでもずれていると「全くわかってないな」と、怒られることもありますが、ヒントがないか探ります。

認知症の人は言語を使っての表現が難しい場合があるので、この探るということはとても大切なことです。病院の環境が慣れないから落ち着かないと言っているのか、症状が出ていて困っているのではないか、というように、患者さんの言葉だけでなく、全身を観察しながら、居心地がよくなるためのヒントを探っていきます。

探していく中で、この方はとにかく話をしたい、話を聞いてほしいのだな、と感じることもあります。その場合は、「いつまで続くのかな」と思ってしまうかもしれませんが、それでも「うん、うん」と相づちを打ちながら聞いていて、その方がうれしそうに話されていて困りごとがないようなら、それはそれでいいと思います。会話の全部を理解しようとしてもそれは無理なことです。だからと言って逃げるわけではなく、ただただ一生懸命に聞いていると、本人は居心地よく感じるでしょう。

このとき、もしも適当な相づちを打っていたら、それは本人に「あなたに興味をもっていません」と伝えていることになります。認知症があり、たとえ近時記憶が障害されていたとしても感情は残ります。「自分に興味をもって話を聞いてくれた」とその方が感じてくれるような時間を過ごすことを大事にしたいです。（田中久美さん）

体験

私が認知症看護認定看護師になった理由

友達と言われるのが不思議だった

認知症看護認定看護師の資格を取るまでは、正直なところ、認知症がある患者さんがとても苦手でした。どちらかというと、そっけない看護師だったと思います。

そのころは薬を使うという認識もありませんでしたので、「立たないでください」「寝てください」と、今でいうとスピーチロックを何も考えることなく行っていたと思います。

そのような状況にもかかわらず、とても不思議なことに、認知症がある患者さんたちの中には、私のことを友達だと言う方が多くいました。夜中に私の名前をずっと叫び続ける方、私が休みの日に「あの友達、今日どこにいるの？」と私の居場所をほかのスタッフに確認する方もいました。なぜ患者さんたちが私にこのような対応をするのかわかりませんでした。

「まわりの人と一緒だ」が腑に落ちなくて学校へ

そのようなある日、私のことを「友達」と言う認知症がある患者さんに、「あんたは友達だと思っていたのに、まわりの人と一緒やね」と言われました。たぶん、私の言動が意に沿わなかったのだと思いますが、この言葉に私は混乱しました。私がまわりのスタッフと違っていると思われているとしたら、それがどういうことなのか、全くわかりませんでした。

確かにほかのスタッフからは、私は認知症がある患者さんたちと関係性を築いていくのが上手だと言われていました。それは私のキャラクターに理由があると言うのですが、自分の中では全く腑に落ちませんでした。認知症がある人の尊厳を守りたい、認知症の人のケアをもっと見直したいという思いはもちろんあります。しかしこのときは、今のこの状況を理解したいという思いが強くなったことを理由に、認知症について勉強しようと思い立ったのです。

インターネットで「認知症研修」と検索したら、認知症看護認定看護師教育課程の紹介が出てきました。認知症を1から10まで教えてもらえるならここで学ぼうと考え、すぐに研修学校での受講希望を上司に伝えました。それが15年ほど前のことになります。

認知症の病態を知り行動の理解へと近づく

願書と一緒に認知症看護に関わる看護計画の提出が求められました。私は認知症患者さんの転倒予防を目的に実践した「ベッド柵4点、柵が抜けないように紐で固定する」内容の看護計画を提出しました。私の中では「認知症の患者さんが転倒せずによかった」事例でしたが、入学したあと「あのレポートには驚いたわ。ただ単にBPSD（認知症の行動・心理症状）が出ている認知症の患者さんの行動制限をしただけじゃない」と先生に言われました。「友達」だと言ってくれた認知症があある患者さんの尊厳は全く守れていませんでした。それだけに、研修学校での認知症の病態、認知症の人の言動の意味を理解するためのカリキュラムはとても勉強になりました。特にBPSDは認知症の症状の一つですが、認知症の人だから必ず現れる症状ではありません。身体・精神・環境などさまざまな因子が影響して出現するBPSDの成り立ちは、現在の私の認知症看護にもっとも影響を与えた学びでした。

認知症である前に一人の人である

振り返ると、私は認知症看護認定看護師になる前から「認知症だから仕方がない」と思うことはあまりなかったように思います。たとえばトイレに行きたいと繰り返し訴える認知症のある患者さんに対しても、膀胱炎などの疾患や年齢の影響と考え、「膀胱炎って痛いよね」「ちょっとしつこいな」「尿のキレが悪いのかな」と思っていました。トイレに何回も行きたいという患者さんは、認知症がある・ないにかかわらずたくさんいます。認知症の知識がなかったことの影響もあるかもしれませんが、病院で出会った一人の人として「この人を知りたい」という思いで関わっていたことで、患者さんには「友達」のように近しく思ってもらえたのかもしれません。

困ったなと感じる言動は「助けて」のサイン

認知症看護認定看護師になった現在、

病棟のスタッフから入院した認知症がある患者さんが「ケアのときに痛い痛いと言って怒るのでケアが進みません。どうにかしてください」という相談を受けることがあります。カルテから情報収集すると、なんらかの理由で入院前から飲んでいた痛み止めが中止になっている、太いドレーンが入っているなど、痛みが起こる要因を見つけることができます。痛いのをほうっておいたら、怒るのも当たり前です。もしかしたら、看護師が軽くあしらうような対応をとっているなど、ほかにも怒りたくなる原因があるかもしれません。「入院している患者さんの言動を認知症からの症状と捉えるのではなく、『その人の思い』と受け止め、関わることが大切です」と、スタッフには伝えています。

また、私が実践する認知症研修では以下のようなことを伝えています。

「認知症という病気の枠の中に患者さんがいるという見方はやめましょう。たとえば、その人に糖尿病や高血圧があるように、認知症という病気があるだけです。だから、その人は人として何も変わらない。高血圧がある人に対して食事コントロールなど一緒に考えるように、認知症で記憶力の低下がある人に対しては記憶のサポートの方法を一緒に考えましょう。このようなケアが、認知症がある人の尊厳を守ることにつながります」

私は「私たちにとって困ったなと感じる患者さんの言動は、患者さんが困り果てて助けを求めているサイン」と学びました。認知症になると自分の思いを的確に伝えることが困難になっていきます。認知症という枠組みにとらわれるのではなく、一人の人として関わっていくことを大切に、今後も認知症看護認定看護師として活動していきたいです。（中田貴子さん）

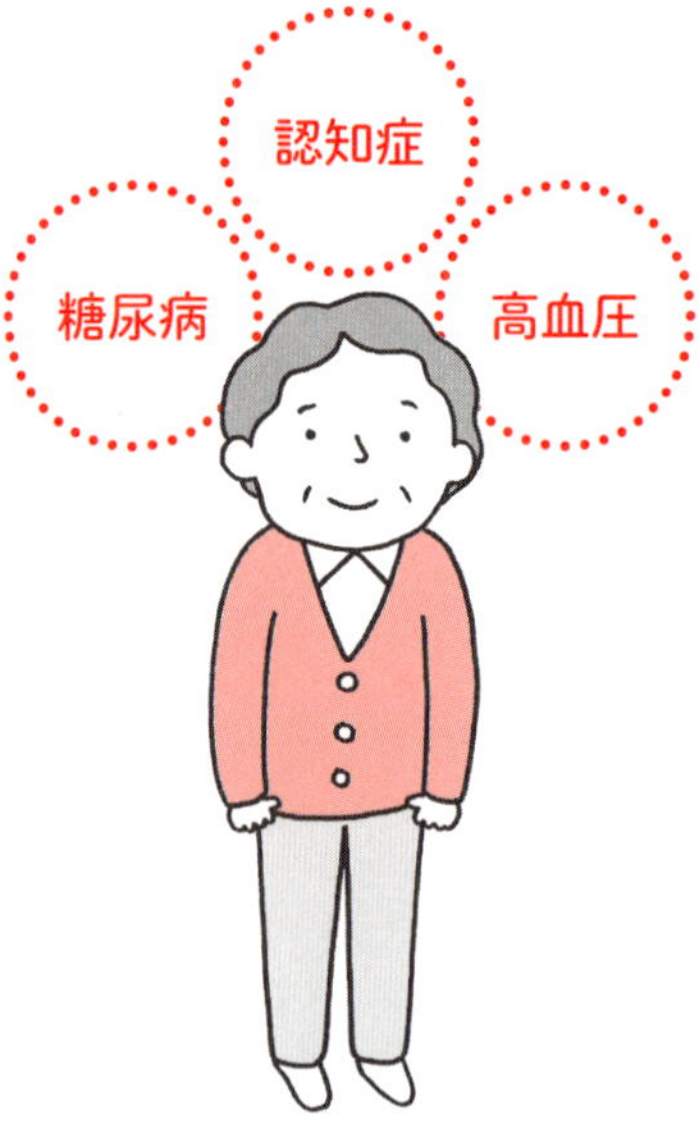

認知症という枠の中に人がいるのではなく、その人の病気の一つが認知症だということです。

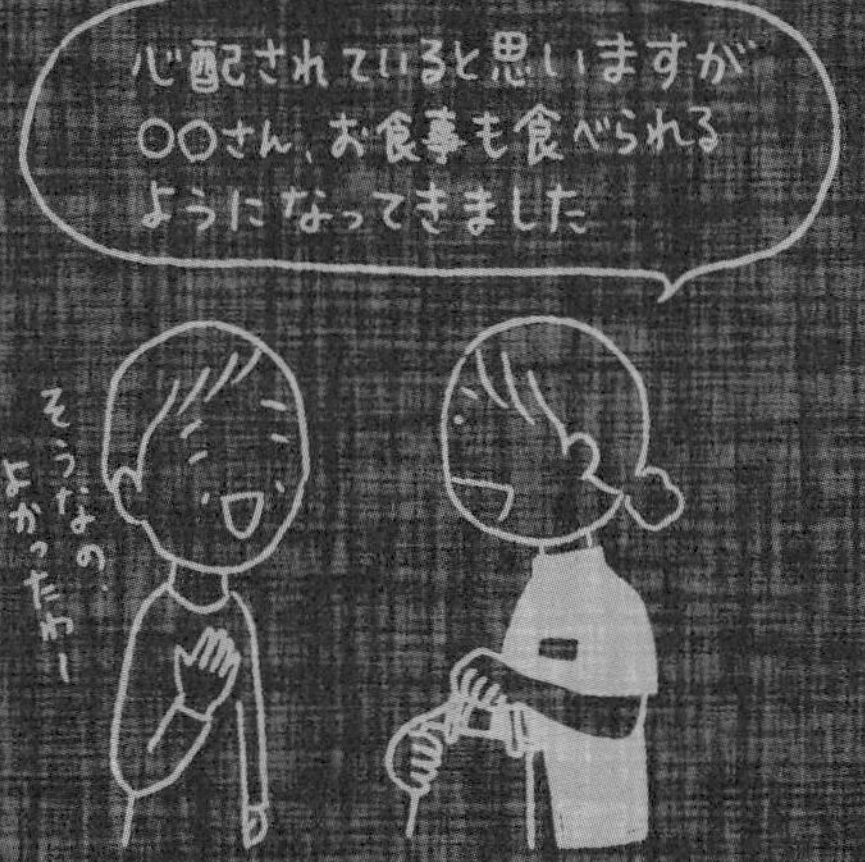
心配されていると思いますが
○○さん、お食事も食べられる
ようになってきました
そうなの、
よかったわー

5 章

患者さんのご家族とのコミュニケーション

治療をスムーズに進めるために、また退院後の暮らしを
考えていくうえでも、ご家族から必要な情報を手に入れることは
欠かせません。患者さんと同じようにご家族にも
感謝の気持ちをもってコミュニケーションしていきましょう。
もしもご家族とのコミュニケーションで悩んだときは、
一人で抱えることなく先輩や看護部長などに相談します。
ケースによってはチームでの対応が必要となることもあります。

病院内の人のことを病院外の人に話すとき、敬語を使わない

患者さんやご家族など病院外の人たちに、同じ病院で働く医師や看護師などのことを伝えるとき、敬語を使っていませんか？

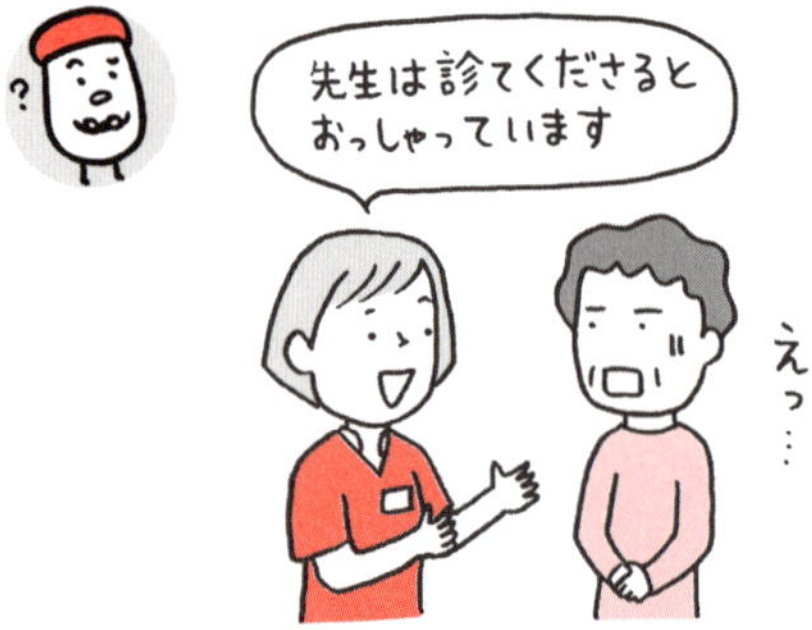

先生は診てくださると
おっしゃっています
えっ…

特に医師の言葉を患者さんやご家族に伝えるとき、マナーに沿った言い方になっているか気をつけましょう。

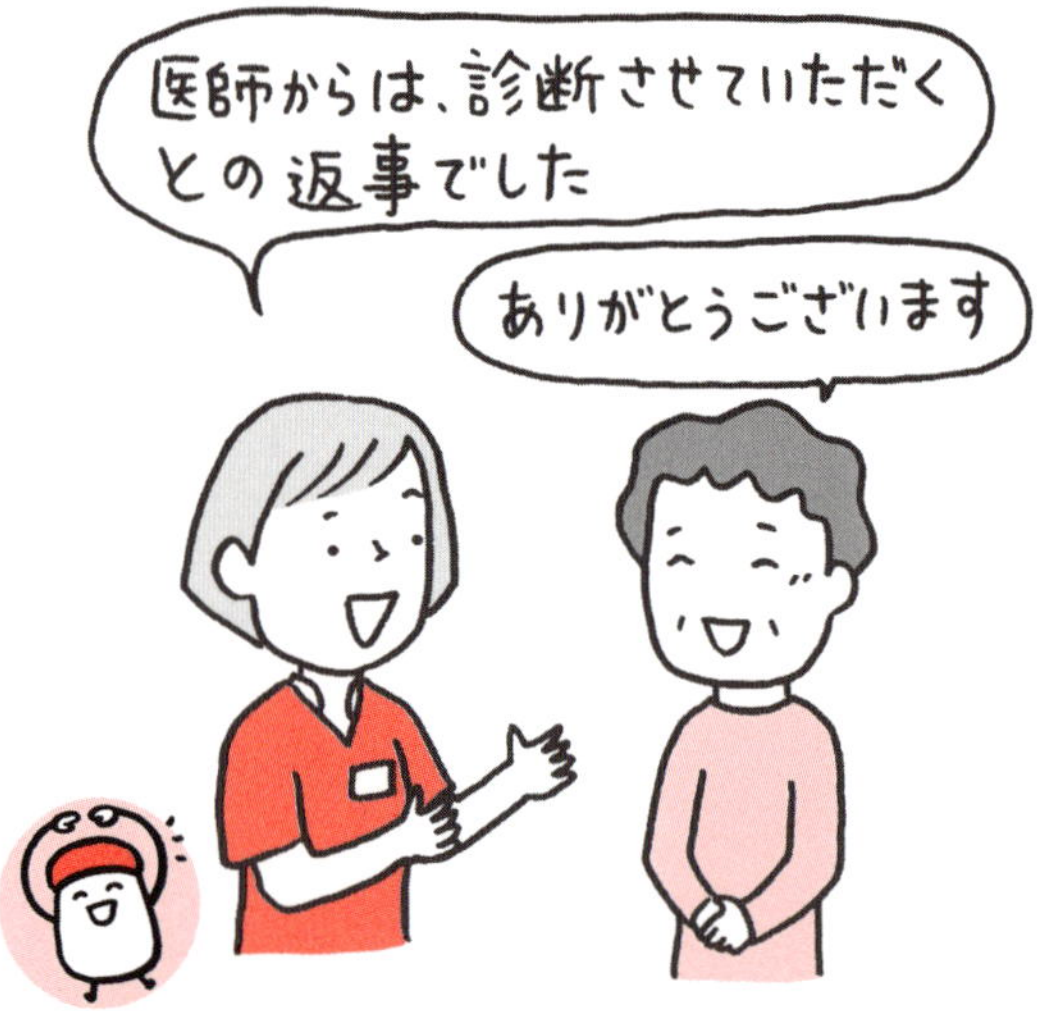

医師からは、診断させていただく
との返事でした
ありがとうございます

一緒の病院で働いている医師、看護師、理学療法士などは立場が自分と同じであると考え、病院外の人に対してその人たちのことを伝えるときは、どんな言葉を使ったらいいのか考えましょう。

先輩 「あとで看護師の〇〇さんがいらっしゃいます」と患者さんに伝えている1年目看護師を見て、ああ、こうしたこともきちんと教えないといけないんだと気づきました。

後輩 私は学生のときのアルバイト先が、お客さんへの言葉づかいにとても厳しいところだったので、身内のことを言うときは敬語は使わないことを覚えました。

先輩 それはいい経験でしたね。当たり前ですが、病院もほかの会社と同じです。身内である病院内の人のことを、本人やご家族に伝えるとき、病院内の人に対して敬語を使うのはおかしいです。特に医師に対してはいつも敬語を使っていることから、本人やご家族に対しても「医師がお越しになります」「医師がおっしゃっています」などと間違った言い方をしてしまいがちです。「医師が来ます」「医師が申しております」というような言葉づかいができるようにしたいですね。

院内の人のことを院外の人に言うときは敬語なし

「今、プリセプターをしているのですが、1年目の看護師に、挨拶は大事にするというような基本的なことを伝えています。そうした中、普段は医師に対して敬語を使っているけれど、ご家族に電話するときは『先生が言っておられる』という敬語を使った言い方は不自然だという話をしました。もしも後輩がそのことを知らなくてご家族を不快にさせてしまって、本人も傷つくといけないと思ったからです。自分の会社の人間のことを社外の人に伝えるとき、敬語を使わないのは一般的なマナーだと伝え、だから患者さんに対しても同じですと伝えました」（糀谷真理子さん）

院外の人に院内の人のことを伝えるときの例

「今、看護師の○○さんがいらっしゃいます」
←
「ただいま、看護師の○○がまいります」

「栄養士が今後の食事についてアドバイスしてくださるので、こちらでお待ちください」
←
「栄養士から今後の食事についてのアドバイスがありますので、こちらでお待ちください」

「明日のリハビリを担当してくださる方にお伝えします」
←
「明日のリハビリを担当する者に伝えます」

気をつけて!

ご家族のほうが敬語で看護師はタメ口？

ときどき、患者さんのご家族が敬語で話しかけ、看護師はタメ口に近い言葉で話しているシーンを見ると「逆だよ」と思い、ハラハラします。

ご家族に敬語を使わせてはいけないと思います。敬語を使う時点で看護師と対等ではないと感じるのです。

看護師と患者さん、ご家族は対等の関係でなくてはいけません。それなのに、患者さんに対しての処置や世話が多ければ多いほど、心理的にその関係性が「世話する側、される側」になりやすい。それで無意識に看護師はタメ口に近い話し方になりやすく、相手は敬語を使うようになります。（赤井信太郎さん）

電話では病院名、病棟名、看護師の〇〇と名乗る

患者さんのご家族に電話をするときは、穏やかな話し方で、まずは相手のお名前を確認したり、自分の所属を伝えたりしましょう。

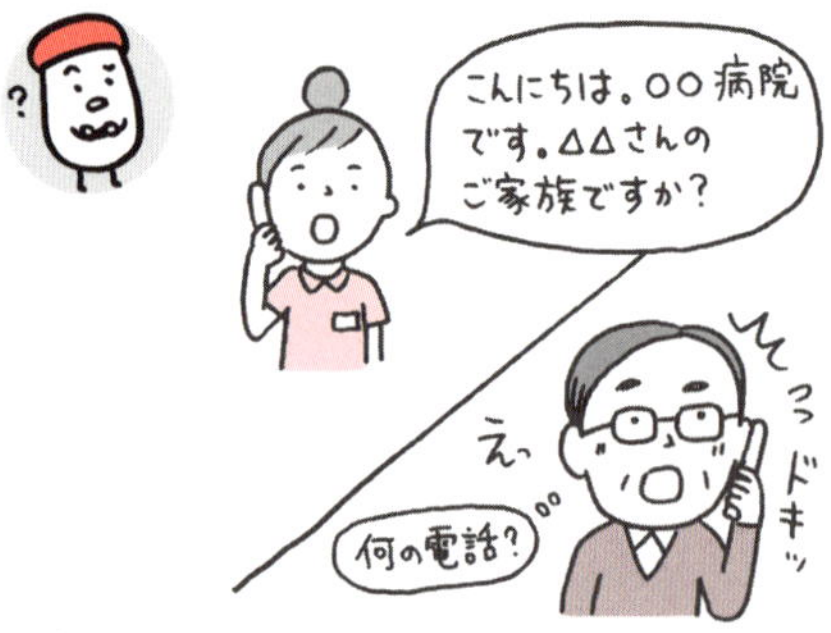
こんにちは。〇〇病院です。△△さんのご家族ですか？
えっ
ドキッ
何の電話？

急に病院から電話がかかってきたら「(患者さんに) 何かあったのか？」と、ドキッとしてしまう人もいます。

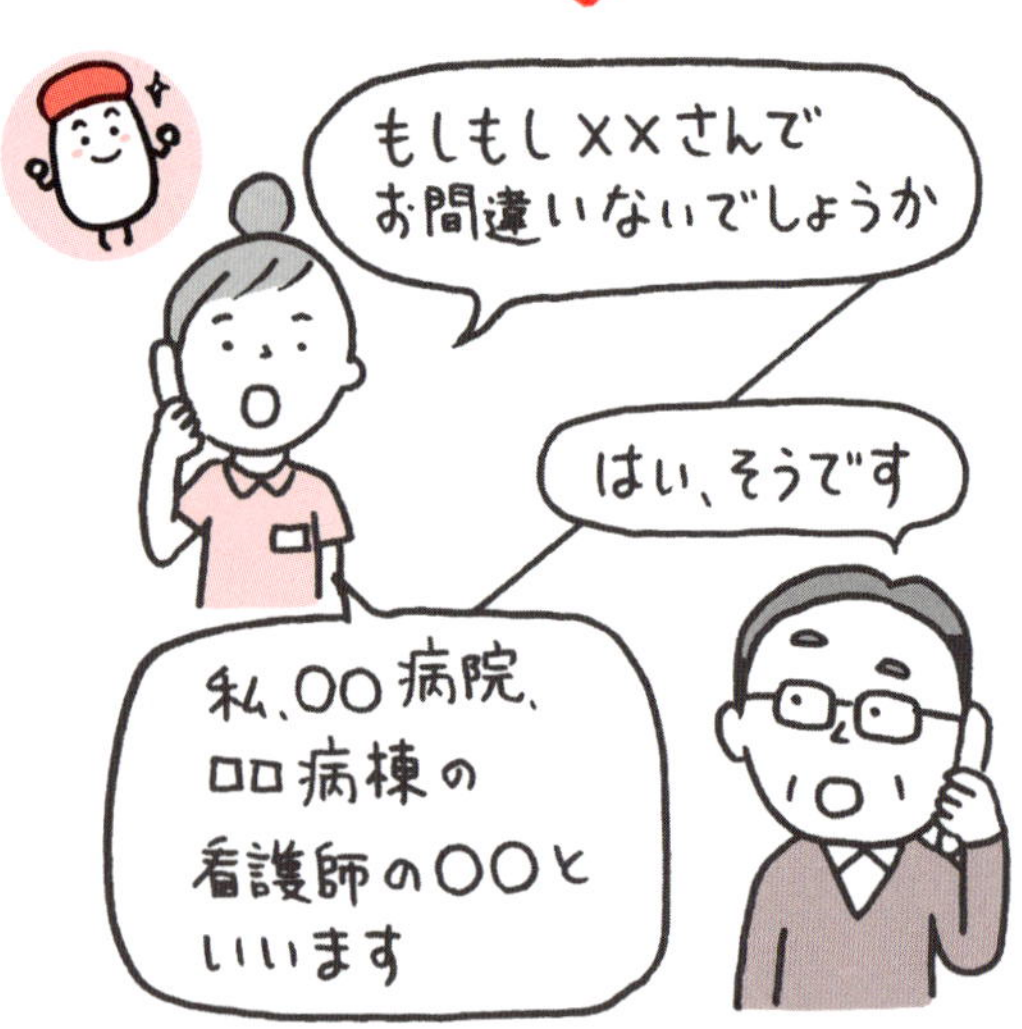
もしもし××さんでお間違いないでしょうか
はい、そうです
私、〇〇病院、□□病棟の看護師の〇〇といいます

最初に電話をした先のご家族の苗字を確認することは、間違い電話を避けるという意味もありますが、ご家族が少しだけ心の準備ができるという利点もあります。

後輩 ご家族への電話は、顔が見えないので、相手の反応がわからず、とても緊張します。

先輩 私もご家族との電話は、会ってお話しするよりも緊張します。声でしか情報を届けられないので、できるだけ穏やかな声で、聞き取りやすいように少しゆっくり、はっきりと話すようにしています。

後輩 病院からの電話は、ご家族も緊張しますよね。患者さんに何かあったのかと思われるかもしれない。こちらからは荷物についてのお知らせだったとしても。

先輩 そうだと思います。なので、暗すぎる声はやめたほうがいいです。あとは、最低限、病院名と看護師の〇〇であると名乗り、今、お電話していてもいいか、相手の都合を聞くことも、通常のマナーとして守りたいことです。

後輩 丁寧にお伝えすることが、ご家族との信頼関係を築くうえでも大切なのですね。

くふう

ご家族を驚かさないために一拍置くようにする

患者さんのご家族にお電話するときは、最初に「もしもし、○○（苗字）さんで間違いないでしょうか？」とお聞きします。これは、電話番号が合っているかの確認もありますが、最初に病院名を言うとご家族が驚いてしまうことがあるためです。「入院している本人に何かあったのかもしれない」と不安にさせてしまうこともあるため、わざと一拍置くようにしています。

（馬場直哉さん）

相手の今の都合を最初に確認する

お電話したとき、ご家族にこちらの病院名、所属している病棟名、自分の氏名を名乗ります。そのあと、いきなり用件を伝えるのではなく、「今、ちょっとだけお時間、いいですか？」と必ずお聞きするようにしています。もしかしたら何かしているときだったかもしれませんし、相手の状況はわからないので、ご家族にとっての都合を必ずお聞きしてから、お伝えしたいことをお話しするようにしています。

（糀谷真理子さん）

電話先のご家族のフルネームを確認する

患者さんのご家族に電話をする前には、必ず、ご家族のフルネームを確認するようにしています。

資料に書かれているお名前を確認するのですが、読み方が合っているか不安なときは、たとえば「ご家族にお電話するので、お父さまのお名前はこちらで合っていますか？」と患者さんにお聞きします。

そして、電話では最初に「○○さんですね？」と苗字を確認してから、「○○さんのお父さまの○○さんでしょうか？」と、お名前も確認するようにしています。ご家族に間違いないことを確認できたら、そこで、病院名と「看護師の赤井です」とこちらが誰なのか、相手にわかるように伝えます。

ご家族にお電話するときは、お名前を間違えてはいけないという思いからも、とても緊張します。（赤井信太郎さん）

その都度、患者さんの様子を伝える

患者さんのご家族に会ったときは、今の患者さんの様子や変化を伝えるようにしましょう。面会ができないときは特に意識します。

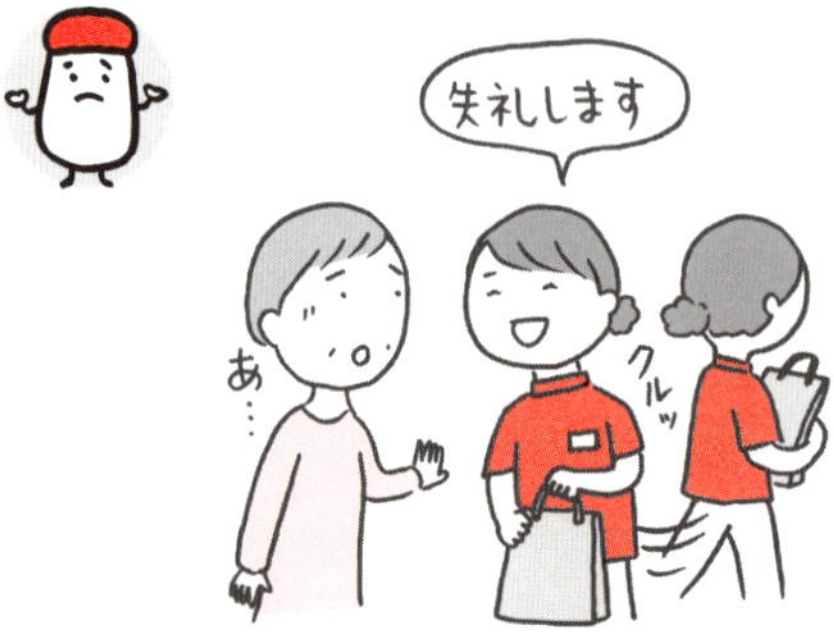

失礼します
あ…
クルッ

面会ができないとき、患者さんの衣類などを持って訪れたご家族と話をしていますか？

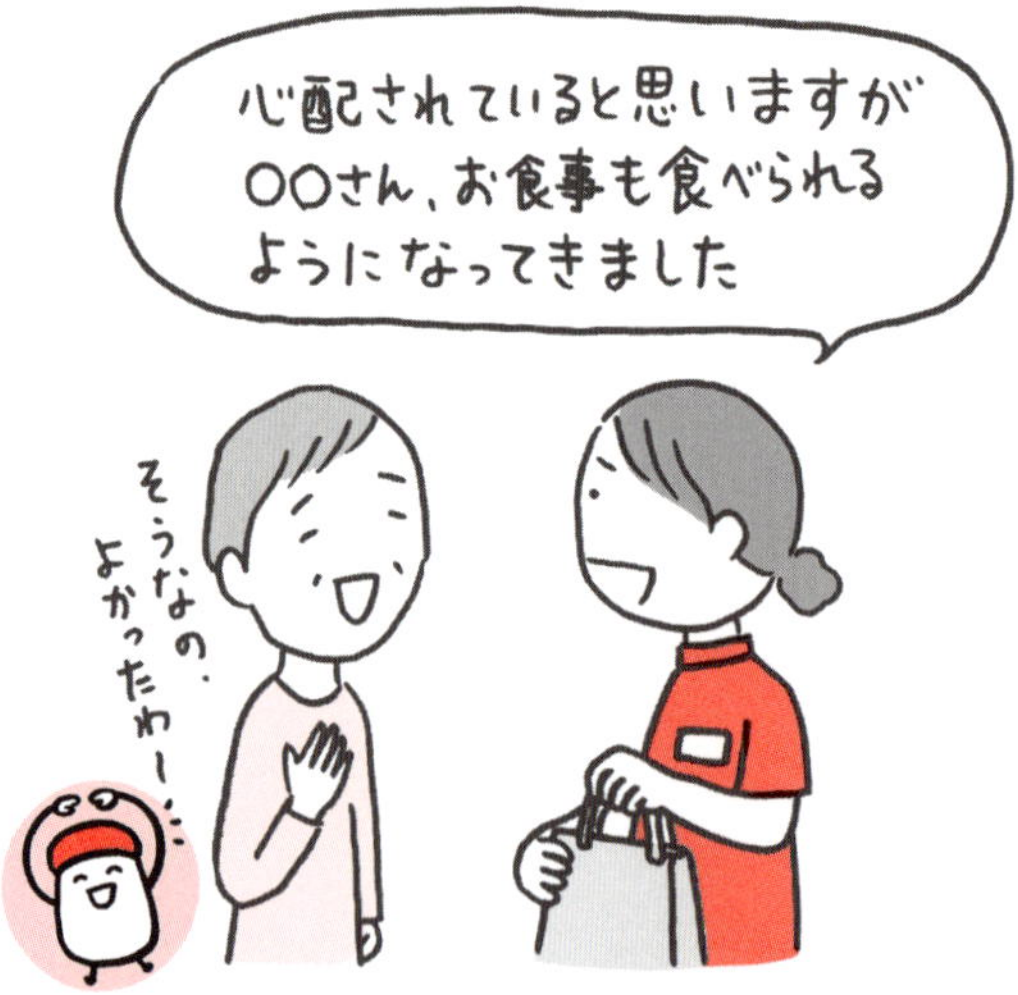

心配されていると思いますが
○○さん、お食事も食べられる
ようになってきました
そうなの、よかったわー…

面会ができないときこそ、ご家族は患者さんの様子を知りたいと思っています。荷物の受け渡しのときも、患者さんの様子を少しだけでもお伝えするようにしましょう。

後輩　面会ができない時期、病棟の入り口でご家族から荷物を受け取るときに「どうですか？」と患者さんの様子をよく聞かれました。

先輩　会えないときはご家族も心配ですよね。お話しできるタイミングに、今の患者さんの様子をお伝えしておくことは、ご家族がこれからのことを決めていくためにも必要なことだと思います。退院後についての話し合いをするときに、ある程度現状を把握してもらえていると、その場で話がスムーズに進んでいきます。

後輩　面会ができるようになってからも、ご家族に会ったときはできるだけ様子をお伝えするようにしています。たとえば、食事の進み具合とか、リハビリの様子とか。ご家族も喜んでくれますし、会話のきっかけにもなっています。

先輩　少しの変化でもご家族は聞きたいと思うものですよね。

くふう

面会ができないからこそその日の変化や様子を伝える

ご家族が患者さんに付き添うことができれば、患者さんの状態を把握しやすいのですが、新型コロナウイルスの感染拡大をきっかけに面会が制限されるようになってからは、ご家族は患者さんの今の状態を把握することが難しくなりました。そのため、ご家族が思っている患者さんの今の状態と、看護師たちが見ている今の状態とにズレが生じるようになり、たとえば退院後のことを決定するのに時間がかかる、ということも出てきました。

そこで、ご家族が病院にいらしたときは、患者さんのその日の状態とか、話していたことなどをしっかり伝えるようにしています。患者さんが今どういう状況であるかをご家族に把握してもらいたいという思いから、情報提供という目的ももって、よくお話をするようにしています。

特に、自分が所属している病棟は脳外科・脳神経内科の病棟でもあるので、入院されている方の症状はその日によって異なる、ムラがあることも多くあります。たとえば、麻痺があるためいろいろ喋れるときと、喋れないときがある方がいて、その日は奥さまの名前を答えてくれたので、奥さまがいらしたときに、「さっき奥さまのお名前をお聞きしたら、答えてくれました」とお伝えしました。奥さまはとても喜んでくれましたし、喋れないわけではなくて喋れるときもあることを伝えられたかな、と思います。(西川麻奈美さん)

リハビリを見学してもらいよりよく現状を把握してもらう

ご家族と面会していても、たとえば骨折後の今の体の動きについては把握しきれないこともあります。そうしたときは「一度、リハビリの見学をしてみますか?」と提案して、実際に動きを見てもらうことがあります。動きに関してはリハビリの担当者のほうがよく知っているので、日常生活の中でどのような動きができるのか、どんなことが苦手かということを具体的に伝えてもらいます。するとご家族から「意外と動けていた」とか「やはりお家でみるのは、今は難しいかな」といったような声が出てきます。実際に見ることで現状がスッとご家族の中に入っていくようです。(金田真実さん)

患者さんのいつもの暮らしの様子を聞く

ご家族から、患者さんがいつもどのように生活をしていたのか、どんなことを楽しんでいたのかなどをお聞きしましょう。

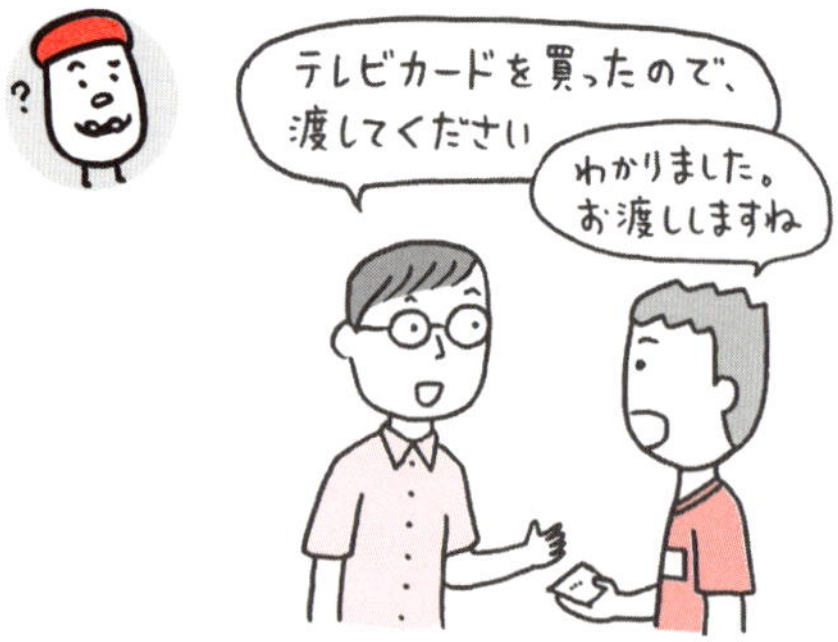
テレビカードを買ったので、渡してください
わかりました。お渡ししますね

テレビカードを受け取るとき、ただ受け取るだけでなく、患者さんはこのテレビカードで何を観たいのかを考えてみましょう。

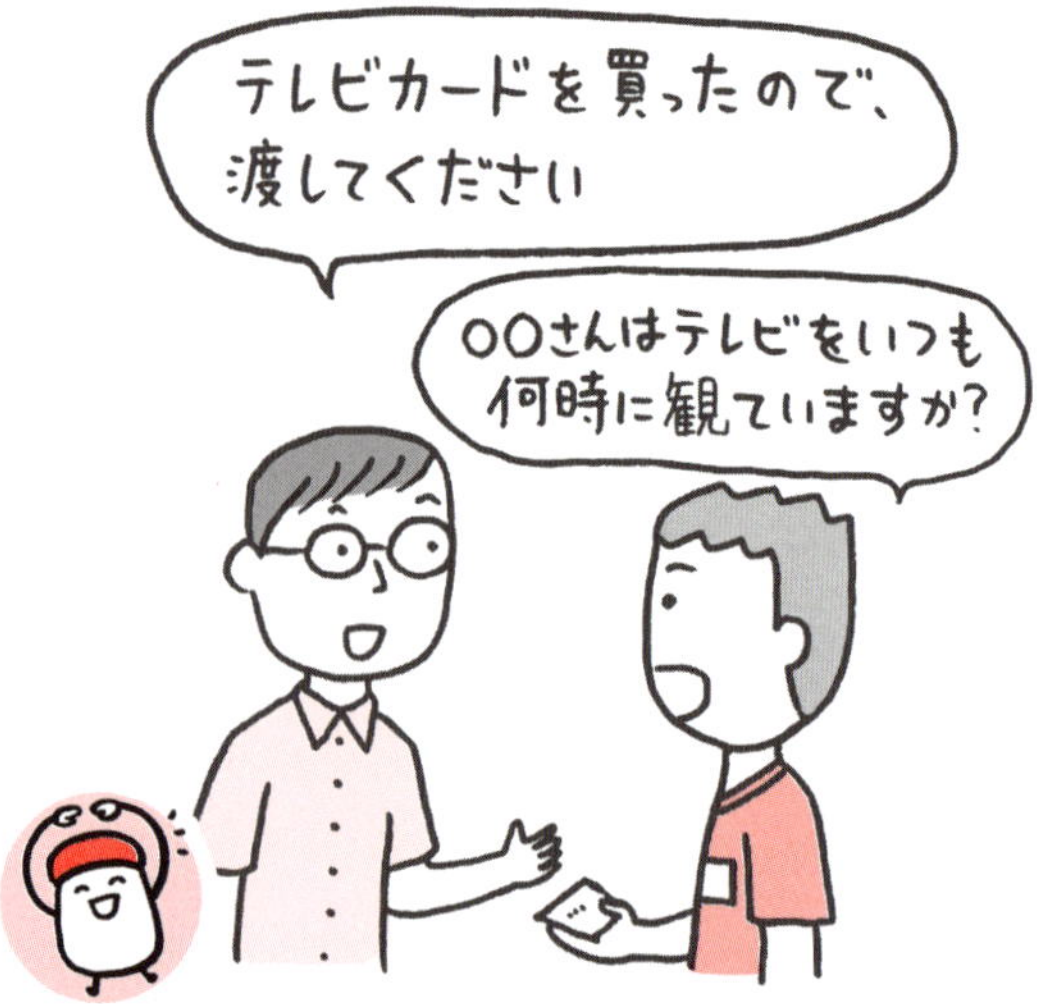
テレビカードを買ったので、渡してください
○○さんはテレビをいつも何時に観ていますか?

患者さんはお家ではいつも何時にどんなテレビ番組を観ていたのかを聞いてみましょう。その習慣を病院で取り入れることで、患者さんにとっては日常の一部が続きます。

後輩　退院支援のこともあるので、患者さんのお家での様子をご家族にお聞きしたいと思っているのですが、どのように聞いたらいいのでしょうか。

先輩　入院する前にあった習慣や、好きなこと、楽しんでいたことが病院でもできると、患者さんにとっては安心感が生まれるので、その質問はできるだけ早い段階で、ご家族とお会いしたタイミングにお聞きできるといいですね。「ところで」と、話の合間に突然のような形でもお聞きするといいのではないでしょうか。

後輩　やってみます。

先輩　できれば具体的にお聞きして、些細なことでもいいので、何か病院で取り入れることはできないか考えてみたいですね。たとえば、音楽を聴けるようにするとか、スポーツ新聞や好きな本を読めるようにするとか、歯磨き粉をいつものにするとか。ご家族にも一緒に考えてもらって、それが病院でもできるようになれば、本人もご家族も喜ばれると思います。

くふう

ご家族からの質問時に お家での様子もお聞きする

私は、ご家族の方が来られたときに、患者さんの今の状態を聞かれることが多いので、そのことに対してお答えした流れから「お家ではどうだったのですか？」と、入院前の状況をお聞きしています。それをきっかけに、ご家族がいろいろとお話ししてくれるので、できるだけ詳しく聞くようにしています。（木村晴香さん）

生活の質が下がっていても 以前の生活を大事に

お家でどんなふうに過ごしていたかを、よく聞くようにしています。たとえ今、生活の質が下がっていたとしても、自宅にいたときに毎日どんなことをしていたのかをお聞きしています。ラジオを聴いていたというなら「ラジオを持ってきてくだされば、昼間かけることができます」と伝えます。これまでの生活、患者さんが大事にしていた部分を、病院でも大事にできたらと思っています。（西川麻奈美さん）

日常生活の継続を目指し 本人の習慣などを確認する

「入院中も、お家にいるときと変わらない生き生きとした姿で過ごしていただきたいと思っているので、お家での様子を教えていただけますか？ ここ（病院）でも何かできることがあるのではないかと思うんです」と、ご家族にお願いしています。たとえば、7時に起きて、ご飯を食べながら新聞を読んでいたとか。お風呂は必ず寝る前に入って、10時に寝ていたとか。そういう日常での習慣や楽しみをお聞きしています。

また、面会ができない時期には、ご家族が買ったテレビカードを渡されたときに「いつもお家ではテレビを楽しんでいらしたのですか？」とお聞きして、「それなら、時間がわかるように、いつも観ていたテレビ番組の時間にテレビをつけましょうか？」「ＮＨＫの朝ドラを毎日観ていたのですね。その時間にテレビをつければ、今が朝の8時だということもわかりますから、やってみます」といった会話をしています。入院中もできるだけ日常生活の継続ができるような工夫をしていきたいと思っています。（赤井信太郎さん）

医療者サイドの考えを押し付けない

たとえご家族の意見よりも、医療者の意見のほうが正しいと感じたとしても、それを頭から否定することはやめましょう。まずはご家族の声を聞きます。

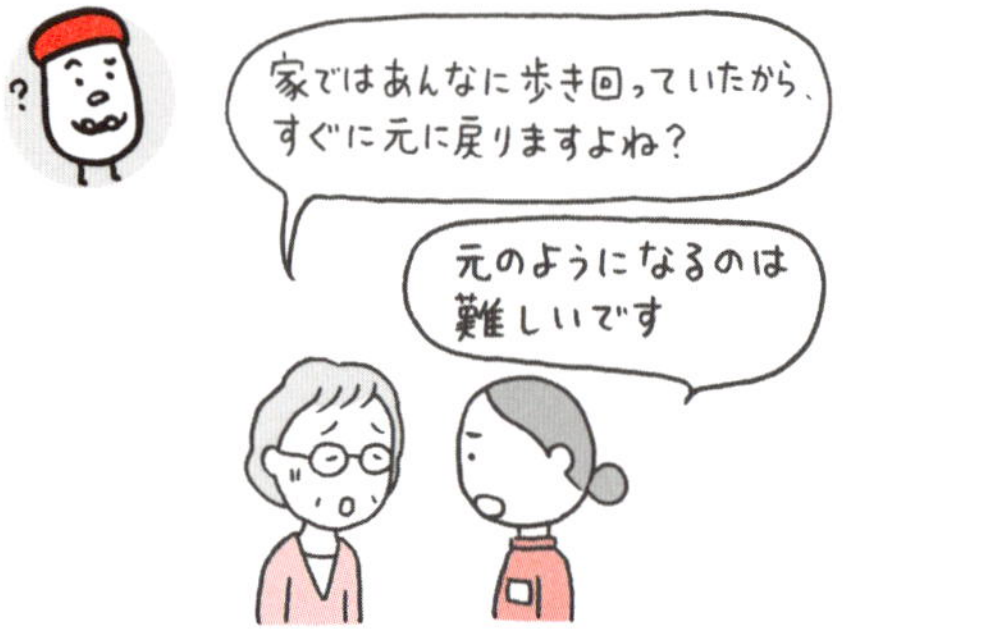

ご家族の思いや意見に対して、頭から否定する言葉を投げかけてしまっていませんか？

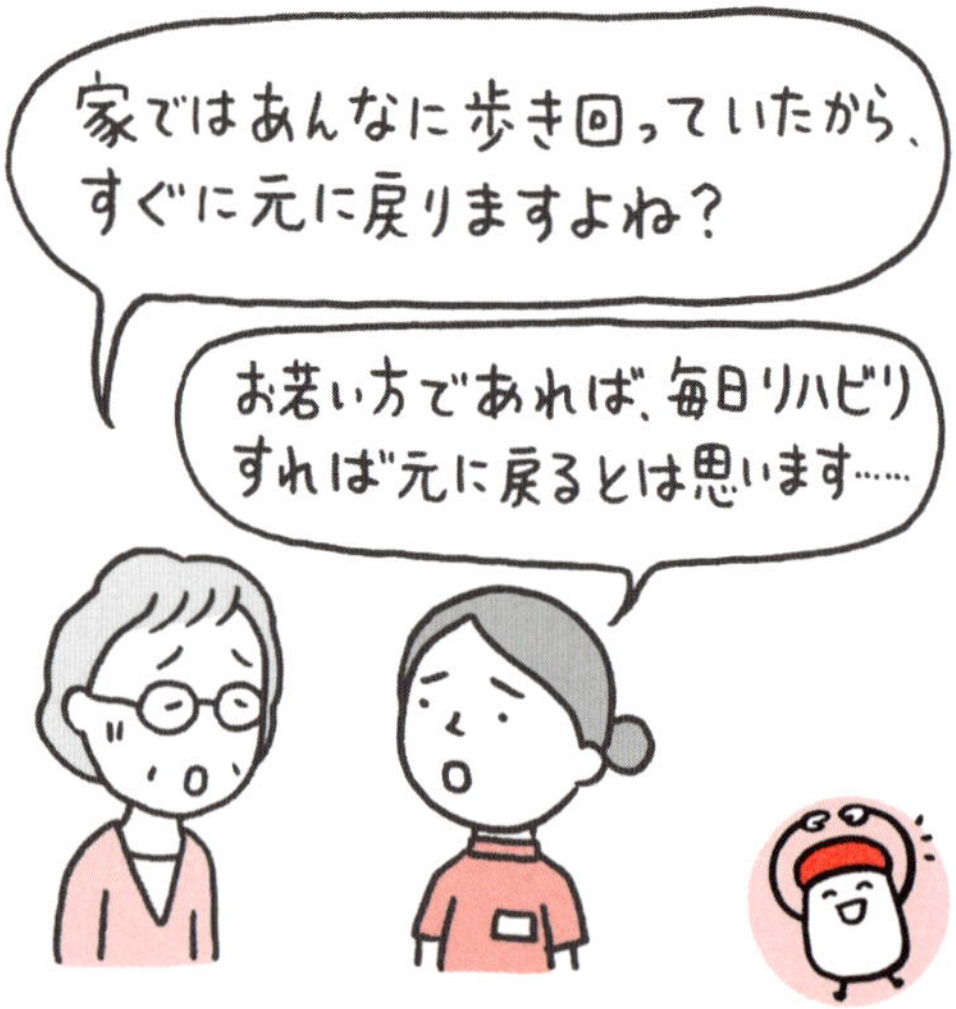

ご家族の思いに対して誠実に答えます。「奥さまは若いときとは違い、体力的な衰えを感じていませんか？　旦那さまのお歳でしたら尚更だと思います」と元に戻るのに時間がかかることを伝えます。

後輩 患者さんのこれからについて、ご家族の思いや意見、希望が、医療者サイドと異なるときは、どのようにしたらいいのでしょうか。

先輩 難しいですよね。

まずは、ご家族の思いや意見、希望を、最初から全否定するような言い方をしてはいけないと思います。

医療者サイドは、今の本人にとってもっともよいと思うことを選択していこうと考えます。しかし、それは本人あってのことで勝手にこちらで決められることではありません。

どんなときでも、本人の理解と許諾が必要です。ご家族は、本人が決めていくうえでサポートする立場にあります。

患者さんが小児の場合は、ご家族は一緒に決定していく立場にもなります。

まずは、本人とご家族の思いや意見、希望を聞くことが大事です。そのうえで、患者さんの現状をお伝えし、把握していただき、選択肢を示していくのが看護師として必要なことだと思います。

後輩 よくわかりました。

くふう

ご家族の希望を無視せず まずはお話をお聞きする

たとえば、「退院したあとは家での暮らしに戻したい」とご家族が希望されたとき、実際にはまだ歩行器での練習を始めたばかりの患者さんにとってそれが最善ではないと思った看護師が「無理です」と、ご家族の希望を無視する言い方をしてしまうのは、ちょっと違うのではないかと思います。医療者としての意見があるのは当たり前ですが、まずご家族のお話をきちんと聞くことが大事だと思います。

今までのお家での様子を知っているのはご家族ですから、私なら、「そうですか。今まではお家で、お一人で暮らしていらしたのですね」と、お家での様子をお聞きしながら、なぜご自宅に帰る希望をされるのかをお聞きします。その流れの中で、「骨折されて、今はリハビリを毎日やっていて、歩行器で歩く練習を始めたばかりです。一人で歩くまでには少し時間がかかりそうなのです」と現状をお伝えします。

「車椅子じゃ困るよ」と言われることもあります。その場合は、「ずっと見守れる病院ならいいのですが、ここは急性期病院なので治療が終われば退院していただくことになるのです」と伝え、「リハビリ病院についてどんなふうに考えていますか？」とお聞きします。「リハビリ病院どうですか？」と言うと押し付けにも聞こえますから、このほうがやわらかい言い方だと思って使っています。このようにしてご家族に現状を把握してもらい、話し合いを続けています。（金田真実さん）

ご家族の意見のベースにある経験に思いをはせる

ご家族が病院のスタッフに何か意見を述べるのはかなりエネルギーがいります。ですから、ご家族が言うことについては、頭から否定せず、まずは聞かせていただくのが礼儀だと思います。

中には、ご本人やご家族が今まで経験してきた治療の過程が背景にある方もたくさんいます。悩んだり、考えたり、さまざまなところに足を運んだりしてこられたかもしれません。その経験をベースにご家族が口にする今の思いを無視したり、軽くみたりすることはあってはならないことです。医療者側の考えを押し付けたりすることなく、まずはご家族の声に耳を傾けるようにしています。（馬場直哉さん）

ご家族からの質問は出てくるのが当たり前と捉える

医師からの説明が終わってから「聞きそびれたことがある」「医師の説明の中でわからなかったことがある」と、ご家族からの質問は出てくるものです。

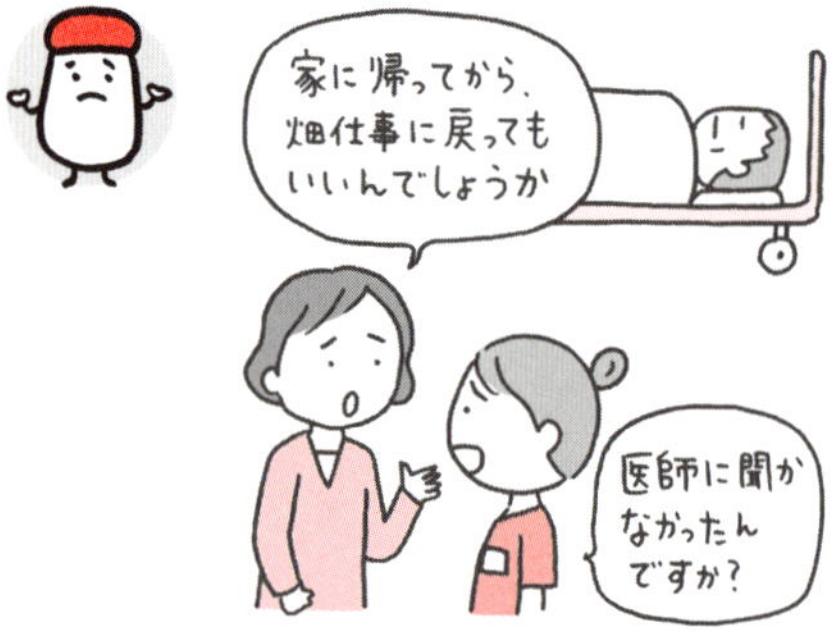

退院が近づいてくると、家での生活について医師に聞きたいことが出てきます。ていねいに対応しましょう。

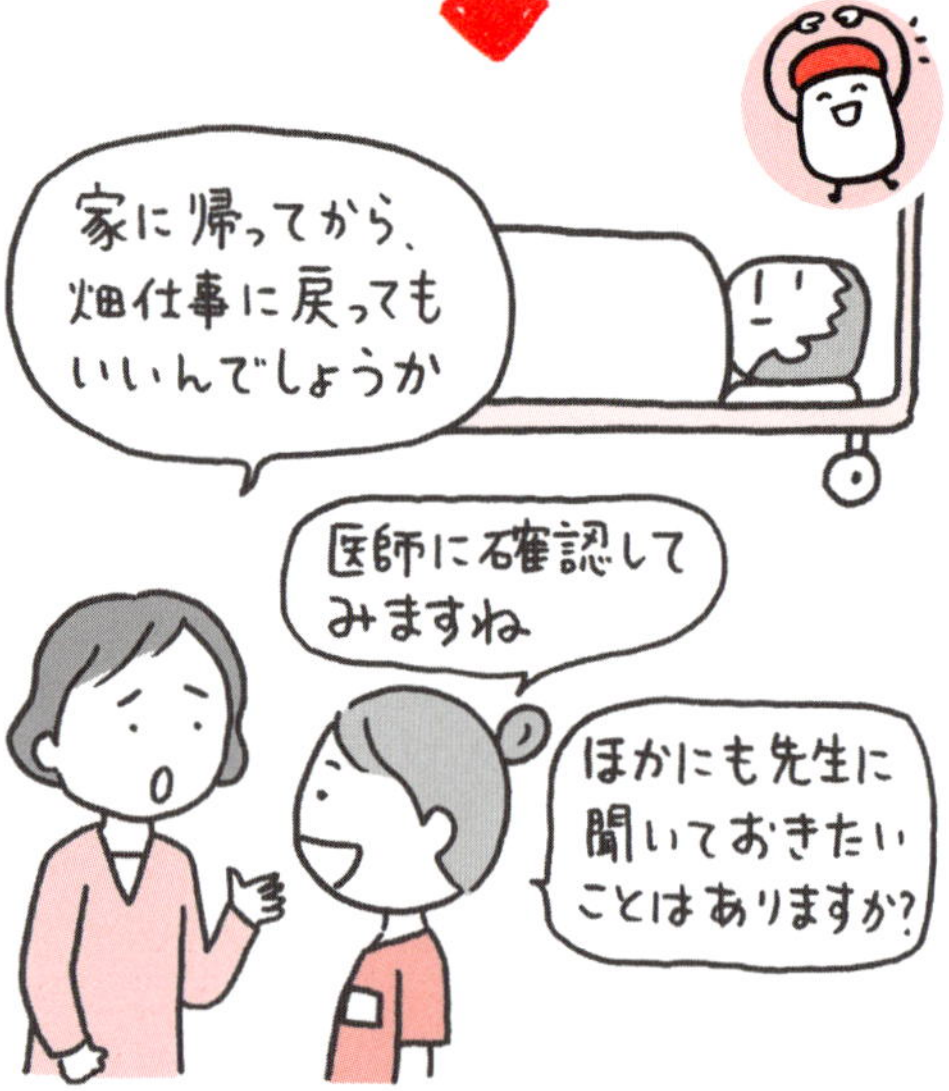

こちらから「ほかにも先生に聞いておきたいことはありますか？」と伝えることで、ご家族は質問しやすい雰囲気となり、安心してくれるでしょう。

「先生に聞くのを忘れてしまったので」「もう一度、先生に確認してほしいのですが」と、医師との面談のあとにご家族から質問が来ることがよくあります。これはそのまま医師に伝えてもいいのでしょうか。

ご家族が医師への質問をきちんと用意していたとしても、面談のあとになって新しい質問が出てきたり、面談のときの疑問が消化できずにまた聞きたいと思ったりすることは、よくあることです。
ただし、ご家族の質問をそのまま医師に伝えるのではなく「どのようなことを聞きたいのか」をもう一度確認してから、具体的なことを医師に伝えるようにしましょう。
たとえば、退院後に家のお風呂に入れるのか、という質問があったとき、より具体的に聞いていくと、傷の心配だけでなく、湯船をまたいで入ることができるのか心配していた、ということもあります。

一度で解決できるように質問内容の把握が大事ですね。

くふう

答えられる質問には丁寧に答える

ご家族から質問されることは、内容によっては看護師が答えられることと答えられないことがあります。

たとえば、「離床という言葉の意味がわからないんです」という質問があったときもありますが、その場合は看護師は丁寧に説明できます。「点滴は何日続くのですか？」という質問に対しては、治療計画書を見れば、たとえば「○日目のお昼には点滴が抜けます」と答えることができます。

しかし、「主治医に言われたけれど、なんでこんな手術をしなくてはいけないのか」という質問に対しては、医師から再度伝えてもらわなくてはいけないときもあります。そこで「具体的にどのようなことをお聞きになりたいですか？」とご家族にお聞きして、詳しく聞いていきます。そして、本当に聞きたい内容がわかったときに「本日は難しいと思いますので、後日、医師から説明させていただきます」とお伝えし、医師に報告するようにしています。

また、こちらから「何かお聞きになりたいことはありませんか？」「わかりにくかったことはありませんか？」「心配なことはありませんか？」と、できるだけご家族にお聞きするようにしています。特に治療のこと、ケアのこと、リハビリのこと、これからのことなどを説明したあとは必ずお聞きします。ご家族が質問しやすい雰囲気をつくり出すことで、疑問や不安を残しておくことがないようにしてほしいと思っています。（赤井信太郎さん）

退院後の生活に関する医師への質問が追加される

ご家族の頭の中が患者さんの退院後の生活にシフトしたとき、家に帰ってからの生活に関する質問が出てきます。

「あのとき先生に聞けなかったのですが、家でお風呂に入ってもいいのでしょうか？」「畑に行ってもいいですか？」

このような質問に対しては、「直接医師から聞きたいですか？　私を通じてでもいいようでしたら、聞いておきますが、どうしますか？」とお伝えしています。そして医師に、追加の質問について私から聞いたり、患者さんと直接お話ししてくださいとお願いしたりします。しかし、生活のことであれば、私が医師に確認をしてご家族に伝えることがほとんどです。（馬場直哉さん）

どうする?

余命宣告を受けた患者さんのこれからについて、ご本人とご家族の思いが違います

解説

がんで余命宣告を受けている方が、このあと緩和ケアを受けられる病院や施設に移るか、家に帰るかという話になったとき、ご本人とご家族の思いが違うことがあります。

たとえば、あるご本人とご家族の場合、ご本人は家に帰りたいと思い、ご家族も家でみてあげたいと思っています。でも、現実的に考えたとき、ご家族はご本人に何かあったとき、すぐに対応できないのは辛いから、緩和ケアを受けられる病院にいてくれるほうが安心だと言います。このようなとき、どのような声かけをしたらいいのかわからなくなります。

両方の意見をよく聞き役立つ情報を提供する

私は、ご家族とご本人の意見に相違があったときは、しっかり両方の意見をまず聞きます。ご本人が家に帰りたいというのは普通のことだと思うので、ご家族が何を今問題としているのか、何が心配なのかという問題点をしっかり抽出します。

そして、ご家族の中には、介護保険や医療保険のサービスが使えるといった情報を知らずに、全部自分たちでしなくてはいけないと思っている人もいますので、しっかりと情報提供をします。同時に、患者さんの今の状況をご家族に知ってもらうようにします。今、こういう状態で、ここまで動けますし、こういうことさえ手伝ってさしあげればいいということも伝えたいので、必要であれば多職種で連携して、リハビリの見学予定を立てたり、より具体的な説明をしてもらったりします。

このようにして、ご家族にいろいろな情報を伝え、患者さんの状態を把握してもらい、それでもご本人の希望をかなえるのが無理だということであれば、ご本人とご家族で相談をしてもらうことになります。ご本人には、ご家族に説明してきたことを伝えて、どうするかしっかりと話し合ってもらう必要があることを伝えます。（西川麻奈美さん）

ご本人とご家族の間に立ったとき、お互いの気持ちを伝え合っているかを確認しつつ、もしもきちんと話し合いができていないときは、「一緒に話し合ってみましょうか。よかったら私も同席します」と言って、一緒に話し合いができる環境をつくることも考えてみましょう。

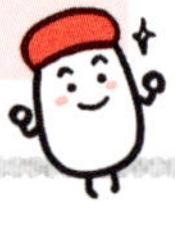

体験

お看取りが近い患者さんのご家族にかける言葉とは

少し前の話になりますが当時、看取りが間近になったら「お帰りのときの着物を用意してください」とご家族に伝えるというマニュアルがありました。いざというときに着物がなくて困るという理由だけでなく「そろそろ看取り間近なので心の準備をしておいてください」というメッセージも隠れていました。これに対して私はとても違和感をもっていました。この言葉を聞くことで、ご家族の心の糸がプツンと切れてしまうのではないかと思ったからです。しかしマニュアルにありますから、ご家族に伝えていたのですが、伝えてよかったと思うご家族と、覚悟を決めているので伝えなくてもよかったのではないか思うご家族とがいました。

「余計なことをした」とご家族から言われた

ある患者さんのご家族とはよい関係性ができていたので、この先のこともよくわかっているから着物の準備については伝えなくてもいいと思っていました。しかし、最終的にはマニュアル通りにお伝えしたところ、「わかりました」とすぐに返事をされたので、そんなものかもしれないと、なんとなく納得しました。ところが、ご本人が亡くなったあとにお会いする機会があり、ご家族は私に言いました。「いい看護をしてもらったけど一つ失敗したのよ。あなた、あのとき着物を用意してくださいって言ったでしょ。あれは余計な一言だったわ」と。私はハッとして「申し訳ありませんでした」と言いました。そして「お伝えするか悩んだのですが……」と言うと、「あんなのね、言わなくたって家族はわかっているのよ。わかっているのにあえてダメ出しするように言ったのは、あなたの失敗よ」というご家族の言葉を聞いて、伝えてくださったことへの感謝の気持ちと同時に、私はすごく後悔しました。

ご本人の死を前にして、ご家族にどのような言葉をかけていくのかは、とても難しいと感じています。それはマニュアルでは対応しきれません。ご本人、ご家族、看護師との関係性やそれまでの過程などを踏まえたうえで、今のご家族のお気持ちを支えるような言葉をかけられるようにしたいです。

（田中久美さん）

体験

要望をたくさん口にするお母さまと一緒に絞った目標に向けて歩む

お子さん（患者さん）のケアなどに対して、いろいろなお願いごとをされるお母さまがいました。後輩からは「患者さんのところに行きたいけれど、常に付き添っているお母さまからまたいろいろな要望があったらと思うと……どうしたらいいですか？」と相談されていました。

もしも自分が同じ立場だったらと想像してみると、入院している子どものことが心配で、子どもに一番に何かしてあげたいと思うのは、すごく当たり前のことです。けれども、私たちはお母さまの態度に目を向けがちです。お母さまは強い態度でいろいろと言ってくるけれど、そこには強い不安があります。その不安な気持ちを受け止めたいと思いました。

要望からいくつか選んでもらい、サポートを

そこで、スタッフで話し合い、「これをしてあげたい」「あれをしてあげたい」というお母さまの願いの全てを叶えることはできないけれど、その中でも一番近くの目標に向かってサポートしていこうと考えました。そして、その目標は、こちらで全部決めるのではなく、お母さんの要望の中から選択肢をいくつか考え、そこからお母さまに選んでもらうことにしました。

その後は、スタッフもお母さまも一緒に目標に向かって力を合わせることができるようになり、いろいろな願望を口にされることはなくなり、その時々、話し合っていけるようになりました。（藤田真帆さん）

次から次へと出てくるご家族からの要望に閉口してしまうこともあるかもしれません。しかし、その要望の裏にはご家族の思いがあるので、そこに気づいてご家族に対してもケアしていけるといいですね。

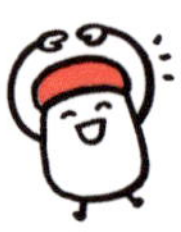

6章

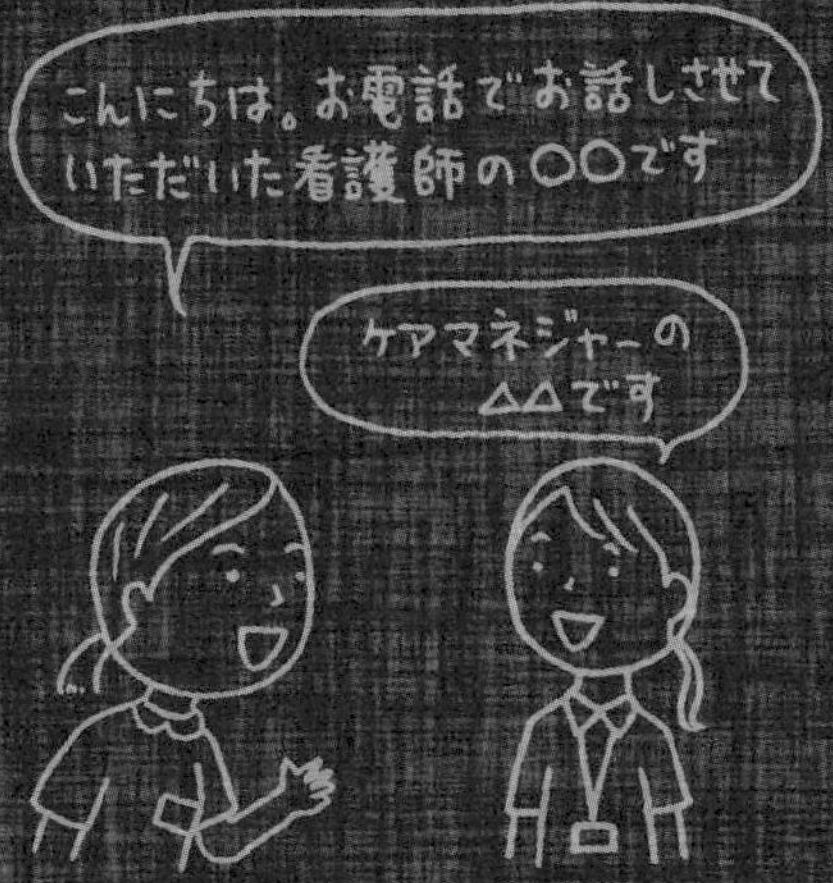
こんにちは。お電話でお話しさせていただいた看護師の○○です
ケアマネジャーの△△です

先輩ナースや医師、他職種とのコミュニケーション

患者さんにとってよりよい治療・療養を継続していくためには、院内スタッフ間はもちろんのこと、院外の医療・福祉の専門職のみなさんとも、スムーズなコミュニケーションを取っていくことが求められます。

ここでも忘れてはいけないのが、挨拶です。

挨拶はお互いを近づけるものです。

そして会話のタイミングや話し方を考えながら、
ときに少しの勇気を出しつつ、コミュニケーションしていきましょう。

誰に対しても最初に挨拶をする

何度かお会いしているうちに、挨拶をせずに仕事の話を始めてしまうということはありませんか？　挨拶は、よい関係性を築くために欠かせません。

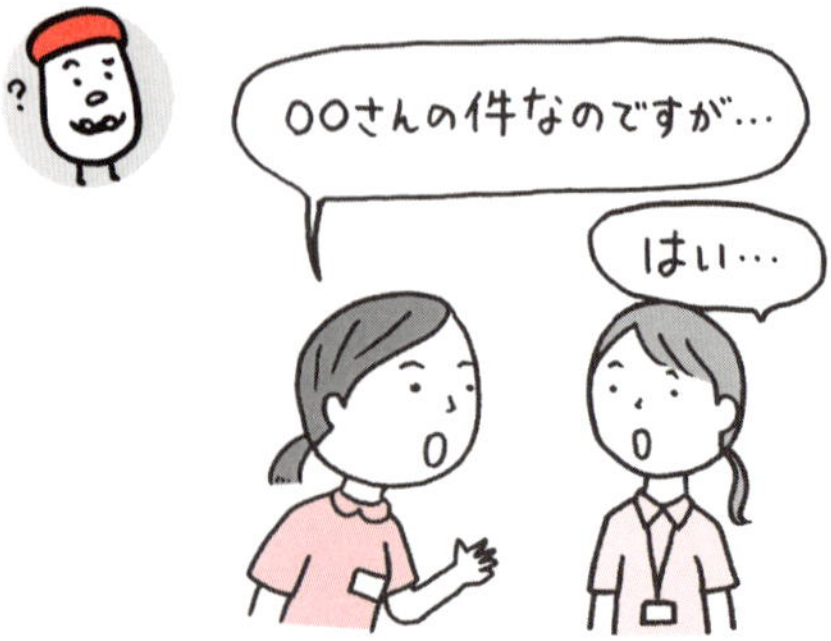
〇〇さんの件なのですが…
はい…

何度か電話で話しているからということが、挨拶を省いていい理由にはなりません。

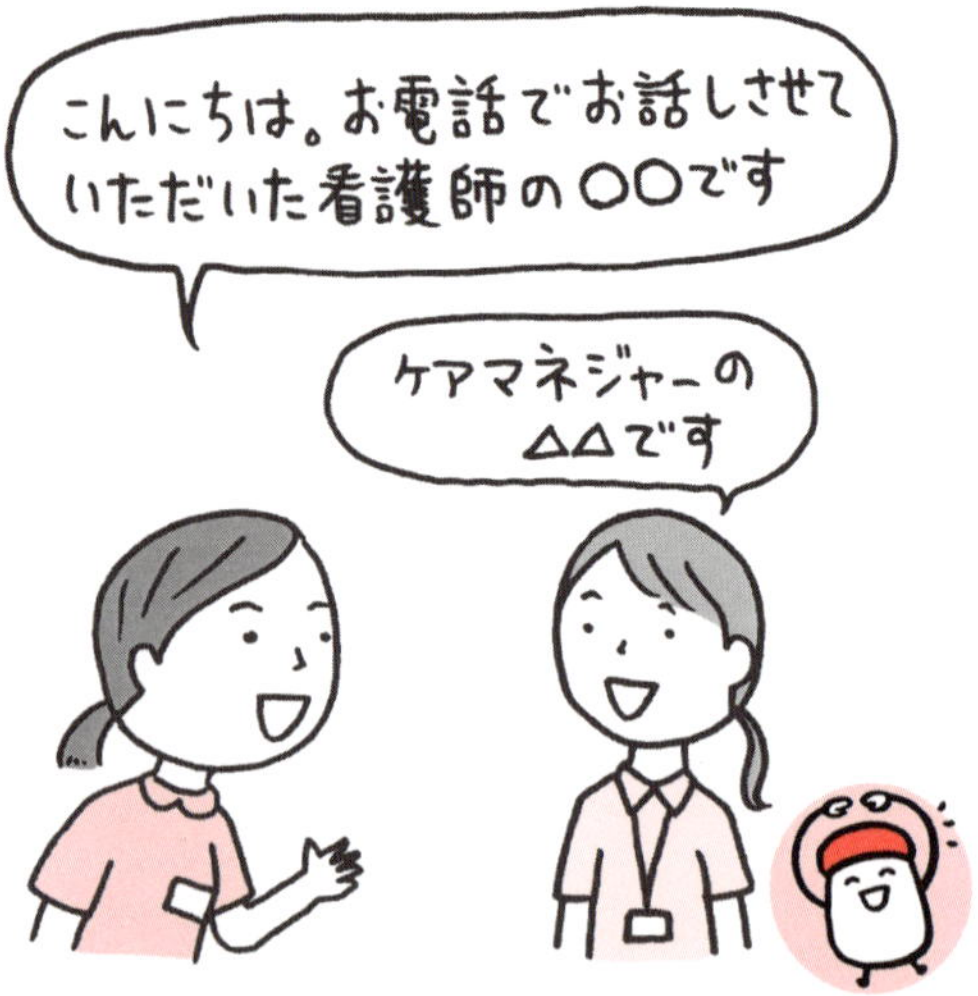
こんにちは。お電話でお話しさせていただいた看護師の〇〇です
ケアマネジャーの△△です

電話で何回も打ち合わせをしていたとしても、初めてお会いしたときには挨拶をして、自己紹介をしましょう。「よろしくお願いします」という気持ちが伝わります。

先輩

「あ～、来た来た。この患者さんの薬が切れているんだけど」と、朝、会ってすぐに挨拶もなく、仕事の話を始める人がいます。急がなくてはいけないというのはわかりますが、声をかけられたほうは、「急になに？」と思いますよね。
このようなときも「おはようございます」とまずは挨拶をしてから、話し始めるべきです。後輩に対してだから許されるということでもありません。

後輩

プリセプターの先輩から、挨拶はすごく大事だと教わりました。でも一度、慌てて、挨拶も自己紹介もせずに用件を話してしまい、途中で「あ、いけない」と思い、「すみません、私……」と自己紹介したことがあります。

先輩

誰でも間違いはするので、そうやって意識して修正していけるのはとてもいいと思います。
近しき仲にも礼儀あり。日常の挨拶は、コミュニケーションの基本です。

自分を知ってもらうため相手を知るために挨拶を

「人間関係の基本は挨拶です。当たり前のことと思っていても、なかなかしなくなっていくんですよね。

患者さんやご家族への挨拶はもちろん重要ですが、看護師や他職種の人たちとお会いしたとき、電話で話すときも、まずは挨拶をすることが大事です。

相手を知るのも、相手に自分のことを知ってもらうのも挨拶。だから、相手に自分のことをわかってもらおうと思ったら、自分から率先して挨拶をするといいと思います。

- おはようございます
- お願いします
- ありがとうございました
- お先に失礼します
- 今日はありがとうございました

など。特に朝の「おはようございます」はとても大事です。

こうした当たり前のことが言えたら、人間関係もスムーズになると思います。

挨拶を交わさなくなると、勘違いも起こってくるときがあります。相手が自分のことを嫌っているかもしれないと思い込んでいたら、それは勘違いだったということも。コミュニケーション不足は、挨拶をしなくなることから始まることも多いかもしれません。

そして、私たちがお互いに挨拶し合い、スムーズにコミュニケーションをしていくことが、ひいては患者さんのためになっていることを忘れないようにしたいです」（赤井信太郎さん）

くふう

用件を復唱することが相手への安心感にもなる

挨拶と同じくらいに意識したいのが「復唱」です。相手からの依頼や連絡事項があったときは、その会話の大事な部分を復唱しましょう。

たとえば「今日のカンファレンスの部屋が○○に変わりました」と伝えられたら、「○○に変わったのですね。わかりました」と言います。

これにより、「きちんと伝わっているかな？」という相手の不安がなくなるため、続けていることでお互いの信頼関係を築いていくことができます。この復唱があることで、連携もよりスムーズに行えるようになるはずです。（赤井信太郎さん）

話しかけるときはタイミングをみる

「先輩に話しかけにくい」「話しかけるタイミングがわからない」と悩んでいませんか？　ミスにつながらないためにも、話しかけるときの工夫をしましょう。

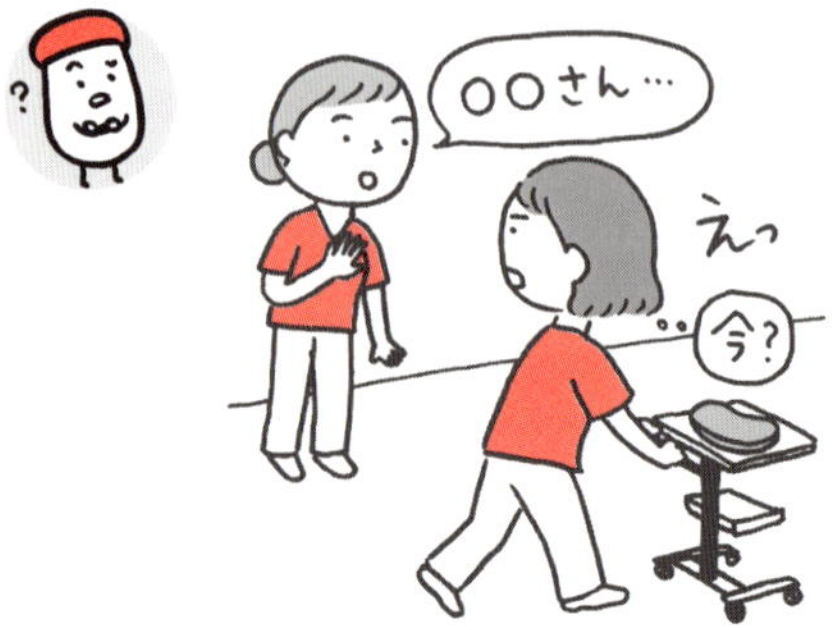

○○さん…
えっ
今？

先輩がバタバタと忙しくしているときに声をかけると、聞いてもらえないこともあります。

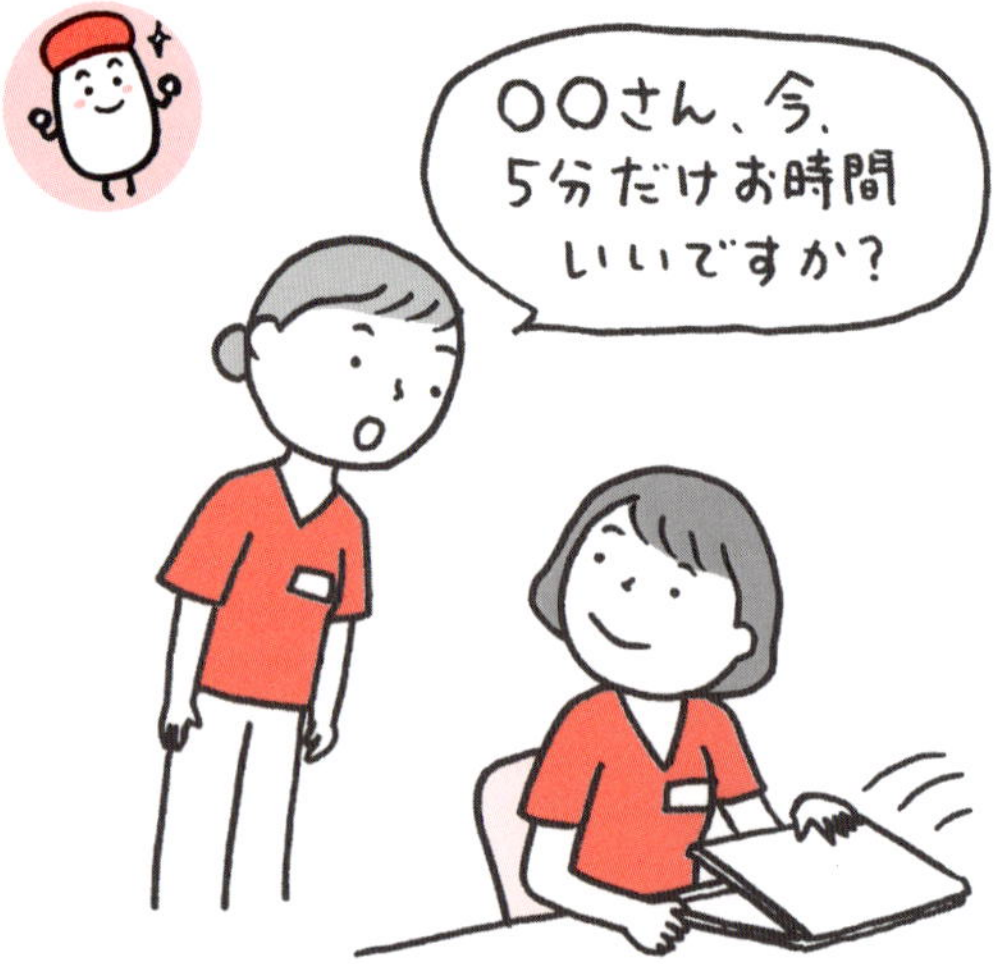

○○さん、今、5分だけお時間いいですか？

先輩に話したい内容にもよりますが、先輩がほかの人と話をしているときや先を急いでいるときなどは避け、聞いてもらえそうなタイミングを見つけて声をかけるようにしましょう。

先輩 
1年目の看護師さんたちは先輩看護師さんにどう話しかけたらいいかをすごく悩むそうです。実際に1年目のときは悩んでいましたか？

後輩 
はい。先輩によって雰囲気が違うので、話しやすい人はすごく相談しやすいのですが、話しかけないでオーラみたいなのが出ている先輩にはあまり相談できなかったです。でも、大事だなと思うことは何が何でも伝えるぞという勢いで声をかけていました。

先輩 
「あとにしてね」と言われることもありますよね。

後輩 
はい、「今はちょっと無理」と言われることもありました。先輩が今何をしているかをきちんと確認したうえで、聞いてもらえそうなタイミングで話しかけることも大事だとそのとき思いました。

先輩 
集中しているときや急いでいるときに声をかけられるとイラッとすることもあります。でも後輩の話を聞くことは先輩の役目ですから、うまく伝え合えるといいですね。

くふう 話す内容の緊急性やタイミングを考えて伝える

先輩に何か聞きたくて話しかけるときは「今、声かけても大丈夫ですか？」と最初に聞きます。それも、基本的には先輩が何かしているときではないタイミングに、です。たとえば、先輩が患者さんと関わっているときに、自分が話したいことが、それをさえぎってまで話す重要度の高いものなのかということも考えます。さえぎるほどのことでない場合は、終わったタイミングで声をかけるようにしています。

先輩への声かけは難しいです。特に1年目の看護師さんにとっては、もしかしたら何よりも一番難しいかもしれないですね。（金田真実さん）

伝え忘れがないようにできるだけ早く伝える

何か気になることがあると、すぐに先輩に伝えています。先輩が誰かと話しているときは終わるのを見計らってですが、話をしていないときならすぐに先輩に話します。「すみません、今ちょっと時間いいですか」と言うと「ちょっとごめん。今忙しいから」と言われがちなので最近では「〇〇さんの件で」と用件から話し始めています。

あとで伝えようと思っていると、ほかに考えることができたときに忘れてしまうので、伝え忘れがないように、後回しにはしないようにしています。とにかく早めに用件を先輩に伝えて、その件から離れるようにしています。先輩もすぐに対応できるので、早く伝えることはいいことだと思っています。

もしも先輩が忙しそうで、すぐに口頭で伝えるのが難しいときは、用件を書いた紙をそっと渡して、「こちら、あとで確認をお願いします」ということもあります。（木村彩佳さん）

急ぎであるかどうかとかかる時間を伝える

私は話しかけられたとき「それは急ぎますか？　急がないですか？」「時間がかかりますか？　すぐ終わる話ですか？」と聞きます。なので、話しかけるときは「急ぎの話で、1分で終わりますがいいですか？」とか「急ぎではないのですが30秒で終わります」と言うと相手は対応しやすいかもしれません。（馬場直哉さん）

体験

「伝えてくれてよかったよ」と先輩に言われた

看護師になったばかりのころは、自分から先輩に何かお願いするのは少し気が引けるし、先輩も忙しそうで、なかなか言えないこともありました。でも、先輩に伝えられないでいることで、患者さんが不利になってしまうことが増えるのは嫌なので、勇気を振り絞ったら、多少先輩が嫌な顔をしたとしても、患者さんのために伝えられるようになりました。

不安なことも伝えたらその時々先輩から声かけが

病院では1年目の看護師のために、振り返りの時間が毎日あります。その時間に先輩から「今日、きちんと言ってくれたから対応できたし、よかったよ」というフィードバックがあったときは「言ってよかった」とうれしく、ホッとしました。

それから自分が不安なことも先輩に伝えられるようになり、伝えておいたことで、その時々「大丈夫？　困ってない？」と先輩が声をかけてくれるようになりました。

1年目の看護師さんは先輩にひたすら頼ったほうがいい

「1年目の看護師さんからは頼られないほうが怖い」と先輩たちは言います。「なんでも一人で全部判断してやるよりも、全て相談してからやってくれたほうがいい。言ってくれれば今、何をしているかわかるし、何で困っているのかもわかるから私たちも対応できる。けれど、事後報告というか時間が経ってからになると、もう対応ができなくなるから、なんでもする前に言ってくれたほうがいい」というのはどの先輩も言われます。

そこで、今の1年目の看護師さんを見ていて、これは事前に言ってもらったほうがよかったなと思うときは「今度からはする前に一言声かけてね」とか「まずは相談してね」と伝えています。ひたすら先輩たちに頼ったほうがいいとも言っています。不安なまま不確実なままやると、患者さんの命に関わりますから。そこは1年目の看護師さんも勇気を振り絞らないといけないのですが、全て相談してほしいです。

自分もわからないときは一緒に先輩のところへ行く

今、自分は2年目で、1年目の看護師さんにとっては一番話しやすい対象かなと勝手に思っています。自分自身も1年目だったときは2年目の先輩が一番話しやすかったので。実際、困ったらよく相談しに来てくれます。そんなときは自分がわかる範囲で答えますが、もしも自分ではわからなかったら「じゃあ一回、先輩に一緒に聞いてみよう」と言います。「一人で行ってきて」と言うと少し行きにくいかもしれないですし、もしかしたらほかの先輩たちには聞きにくくて自分を頼ってくれているのかもしれません。自分もわからないことは一緒に聞いたら勉強になるので、「自分もわからないから、一緒に聞きに行こうか」と言って、一緒に先輩のところに行っています。

いい意味で気をつかわない相談してもらえる先輩に

1年目の看護師さんとは、プライベートの話も少し混ぜながら会話しています。病棟内は空気が張り詰めているときもあるので、それがずっと続くと辛くなります。仕事とプライベートのメリハリはきちんとつけないといけないと思いますが、でもいい意味で気をつかわないでなんでも先輩に相談できるような関係性をつくっていくほうが、仕事が目指すところに気持ちよく進むと思うのです。

自分も1年目のときは、2年目の看護師さんに話を聞いてもらって安心すると「じゃあ、こうしようかな」と、次のアイデアが出てきて先に進めたりしていたので、私も話しかけやすい、いい意味で気をつかわない先輩になりたいなと思っています。（葉玉実莉さん）

患者さんのことを相談したあと先輩に「その患者さんは、そこまで思ってくれている人がいて幸せですね」と言われました。その言葉を聞いて、相談してよかったと思うと同時に、患者さんへの思いも一層強くなりました。（馬場直哉さん）

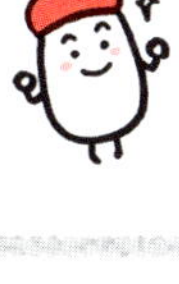

主体を省いた話し方をしない

伝えたいことだけを口にしてしまうと、主体を省いてしまうことがあります。情報が正しく伝わらないとインシデントを起こしてしまうリスクもあります。

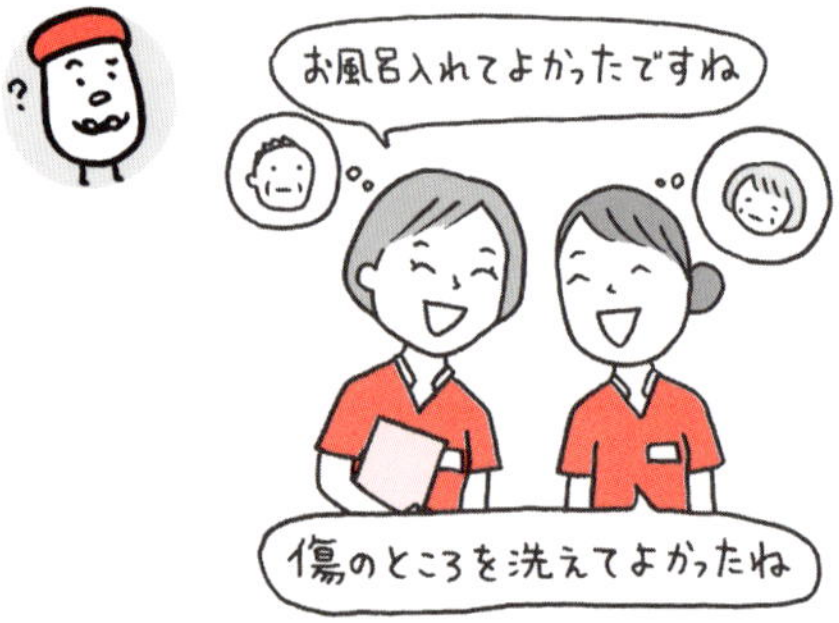

お風呂入れてよかったですね
傷のところを洗えてよかったね

同じことを話しているようでも、主体を省いている会話では、すれ違っていることがあります。

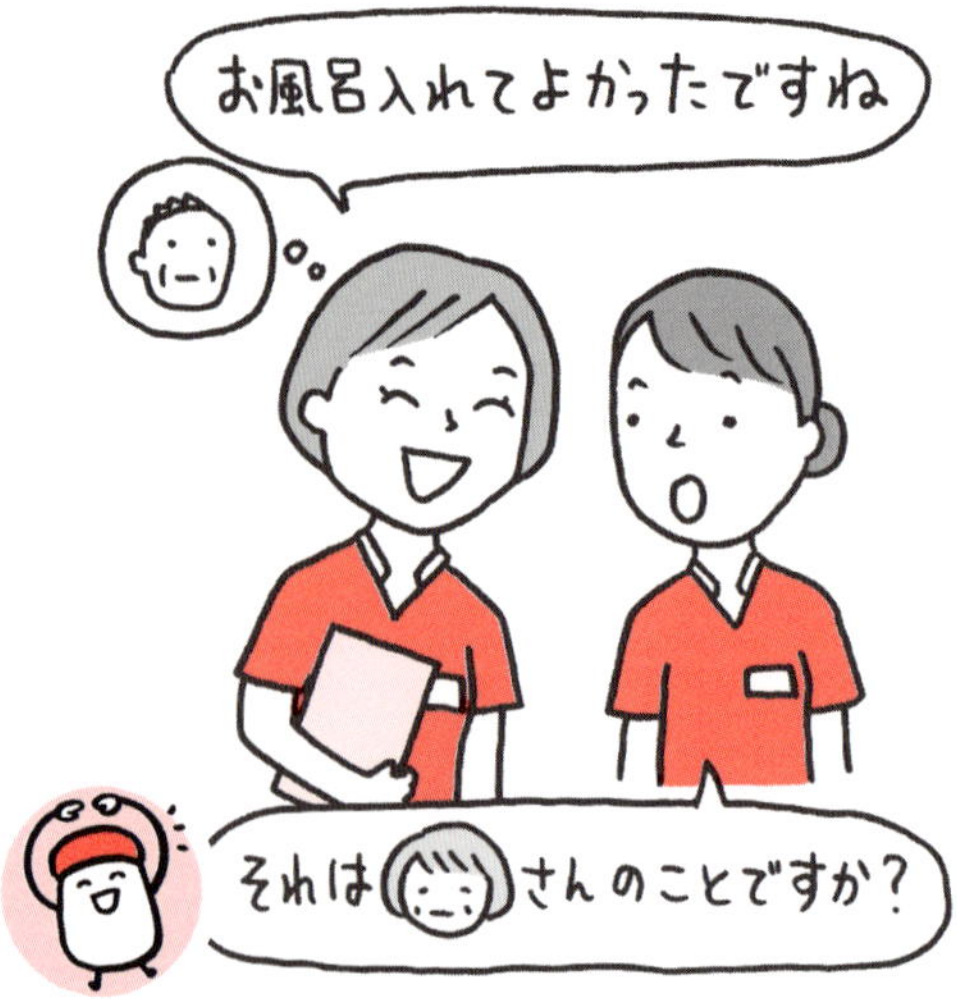

お風呂入れてよかったですね
それは　さんのことですか？

もしも主体が省かれていて、誰のことなのか、何のことなのかわからないときは、相手に確認をするようにします。これはインシデントを起こさないために重要なことです。

先輩

慌てているときなどは伝えたいことが先に立ってしまい、会話の中で主体を省いてしまうことがあります。

後輩

特に1年目のときは、先輩への報告のとき「誰のですか？」「それは何のこと？」「いつ？」といったことをその都度、先輩から質問されることがありました。

先輩

物事を正確に伝えるための要素に、5W1Hがあります。

when（いつ）、where（どこで）、who（誰が）、what（何を）、why（なぜ）、how（どのように）です。

報告をしたり、何かを伝えたりするときは、この六つの要素を意識して文章を考えると、勘違いや行き違いが減ります。

後輩

一度、自分の中で整理してから伝えることが大事だと思いました。

いつもの会話でも特に同期同士だと主体を省きやすくなるので、気をつけるようにしたいです。

思い込みでの会話は事故が起こるリスクあり

「お互いに主体を省いた会話は、インシデントが起こるリスクがあります」（赤井信太郎さん）

たとえば、以下のような会話をすることはありませんか？

看護師A　点滴、終わりましたか？

看護師B　はい、終わりました。

さて、二人は同じ患者さんの点滴のことを言っているのでしょうか。

このように、「○○さんの点滴」と本来ではつけるべき主体を省いて会話をすると、お互いの頭の中にある主体が違っていることがあります。まずは、以下のように主体を含めて話すようにします。

看護師A　○○さんの点滴、終わりましたか？

看護師B　○○さんの点滴ですね。はい、終わりました。

そして主体は「誰が」だけでなく「何が」にあたるものもあります。そこで、以下のような会話にも注意します。

看護師A　今、届きました。

看護師B　○○さんに届けてください。

実際には薬が届いたのですが、看護師Bは家族から着替えが届いたと思い、そのまま患者さんへ届けてという指示を出してしまいました。この場合も、以下のような話し方を意識します。

看護師A　○○さんの薬が今、届きました。

看護師B　○○さんの薬ですね。預かります。

お互いの思い込みだけで進めていくことには大きなリスクがあることを念頭に置いて、スタッフ間でも十分注意する必要があります。

気をつけて！

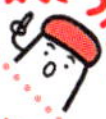

確認のための質問を相手にさせないようにする

主体を省いた話し方をすると、たとえ自分が思っている通りに伝えたとしても、相手に理解してもらえないことがあります。たとえば、先輩に何か伝えるときも、主体を省くことなく状況もわかりやすく伝えたうえで、どうしたらいいかを聞くようにするといいと思います。そうでないと、先輩が、「それは誰のこと？」「いつのこと？」「何を使ったの？」などと、確認のための質問をすることになってしまいます。（大塚陽菜さん）

医師に伝えるときは SBAR《エスバー》を意識する

医師は診察や処置、回診などをしながら看護師など専門職からの報告や質問を受けています。そのため用件を伝えるときにはSBARを意識しましょう。

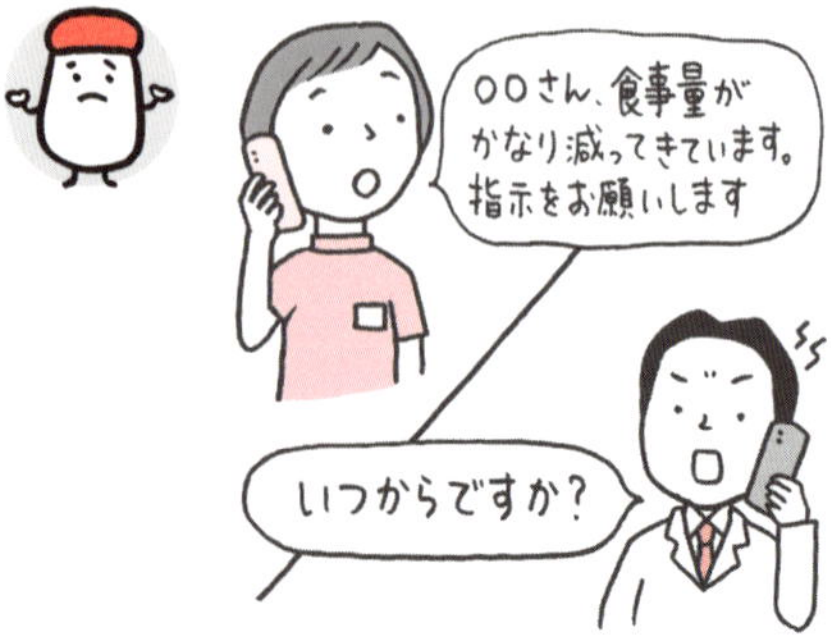

○○さん、食事量がかなり減ってきています。指示をお願いします
いつからですか？

患者さんの状態を把握するための情報量が少ないと、医師はすぐに判断することが難しくなります。

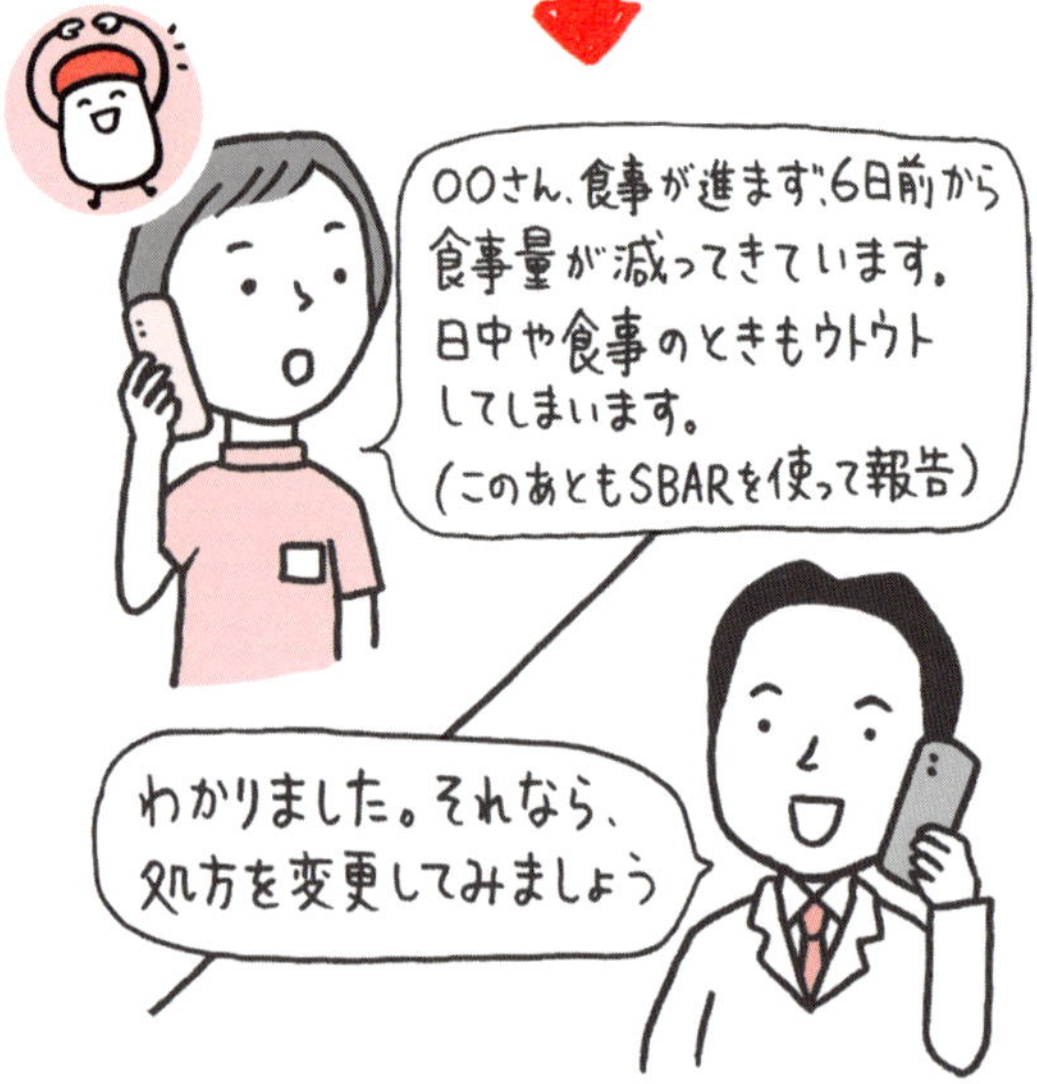

○○さん、食事が進まず、6日前から食事量が減ってきています。日中や食事のときもウトウトしてしまいます。（このあともSBARを使って報告）
わかりました。それなら、処方を変更してみましょう

アセスメントをしたうえで、患者さんの状況を伝えつつ、自分からの提案もすると、医師は指示を出しやすくなります。SBARを使いましょう。

後輩　医師に相談するときは、タイミングがすごく難しいです。やさしい先生には聞きやすいのですが……。こんな相談してもいいのかな、と悩むときもあります。

先輩　その場合は、先輩たちに相談していますか？

後輩　はい、先輩に相談すると、「それは先生に質問する前に一度、先輩に聞いてみよう」とアドバイスされることもあります。あと、先生に聞きたいことを先にまとめておくことも大事だと教わりました。

先輩　伝えるときに情報が足りないと医師も判断することが難しくなるので、SBARを使って伝えたいことをまとめておくといいです。アセスメントの力もつきますよ。

後輩　やってみます。

先輩　医師に声をかけるタイミングも先輩に相談をすると、その日の医師の予定を確認しながらアドバイスしてくれるかもしれません。

重要性とタイミングをよく考える

医師に伝えたいことが出てきたときは、まずその内容に緊急性はあるのか検討します。緊急性がある場合は、電話などを使って一刻も早く連絡します。

「電話で連絡するときは、今、医師がオペや診察中であるかもしれないので、まずは外来表で医師の予定を把握してから電話しています。緊急性がない場合は、メールを使って伝えます。ただ、医師がこまめにメールを見られないときもあるので、その場合は医師が外来にいれば訪れて、空いた時間にメモを渡すか、直接お話ししています。

できるだけ相手の仕事を中断させないように配慮することが、医師だけでなくほかの職種の人たちに対しても必要です。ただ、1〜2年目のころは、医師に伝えたいことの重要性やタイミングで悩むこともあるかと思います。その場合は、遠慮なく先輩に相談をして、患者さんにとって不利益とならないように努めることが重要です」（赤井信太郎さん）

SBARを使って伝えると整理した情報が届けられる

「医師に伝えたいことがあると言って看護師から相談を受けたとき、患者さんの変化の経緯だけ伝えられても、結局どうしてほしいのかがわからなくて困ることがあります。『一番困っていることは何ですか？』と確認しますが、どうしてもわからないときは患者さんのところに行って状況を確認します。しかし医師の場合はすぐに患者さんのところに行けないことが多いので、要点がつかめない話を聞くと少しイラッとすることもあるのではないかと思います。そこで、伝えたいことはSBAR*を使ってまとめておくことをおすすめします」（馬場直哉さん）

「SBARは緊急のときに使われることが多い、重要な情報を的確に伝えるためのテクニックです。医師に何かを伝えるときは、このSBARを使うと、たとえコミュニケーションの時間が短かったとしても、医師は情報を把握しやすく、看護師は端的な回答を得やすいと思います」（赤井信太郎さん）

*コミュニケーションエラーが全員の生死を左右する潜水艦内でのコミュニケーションツールとして考案されたもの。確実に意見を伝えるコミュニケーションエラー防止対策。

参考資料：『医療安全を推進するTeamSTEPPS(R) 実践事例　チームが成長する7つのツール』東京慈恵会医科大学附属病院看護部・医療安全管理部編著　日本看護協会出版会

SBAR（エスバー）を使って医師に報告する例

抗ヒスタミン薬の副作用による眠気から食事の摂取量が減っていると思われる患者さんの報告

SBAR	
S Situation（状況）患者に何が起こっているか	食が進まず、6日前から食事量が減っている。
B Background（背景）臨床的背景は何か	日中や食事のときにうとうとしてしまうため、食事が十分に摂れていない。かゆみ止めとして抗ヒスタミン薬が朝夕1回ずつを処方されている。
A Assessment（評価）この問題に対する自分の考えは何か	抗ヒスタミン薬の副作用で眠気が出ているのではないか。それにより食事の摂取量が減っているのではないか。
R Recommendation（提案・依頼）自分の提案・依頼は何か	かゆみ止めの抗ヒスタミン薬を中止し、眠気を起こさない塗り薬に変えるのはどうか？

体験

患者さんの辛さを共有し、コルセット作りを叶える

「背中撫でて」や、「背もたれ上げて」といった用件で、ナースコールを何度も押す患者さんがいて、スタッフは困っていました。腰椎の圧迫骨折で入院している患者さんなのですが、治療に必要なコルセットを作ることが難しいウエストサイズであったため、保存的に様子を見ていくという方針でした。患者さんは、腰痛のため自分で起き上がることもできず、動くたびに痛みを感じ、入院して1ヶ月経つころには何度もナースコールを押す日が続くようになっていました。

入院後は規則正しく病院食を食べていたことから徐々に体重も減ってきていました。そこで患者さんに「起き上がれないので、お困りだと思います。体重も減ってきている今なら、コルセットが作れるかもしれないので一度確認をさせてください。コルセットがあればリハビリも進み、座ることもできるかもしれません。ご協力いただけますか」と伝えました。そして本人の許可を得たうえで、担当の看護師にウエストサイズを測ってもらい、外来で仕事をしているコルセットの業者さんに相談しました。すると「コルセットがないと辛いですよね。このサイズならコルセットが作れます」という言葉をもらいました。そこで、整形外科の医師に「○○さんが痛みで動けず辛そうです。体重が減少したのでウエストサイズをあらためて測り、業者さんに相談をしたら、今のサイズならコルセットが作れるということでした。コルセットがあればリハビリも進められます」と、報告と提案をしたところ、コルセットを作る方針となりました。

一見すると、患者さんは誰かかたわらにいてほしいとの思いから人を呼び、スタッフにとっては何度もナースコールする困った患者さんがいるという構図になります。それぞれの思いや問題とする方向は異なっていますが、背景には、患者さんの「この痛みをなんとかしたい」「いつになれば動けるようになるのか」という思いや不安があります。そのような患者さんの思いに対して、問題の本質に目を向け、看護師だけでなく医師、専門職、そして患者さんも一緒のチームとなり、みなが同じ方向を向くことで、解決の糸口が見つかり、問題が課題になっていくと感じています。（馬場直哉さん）

体験

白衣を脱いだら切り替える

白衣を着ているときの自分と、普段の自分を一緒にしてしまうと、精神的に追い詰められたり、疲れたりしてしまいます。そこで、私は仕事のときは「看護師の自分」を身につけ、仕事が終わったらそれを脱ぐ、ということを意識しています。

たとえば、その日、患者さんから怒られてしまうようなことがあったとしても、それを家に持ち帰ることはせずに、着替えをしたときに「看護師の自分」も一緒に脱いで、一つ区切りをつけます。もちろん、自分が反省するべきところは、あらためないといけないと思っています。反省することなく、その経験を次に生かさないのは少し違うと思います。ただ、振り返ったとしても、あまり引きずらないことは大切だと感じています。とても難しいことではありますが、区切りをつけて切り替えることで、ストレスを減らし、「看護師の自分」も「普段の自分」も、それぞれ自分らしくいられるように感じています。（金田真実さん）

参考文献

『DCM（認知症ケアマッピング）理念と実践 第８版日本語版第４版』ブラッドフォード大学保健衛生学部認知症学科認知症ケア研究グループ、ドーン・ブルッカー、クレア・サー著 水野裕監訳（認知症介護研究・研修大府センター）

『DCM（認知症ケアマッピング）マニュアル第８版日本語版第４版』ブラッドフォード大学保健衛生学部認知症学科認知症ケア研究グループ、ドーン・ブルッカー、クレア・サー著 水野裕監訳（認知症介護研究・研修大府センター）

『医療安全を推進するTeamSTEPPS（R）実践事例　チームが成長する７つのツール』東京慈恵会医科大学附属病院看護部・医療安全管理部編著（日本看護協会出版会）

『かくれた次元』エドワード・T・ホール著　日高敏隆・佐藤信行訳（みすず書房）

『基礎看護学［２］基礎看護技術Ⅰ 第18版』茂野香おる他著（医学書院）

『認知症の介護・看護に役立つ　ハンドセラピー』鈴木みずえ監修（池田書店）

『今日の夜から始める・一般病棟のための せん妄対策 成功への道しるべ』山川宣著（学研プラス）

『認知症の人の気持ちがよくわかる聞き方・話し方』鈴木みずえ監修（池田書店）

『認知症の看護・介護に役立つ　よくわかるパーソン・センタード・ケア』鈴木みずえ監修（池田書店）

『３ステップ式パーソン・センタード・ケアでよくわかる認知症看護のきほん』鈴木みずえ監修　内門大丈監修協力（池田書店）

『レビー小体型認知症　正しい基礎知識とケア』内門大丈監修（池田書店）

編集協力

●長浜市立湖北病院　http://www.ikbk.jp
馬場直哉　看護局　認知症看護認定看護師

●日本赤十字社　大津赤十字病院　https://www.otsu.jrc.or.jp
中田貴子　看護部　認知症看護認定看護師

取材協力

●磐田市立総合病院　https://www.hospital.iwata.shizuoka.jp
河島智子　看護師長　認知症看護認定看護師
永島昌子　看護部　看護師
藤田真帆　看護部　看護師
大塚陽菜　看護部　看護師
大屋敷 唯　看護部　看護師

●社会福祉法人聖隷福祉事業団　総合病院　聖隷三方原病院
https://www.seirei.or.jp/mikatahara/
佐藤晶子　看護部課長　老人看護専門看護師
金田真実　看護部　看護師
本地 葵　看護部　看護師

●公益財団法人筑波メディカルセンター　筑波メディカルセンター病院
https://www.tmch.or.jp/hosp/index.html
田中久美　看護部門長　老人看護専門看護師
木村彩佳　看護部　看護師
木村晴香　看護部　看護師
浅野緒美　看護部　看護師

●日本赤十字社　長浜赤十字病院　https://www.nagahama.jrc.or.jp
川上喜久男　看護部　認知症看護認定看護師
西川麻奈美　看護部　看護師
糀谷真理子　看護部　看護師
葉玉実莉　看護部　看護師
森岡愛奈　看護部　看護師

協力

●社会医療法人河北医療財団　多摩事業部　天本病院
https://kawakita.or.jp/aisafetynet/amamoto/
曽谷真由美　地域認知症支援センター　認知症看護認定看護師

●**沖 桂子、島内美加、三橋 昭**

●**アンケートにお答えくださったみなさま**

監修

鈴木みずえ（すずき・みずえ）

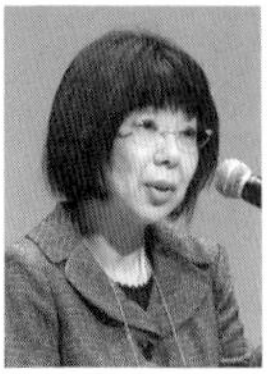

浜松医科大学臨床看護学講座教授
1992年筑波大学大学院医科学研究科医科学専攻修士課程修了、1996年同大学院医学研究科環境生態系専攻博士課程修了、2016年浜松医科大学臨床看護学講座教授、現在に至る。高齢者ケアの質向上のための研究に従事。監修書に『3ステップ式パーソン・センタード・ケアでよくわかる認知症看護のきほん』（池田書店）などがある。2015年度日本老年看護学会研究論文優秀賞受賞、2016年度日本早期認知症学会論文賞受賞、2021年10月日本転倒予防学会最優秀論文賞受賞。

吉村浩美（よしむら・ひろみ）

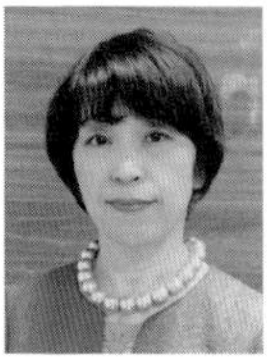

公益社団法人日本看護協会看護研修学校校長、神戸研修センター長
1981年浜松市立看護専門学校卒業、2014年浜松医科大学医学系研究科修士課程修了。聖隷浜松病院、聖隷三方原病院看護部長、浜名湖エデンの園副園長を経て、2019年より日本看護協会看護研修学校長、2024年より日本看護協会神戸研修センター長併任、現在に至る。編集アドバイスに『パーソン・センタードな視点から進める急性期病院で治療を受ける認知症高齢者のケア』（日本看護協会出版会）がある。

赤井信太郎（あかい・しんたろう）

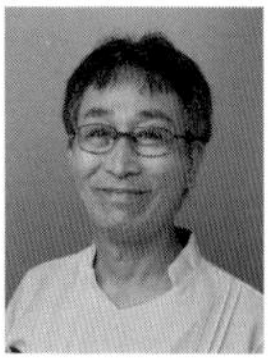

日本赤十字社長浜赤十字病院精神科病棟看護師長 兼 産業カウンセラー
1987年日本赤十字社長浜赤十字病院精神科病棟に勤務、2003年同院整形外科病棟看護師長、2011年院内フリーの看護師長兼認知症看護認定看護師として活動、2015年同院地域包括ケア病棟看護師長、2018年院内フリーの看護師長兼認知症看護認定看護師として活動、2022年より現在の職に至る。2008年日本看護協会認知症看護認定看護師ライセンス取得。院内において、せん妄対策チーム、ボランティアを導入した院内デイケア、認知症ケアチームの立ち上げを主導。

デザイン　土屋裕子（ウエイド）
イラスト　坂木浩子（ぽるか）
校正　西山星江
編集・執筆　早川景子（CO-MIX BRAND）

先輩ナースの実践から学ぶ
現場で役立つ
看護コミュニケーション

監修者　鈴木みずえ、吉村浩美、赤井信太郎
発行者　池田士文
印刷所　株式会社光邦
製本所　株式会社光邦
発行所　株式会社池田書店
〒162-0851
東京都新宿区弁天町 43 番地
電話 03-3267-6821（代）
FAX 03-3235-6672

落丁・乱丁はお取り替えいたします。

ISBN 978-4-262-12379-0

[本書内容に関するお問い合わせ]
書名、該当ページを明記の上、郵送、FAX、または当社ホームページお問い合わせフォームからお送りください。なお回答にはお時間がかかる場合がございます。電話によるお問い合わせはお受けしておりません。また本書内容以外のご質問などにもお答えできませんので、あらかじめご了承ください。本書のご感想についても、当社HPフォームよりお寄せください。
[お問い合わせ・ご感想フォーム]
当社ホームページから
https://www.ikedashoten.co.jp/

24000012